轻度认知障碍如何生活

最大限度保持大脑健康和降低痴呆风险指南

Living with Mild Cognitive Impairment

A Guide to Maximizing Brain Health and Reducing Risk of Dementia

主　编　［加］妮可·D.安德森（Nicole D. Anderson）
　　　　［加］凯利·J.墨菲（Kelly J. Murphy）
　　　　［加］安吉拉·K.特洛耶（Angela K. Troyer）
主　译　李延峰

中国协和医科大学出版社

北　京

图书在版编目（CIP）数据

轻度认知障碍如何生活：最大限度保持大脑健康和降低痴呆风险指南 /（加）妮可·D. 安德森（Nicole D. Anderson），（加）凯利·J. 墨菲（Kelly J. Murphy），（加）安吉拉·K. 特洛耶（Angela K. Troyer）主编；李延峰译. —北京：中国协和医科大学出版社，2023.9

ISBN 978-7-5679-2219-8

Ⅰ.①轻… Ⅱ.①妮…②凯…③安…④李… Ⅲ.①认知障碍－康复－指南 Ⅳ.①R749.1-62

中国国家版本馆CIP数据核字（2023）第129188号

著作权合同登记号：图字01-2023-4162字

© Oxford University Press 2012

Living with Mild Cognitive Impairment:a Guide to Maximizing Brain Health and Reducing Risk of Dementia was originally published in English in 2012.This translation is published by arrangement with Oxford University Press.Peking Union Medical College Press is solely responsible for this translation from the original work and Oxford University Press shall have no liability for any errors, omissions or inaccuracies or ambiguities in such translation or for any losses caused by reliance thereon.

《轻度认知障碍如何生活：最大限度保持大脑健康和降低痴呆风险指南》英文版于2012年出版。本译本已获牛津大学出版社授权，由中国协和医科大学出版社全权负责本译本的翻译，牛津大学出版社对译文中的任何错误、遗漏、不准确或歧义或因依赖该译文而造成的任何损失不承担任何责任。

轻度认知障碍如何生活：最大限度保持大脑健康和降低痴呆风险指南

主　　编：妮可·D. 安德森（Nicole D. Anderson）　凯利·J. 墨菲（Kelly J. Murphy）　安吉拉·K. 特洛耶（Angela K. Troyer）
主　　译：李延峰
责任编辑：沈冰冰　赵　薇
封面设计：邱晓俐
责任校对：张　麓
责任印制：张　岱

出版发行：**中国协和医科大学出版社**
　　　　　（北京市东城区东单三条9号　邮编100730　电话010-65260431）
网　　址：www.pumcp.com
经　　销：新华书店总店北京发行所
印　　刷：小森印刷（北京）有限公司
开　　本：710mm×1000mm　　　1/16
印　　张：15.25
字　　数：270千字
版　　次：2023年9月第1版
印　　次：2023年9月第1次印刷
定　　价：78.00元

ISBN 978-7-5679-2219-8

谨以本书献给我的家人 Paul、Zoë 和 Ben Fletcher，感谢你们给予我美好的生活；献给我的父母 Ron 和 Charlotte Anderson，感谢你们坚如磐石般的支持。

——妮可·D. 安德森

致 Rick、Roan、Mary Russo 以及我的父母 Paul 和 Sharron Murphy。明确地向你们汇报，我已经完成了自己的"读书笔记"。

——凯利·J. 墨菲

本书献给我的父母 Dick 和 Kathy Troyer，他们退休后享受的生活方式是积极和有品质的；也以此书纪念我的祖父母和外祖父母——John 和 Gertrude Powell 以及 Ora 和 Freda Troyer。同时也以此书献给 Shawn、Graham 和 Ellen，感谢他们让我的生活充满乐趣和惊喜。

——安吉拉·K. 特洛耶

序

过去认为正常老化和痴呆与两个阶段有关：正常认知和痴呆。多数已经完成的研究和使用的评分表会把一个人的表现描述为正常或不正常。但是现在已经越来越清楚，各种类型的痴呆，包括阿尔茨海默病，其临床症状很可能是由正常衰老的认知变化向痴呆所致的认知变化逐步发展而来。轻度认知障碍（mild cognitive impairment，MCI）这一术语就是为这一逐渐发展的过程而创造的。从20世纪90年代初开始，我就参与了这一领域的研究，并见证其发展历程。我们的Mayo Clinic研究小组一直位于MCI特征研究的最前沿，并为修订该病新的诊断标准做出了贡献。

最初这个疾病定义被提出时并不为人所熟悉，但是现在逐渐被临床医生所接受。关于MCI的研究文章已经有数千篇，最近对执业医生的一项调查表明，这个病名已经应用在临床实践中。此外，一些医疗团体已将该病的诊断标准纳入其总体诊断体系。例如，最近为了建立阿尔茨海默谱系病新的诊断标准，美国国家老年研究所（National Institute of Aging，NIA）和阿尔茨海默病协会（Alzheimer's Association，AA）成立了工作小组。在他们的工作中，MCI定义为轻微的认知受损状态，但功能仍然保存；痴呆则定义为由于潜在的阿尔茨海默病的疾病过程所致的认知和功能性障碍。这些诊断标准于2011年发布，目前正被学界验证。

尽管医学界已经接受了这一疾病概念，但大家对MCI患者如何进行照护却知之甚少。经常有人担心自己变老时记忆会出现问题。记忆力减退是正常衰老的一部分，还是到了要在意这个问题的时候？患者和家属很难找到这些问题的答案。当被诊断为MCI后，患者需要关于该病的科普资料以及疾病的预后。有大量的实用信息、期望、家庭影响、财务、退休以及其他问题，这些患者都不容易得到。目前尚没有MCI的标准药物治疗方案，因而改变生活方式变得越来越重要。本书填补了这一空缺，它为患者和家属提供了MCI的基本背景知识和诊断标准，更为重要的是，它提供了疾病治疗和预后的有用信息。多年来，我遇到过许多MCI患者，他们理应从这类信息中获益，但直到本书的出版才得以实现。

本书是该领域的一个重要补充，有助于患者、家属和专业人士了解MCI的基本知识，本书描述了MCI患者基本的临床特征以及如何进行诊断，很好地解释了疾病诊断的强弱程度，并由临床经验丰富的作者分析了这些诊断的细微差别。此外，本书还描述了患者的预后和不确定性。最重要的是，本书为患者、家属和照护人员提供了实用的信息，告诉他们如何处理这种临床情况。按照定义，多数患者此时的症状相当轻微，他们将受益于各种行为治疗技术，这些技术专门用于改善患者的总体功能。最近的数据表明，这些技术可能有利于稳定病情达数年。因此，本书开辟了一个新的天地。

Anderson、Murphy 和 Troyer 三位医生非常出色地给读者诠释了这些临床情况的精妙复杂之处。因为专业用语的问题，一些疾病相关书籍常常会让人对疾病内容难以完全理解，而本书作者避免了这一问题。本书是一部优秀的著作，对于从业人员以及非专业读者都非常有用。

Mayo Clinic 医学院神经病学教授
Mayo Clinic 老龄化研究项目主任　　　　Ronald C. Petersen

前　言

　　写作本书的灵感来自于我们的客户、研究参与者以及那些对我们研究感兴趣的人，他们中的许多人要求我们推荐一本关于轻度认知障碍（mild cognitive impairment，MCI）的书。很多同行撰写了一些关于MCI的优秀学术专著，但没有一本是写给普通读者的。现在，我们为MCI患者、他们的家庭成员以及在防治MCI的征程中付出努力的健康照护专业人员撰写本书。本书的目标是介绍MCI的有关知识、MCI如何影响我们以及我们可以做些什么，以便MCI患者明白该如何积极主动地守护自己的健康和幸福。

　　本书分为3个部分，包括什么是MCI？ MCI如何识别和处理？如何改善预后？每个部分都有5章。我们当然希望读者能从头到尾阅读本书，但每一章都可独立阅读。

　　第15章以一个案例研究作为结尾，这是一位患有MCI的先生的故事。当我们第一次见到这位患者时，他并不能完全理解这一诊断，并且对自己的症状感到沮丧。然而，在本书的最后，他已经掌握了各种工具，可以有效地管理罹患MCI后的生活。每一章还包括案例说明，即患者的故事，用以说明书中提出的观点。这些案例故事，包括序幕和后记中的深度案例研究，不代表任何真实世界中的个案，而是我们多年来见过的众多患者的合成体。我们用这些案例来说明反复遇到的症状、患者所表达的关注点以及对患者所实施的治疗策略。许多章节还附有"需要向医生提出的问题"，并提供了有用的网站链接。本书的第三部分包含了一些评估表，有助于指导对日常生活进行健康、主动的改变，使MCI更易于控制。这些表格可以从网站（www.baycrest.org/livingwithMCI）下载。

　　我们3位作者为这本书的写作和编辑做出了同等贡献。作为临床神经心理学家和老年医学领域活跃的研究者，我们坚信循证医学是临床实践的基础。本书的目标是分享与MCI相关的所有重要专题的科学信息，所以我们的专题内容非常广泛。对于想进一步了解情况的读者，书末附有学术参考文献，每一章都包括推荐阅读的书籍，可以在当地的书店、图书馆查阅，也可以访问相关网站。网站的网址在本书出版时是有效的，任何更新将在www.baycrest.org/livingwithMCI网站上列出。

我们的目标是为大多数MCI患者及其家庭成员提供有用的各种信息。但是，这本书并不能代替来自医生、其他医疗服务人员或法律顾问所给予的有时效的、个性化的和专业化的建议。

本书提供的信息代表了截至出版时从科学期刊和书籍中获得的最新知识。关于MCI的研究数量会逐年快速增长。我们真心希望，目前有关MCI预防和治疗方案有效性的新发现能尽快出现。

如果没有以下这些人士的支持和帮助，本书是不可能完成的。我们要感谢Hy & Bertha Shore和Harry & Sarah Gorman家族对我们创作愿望的支持，感谢Preeyam Parikh在整个写作过程中的研究支持、Sandra Priselac和Vinay Kansal对文献审核的帮助以及Kelly Connelly对我们所有计划的坚定支持。我们还感谢以下人士阅读各章节并提出批评和有益的编辑建议：Michael Gordon、Sheila Bacher、Jill Rich、Morris Moscovitch、Sandra Black、Morris Freedman、Larry Leach、John Fisk、Alex Henri-Bhargava、Renee Climans、Dmytro Rewilak、Janet Murchison、Carol Greenwood、Cheli BarokasAgate、Louis Bherer、Fergus Craik、Gordon Winocur、Alison Chasteen及作者父母；前Baycrest心理学主任Guy Proulx医生为Baycrest发展MCI项目提供了远见卓识、领导能力和所需的资源，没有他的帮助，这本书就不会问世。我们也感谢MCI的患者和研究参与者及其家庭成员，他们多年来与我们分享了他们的经验，激发了我们写这本书的灵感。

译者前言

很多老年人，甚至是中年人，都非常关心自己会不会得老年痴呆，也就是阿尔茨海默病，因为这个疾病会给家庭和社会造成巨大的经济和照料压力。

很不幸的是，每一位老年人都有罹患此病的风险，随着年龄的增长，这个风险会越来越高，到了85岁以后，每4位老年人就有2位是阿尔茨海默病患者。作为临床医生，我需要告诉读者一个真相，在未来几十年内，不太有可能找到治愈此病的方法。

现在的研究发现，阿尔茨海默病是由于脑组织中出现了异常的蛋白沉积，这些异常的蛋白对于大脑有毒性作用。随着蛋白沉积的增加，神经受损的程度也会越来越重，当达到一定程度后，患者就会出现认知问题，最终进入痴呆阶段。这样的一个疾病过程长达数十年，其中大部分时间为无症状阶段；此后，有数年时间仅表现出记忆损害的症状，称之为轻度认知障碍；当出现社会和日常生活功能受损时，就进入到了痴呆阶段，也就是我们所熟知的阿尔茨海默病的痴呆发病阶段，这个阶段约为10年。在经历了所有认知功能，包括记忆、情感、习得性行为等功能完全丢失后，患者的生命也就走向了尽头。

如果进入痴呆阶段，疾病的过程就会像脱缰的野马一样，不受控制地向前发展。所以我们要做的是，在此之前紧紧抓住缰绳，从而推迟痴呆阶段的到来，也就是维持在轻度认知障碍阶段，穷尽我们所有已知的方法来延缓疾病的发展，让我们在生命的最后阶段，仍然保有健康的心智。

经过精心挑选，也经加拿大多伦多大学附属Baycrest医院著名神经精神科专家Reichman教授推荐，我选择了本书来进行翻译，这是这一领域非常好的专业类科普书籍。它全面介绍了轻度认知障碍的概念、分类，以及各种延缓认知障碍发展的方法及其机制，包括饮食营养、运动、社会和认知参与以及记忆方法等。需要重点理解的是，通过这些方法和手段，我们一方面可以减少促进认知障碍发展的疾病因素，如高血压、糖尿病，另一方面我们还可以增加大脑的知识储备，从而推迟阿尔茨海默病的发病年龄，甚至摆脱笼罩在我们头顶上这个疾病的乌云。

本书以生动的示例和流畅的文笔，让我们能够在轻松的状态下学到知识。但由于译者的水平原因，不一定能够兼顾原著的文风和专业的准确性，所以在必须有所选择时，我的处理是把准确性放在第一位。另一个有关问题是原著出版时间较早，不过由于此方面的知识更新并不多，并不影响本书内容的先进性。

希望本译著的出版，能够让我国千千万万认知障碍患者受益，也能为健康中国战略目标的实现有所贡献。

感谢中国协和医科大学出版社领导及编辑的辛苦付出，使本书得以顺利出版。

感谢Baycrest医院Reichman教授的推荐以及牛津大学出版社的合作，这是本书能够出版的前提。

李延峰

2023年6月26日于北京协和医院

目　录

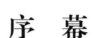

序　幕

"我们什么时候和Reiner家的人见面吃饭？"Joe一问，Ruth的脸上立刻露出担忧和关心的神情，这种表情就像现实生活中的便签条一样，提醒着Joe有些不对劲。我已经问过一次了？但Joe确定这是他第一次问这个问题。他迅速回想了今天的情况，醒来的时候Ruth正在外面做头发，所以不可能那时就问她。她回来的时候自己正在付账，然后一起吃了午饭，之后她就跑到店里去了，不，可以肯定自己还没有问过她这个问题。也许是因为别的什么事情。"Ruth，有什么事情不对劲吗？"Joe问道。

这已经是Joe第二次问起当天晚餐的见面时间了，Ruth又担心又害怕，又来了！为什么他总注意力不集中？可是……如果这不是注意力的问题呢？不久前，她和Joe一起照顾他的母亲，因为他的母亲患有痴呆。这对他们俩来说都是一段艰难的经历。Ruth无法想象她的丈夫可能会跟他的母亲一样。"没事，亲爱的，我们六点半和他们见面。"Ruth回答道。她想，不会是这样吧。就在昨天，他还提起了我们都忘记了的一件事。七十多岁的人了，你还能指望什么？我相信他没有事儿。

"请你在那张Bev的生日卡上签个名好吗？我想今晚就送给她。"Ruth问道。Joe开始在厨房的柜子、餐桌，还有放着凌乱信件的书桌上寻找。最后，当他开始翻看Ruth的一些东西时，Ruth问道："你在找什么？"

Joe焦急地答道："我在找那张卡。我老早就签好了名字。"这件东西跑哪去了？为什么她老是乱收拾东西？生日卡没在电话机旁，Ruth本来放在那里等他签名，他们最终花了20分钟，才在已经支付的账单里找到了那张生日卡。

"我今晚不想出去了，要不你去吧。我没办法出去了，我累了。"Joe说道，"这实在是太费劲了。我好像比以前更容易累，我需要去看看医生，让他检查一下我的心脏药物对不对。"

"可我们已经做了好几个星期的计划了，今天是Bev的生日。我们现在不能临时取消。"Ruth有点诧异地回答。

"我们不需要取消，你去就可以了吧。反正也不差我一个。"Joe说道。Ruth

知道这时已经无法改变他的想法，如果逼他去，Joe只会生气。不过她觉得很奇怪，因为Reiner夫妇是他们30多年的好朋友。这种情形似乎越来越容易发生。他最近好像对做事情不感兴趣了，先是他不愿和以前的同事打高尔夫了，然后是不愿到桥牌俱乐部打牌，他甚至不像以前那样爱读书了。她给他买了很多的书，但都放在那里没有动过。

Ruth想，今晚让Joe呆在家里也许会更好些。Joe开车一直很稳，Ruth对他安全驾驶的能力还是比较有信心的，但她注意到他会问该往哪个方向转弯，什么时候转弯，即使是在开车经常去的地方，有些了如指掌的事情，他好像也会忘记，所以很难控制不发火。这常常成为争吵的原因。

"你应该什么时候去见Reiner？"Joe问道。

Ruth又用那种表情看着丈夫，这次Joe注意到了她的眼神变化。"Joe，我们需要谈谈。"Ruth这晚也不出去了，两人进行了一次长谈，就Joe的记忆力下降问题进行了坦诚的沟通，Joe承认自己的记忆力比以前差了，但他认为可能是正常衰老引起的。最后，他还是和Ruth商定检查一下自己的记忆力，并和家庭医生预约了时间。经过几次转诊，Joe去看了神经科医生和神经心理科医生，最后在Wong医生的诊室外面等待认知测试的结果。

"Thornton先生和太太，请进来。"Wong医生说着将Joe和Ruth领进诊室，"很高兴再次见到你们。"两周前，在开始测试环节之前，他曾与Joe和Ruth交谈过。"Joe，如你所知，我们检查了你的认知或思维能力。我们使用的测试是标准化的，这就意味着这些测试已经给数百个不同年龄段的人做过了，而我们所要做的是将你的检查结果与同龄人的检查结果进行比较。我们发现，你是一个非常聪明的人，按照你的词汇量和推理能力，你的智商高于平均水平。你在注意力和速度测试上的表现也超过平均水平，这些测试能够说明你思考和完成简单任务的速度。你解决问题的能力也很强，在你的这个年龄段里非常出众。你的执行能力也是如此，这其中包括多任务和避免干扰的能力等。而与上面这些结果相比，你在记忆力测试中的表现则低于平均水平，处于正常范围的边缘。"

Ruth抓紧了Joe的手，并请医生继续说。

"从神经科医生的转诊信中了解到，你有高血压，但通过药物治疗控制得很好。"Wong医生继续说道，"所有其他的体检和评估也没有任何发现，这是个好消息。你们两人都告诉我，你还能开车、付账单和做其他类似的事情，而我们给你做的测试确实发现你的记忆力有问题。这种记忆力差，但其他认知领域能力完好的情况属于我们所说的MCI，也就是记忆型MCI，用来描述记忆力较同龄人差，但其他都正常的一类人，即所谓的健忘症患者。"

"你是说我得了阿尔茨海默病？"Joe问道。

"我不能明确你的记忆差的原因是什么，"Wong医生回答道，"MCI是介于正常衰老和痴呆之间的情况，也包括阿尔茨海默病引起的痴呆。"

"将来会怎么样？"Ruth问道。

Wong医生解释说，由于Joe有MCI，因而患痴呆的风险较大。由于是记忆问题突出，特别是他母亲患有阿尔茨海默病，因而Wong医生认为Joe进展为阿尔茨海默型痴呆的风险较大。但是他也慎重地说，对多数人来言，认知症状可能很多年不会有变化，也可能会慢慢加重，也有可能会好转。

"只有时间才能证明一切，"Wong医生说，"18个月后我再来给你检查，这样我们就能更清楚地知道，现在所诊断的MCI对你意味着什么。与此同时，你要知道做哪些事情对你有益。研究表明，通过运动和饮食保持身体健康，同时保持住精神状态和社交活力，会有助于保持认知健康，降低痴呆风险。"Wong医生给Joe和Ruth建议一些社区中心和其他已知的保持活力方法的具体看法。"还有什么问题吗？"Wong医生问道。Ruth和Joe觉得自己的脑袋已经装得太多了，也想不出其他问题了。

在开车回家的路上，Joe都很沉默。这种情况既不正常，但又不是痴呆，既可能会变糟，又可能会变好，还可能保持不变。锻炼身体、做具有思维挑战的活动、保持社会活动，等等，如果医生都不能确定是怎么一回事，那这些有什么意义呢？

Ruth也很安静。她很担心她的丈夫和他们的未来，但她决定与命运抗争，想着从图书馆查资料开始。Ruth说："Joe，我们会好的。"她握住了他的手。

第一部分
什么是轻度认知障碍

第1章

轻度认知障碍的定义

随着年龄的增长，你可能已经注意到自己的思维能力发生了变化，如是否容易集中注意力、是否较好地记住新的东西或者交谈中快速地想出合适的词汇来。"思维能力"的科学术语是认知（cognition），指的是智力、推理、判断、学习、记忆和其他大脑能力等各种思维活动的过程。随着年龄的增长，在一定程度内的认知变化是正常的，但是较明显的认知变化可能预示着像阿尔茨海默病之类的记忆力相关疾病的开始。本书主要介绍轻度认知障碍（mild cognitive impairment，MCI），它是一种过渡阶段或边缘地带，介于正常衰老相关的轻度认知变化和由痴呆如阿尔茨海默病引起的实质性问题之间。本书序幕中所提到的Joe先生就是MCI的一个例子，可用以说明这种情况的出现并随时间加重。

一、老龄的连续过程

与老龄相关的认知变化可以从轻微到严重。在这个连续过程的一端，是正常衰老所经历的认知变化，一般都很轻微，不影响参与正常日常活动的能力；而在另一端是痴呆，它是明显的多方面的认知变化，可以影响患者独立的日常生活能力。MCI位于这两端的中间。MCI比正常衰老出现的认知变化要多一些，但还没有严重到引起主要的生活方式改变。MCI和痴呆都是病理状态，这就意味着两者是由潜在的脑部疾病所引起的，不属于正常老化过程。在本书的第2章和第3章中，你将进一步了解MCI与正常衰老和痴呆的不同之处。

虽然我们可以确定认知变化有3个不同类型，但更准确的做法是将它们视为一个连续过程的不同阶段，如框1-1所示。与痴呆相关的认知变化不是一朝一夕形成的，它们可能需要几个月或几年的时间才能看出明显的变化；随着时间的推移，一个阶段可以逐渐进展到另一个阶段。所以，尽管有时能明确患者属于当中的某种类型，但还是可能会有某些重叠。例如，当有人担心自己的记忆问题时，即使是有经验的临床医生也很难明确是非常早期的MCI或者仅仅只是正常老化过程。

框1-1　正常老化（实线）、MCI（线段）和痴呆（圆点线）之间的差异

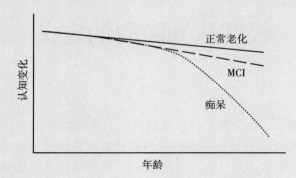

注意，MCI偏离了正常衰老，而痴呆偏离了MCI。正常衰老不一定会导致MCI，MCI不一定会导致痴呆，但痴呆是由MCI和正常衰老发展过来的。

　　尽管正常老化可以向MCI、再向痴呆这样的连续过程进展，但这种情况并不一定会发生，了解这点非常重要。之所以会有这样的认识，是因为有研究调查了MCI和痴呆的患病率（一般人群中患有某种疾病的人数）和发病率（该疾病在特定时期内出现的新病例数）。虽然各项研究的结果有一定差异，但一般估计65岁以上老年人的MCI患病率为10%～15%。这说明，相较于年龄预期而言，只有少数老年人的认知问题较大，大多数人没有MCI。同样，如本书第4章中所讨论的那样，并不是每位MCI患者都会发展为痴呆。在一些研究中，有40%最初符合MCI诊断标准的患者在1年内恢复正常。这是因为这类患者的一些暂时性的或不确定的问题，如情绪或药物的不良反应，可能会产生轻度认知问题。另外，10%～15%的MCI患者会在1年内发展为痴呆，50%左右的患者会在5年内发展为痴呆。这样的发病率要高于没有MCI的老年人。但是需要明确这个结论，即MCI不一定发展成为痴呆。有些情况下，MCI会当作痴呆危险因素；换句话说，如果患有MCI，那么在未来几年罹患痴呆的风险会增加，但在一定时间内保持认知能力稳定甚至恢复正常也是有可能的。

二、MCI的诊断和分类

（一）MCI的类型

　　MCI患者的各种认知能力都有可能受到损害。因此，MCI是个宽泛的诊断，不同患者的表现是不一样的。为了区别，将MCI划分成为不同的亚型。各亚型在

认知损害的类型和数量上有所不同（框1-2）。

框1-2　根据认知损害的类型和数量对MCI进行分类

损害数量	认知损害	
	记忆损害	无记忆损害
单个损害	记忆障碍，单个认知域	非记忆障碍，单个认知域
2个或2个以上损害	记忆障碍，多个认知域	非记忆障碍，多个认知域

对于大多数MCI患者来说，受影响的认知能力是记忆力。因此，常根据MCI是否累及记忆能力来分类。如果有记忆问题，我们就称之为记忆障碍型MCI；如果没有记忆问题，那就称为非记忆障碍型MCI。同样，如果只有一种认知能力受损（记忆力或其他单个认知能力），则使用单认知域MCI这一术语；相反，如果有1种以上的能力受损，则称为多认知域MCI。从框1-2中可以看出，按认知损害的类型和数量，可以有4种不同的MCI亚型：单认知域记忆障碍型、单认知域非记忆障碍型、多认知域记忆障碍型和多认知域非记忆障碍型。因为各种亚型一般都是由不同的疾病过程引起的，所以要特别进行分类。例如，阿尔茨海默病患者很可能在确诊前的某个时间，会被诊断为单认知域记忆障碍型MCI。我们将在第4章对MCI亚型的不同原因进行更多的介绍。

（二）Mayo Clinic记忆障碍型MCI诊断标准

MCI的诊断方法与其他认知或医学疾病的诊断方式相同。临床医生和科学家基于广泛的研究和经验，统一制定了具体的诊断标准，或者说是准则。这些标准已经形成文字材料，便于临床医生诊断或排除MCI。如大家所知，MCI和其他认知疾病一样，也是一种能进行临床诊断的疾病，它的诊断是通过评估患者的行为和认知变化，而不是机体生理变化来判定的。虽然MCI确实存在大脑中的器质性变化，但这些变化因人而异，我们稍后将进行讨论。随着科学研究的进步，这种情况可能会有所改变，但目前，仅仅因为身体变化来诊断MCI并不可靠，专业人员不会这样做。

MCI最常见的形式是记忆障碍型，大多数MCI的研究都与记忆障碍型MCI有关。Mayo Clinic的Robert Petersen医生和他的同事们制定了记忆障碍型MCI的诊断标准，并广泛用于临床和研究工作。框1-3中列出了该诊断标准的内容，并在本章后续进行详细介绍。满足其中列出的所有5个条件的患者通常会诊断为MCI（但也会有一些例外，本书后面会提到）。此外，由于MCI是用来识别痴呆的最早期阶段，如果有可能是其他的内科、神经科或精神科问题导致的MCI表现，那么就不会诊断为MCI。例如，如果患者是因为脑肿瘤或药物的不良反应引起的记忆问题，通常不能诊断为MCI。

框1-3　Mayo Clinic记忆障碍型MCI诊断标准

1. 主观的记忆障碍主诉
2. 客观的记忆障碍
3. 不是全面的认知损害
4. 完整的功能性活动
5. 无痴呆

引自 Petersen R C. Mild Cognitive Impairment as a Diagnostic Entity [J]. Journal of Internal Medicine, 2004, 256 (3): 183-184. 经 John Wiley and Sons 的允许进行改编。

---

1. **主观的记忆障碍主诉**　如果患上MCI，患者会主观感觉到自己记忆力不如以前了。这一条要说明的是记忆发生了变化。如果记忆力一直不好，如从小就有学习障碍，而记忆力没有进一步的变化，那就不符合这一条。MCI这一术语只用于成年后出现的记忆问题。

要确定主观上记忆是否发生了变化，医生或其他临床卫生保健人员会简单询问患者是否注意到记忆有变化。换句话说，是通过自测方式来确定的。临床医生也可以通过询问熟悉的人是否注意到患者记忆力改变。这样的佐证可以明确是否存在记忆障碍的可能性，以证明记忆确实发生了改变。

有些MCI的患者可能会没有记忆问题的主诉。由于患者的记忆问题越来越严重，有时会记不住所有的记忆错误。因此，记忆下降相当严重的人可能会觉得自己根本没有记忆力问题。失去内省能力是痴呆常见的症状，偶尔也可能在MCI患者中出现。

2. **客观的记忆障碍**　仅仅是主观上觉得自己的记忆力比以前差，那还不够。某种程度记忆力下降会与正常衰老过程有关。因此，自己的记忆变化是否在这个年龄阶段属于正常，有可能是无法判断的。所以，要诊断MCI，必须有客观的记忆缺失的证据，以佐证（通常会存在的）主观的记忆障碍主诉。

通过进行临床记忆测试并进行评分，可以发现MCI的客观记忆障碍证据。如果已经诊断为MCI，医生或神经心理学家有可能会在某个时间正式测试患者的记忆能力。测试有可能很简单，如告诉患者3个单词，数分钟后要求再重复出来。

也有可能进行神经心理测试，测试内容会较多。患者可能会听一段小故事或很多单词，也可能会看1个几何图案或一连串的形状来测试记忆，在听到或看到这些信息后的一段时间内，会要求患者尽可能多地进行回忆，复述故事，或复述听到的词汇，重画几何图，或从各种图形中挑出看到过的形状。本书第6章将对正式的认知测试进行详细的描述。

临床医生为了判断患者目前记忆能力是否下降，需要了解出现问题之前患者的记忆力情况。如果患者以前曾做过记忆测试，那么就可以将现在的分数与以前的分数进行比较。然而，大多数人在记忆有问题之前，是不会去做记忆测试的。这种情况下，临床医生必须通过比较患者及与其条件相似正常人的记忆测试分数，以对患者过去的记忆能力进行合理评估。大家都知道，年龄、学历、智力都会影响记忆能力：年龄轻、学历高、智商高与记忆力好有关。因此，患者的记忆力评分会与年龄、受教育程度、智力相当的人进行比较，以确定患者的记忆问题是否超出预期。这个过程相对复杂，临床医生需要用自己的临床技能来判定患者的分数是否是真正的记忆障碍。这些内容将在框1-4的案例分析中进行说明。

框1-4 解释客观失忆标准的记忆障碍型MIC案例

Hank是一位75岁的退休店员，受过8年正规教育。Hank注意到近几年来记忆力越来越差，他对医生说，他把家里的东西放错了地方，而且很难记住熟人的名字。医生评估了他的身体状况，并让他去做了详细的认知测试。神经心理学检查结果显示智商在平均水平，在记忆测试中，他能够记住30分钟前给他看的12个单词中的7个和6个数字中的3个。考虑到他的年龄、受教育程度和职业背景以及智商，他的记忆力表现在他的年龄段是正常的，并不代表MCI或痴呆。

Barbara是一位52岁的商业主管，拥有硕士学位。她最近发现自己对客户的名字记忆有问题，在陌生的城市出差时也常会找不到方向。在神经心理学测试中，发现她的智商远远高于平均水平。记忆力测试结果和Hank一样，也是12个单词记住7个，6个数字记住3个。然而，对于Barbara来说，这样的分数显著低于她的年龄、教育背景和智商所应有的正常水平，因此可以说明有客观上的记忆障碍。

---

3. **不是全面的认知障碍** 在记忆障碍型MCI中，其他非记忆性认知能力，包括注意、语言、视觉空间和解决问题的能力是相对完整的，临床医生会使用基本的认知筛查量表进行检查，如简易精神状态检查（mini-mental state examination，MMSE）或蒙特利尔认知评估量表（montreal cognitive assessment，MoCA）来评估其他认知领域。还有一些备选的神经心理学评估方法可用于对这些认知领域进行更详细的检查。

与客观上的记忆障碍标准类似，有没有其他认知领域障碍也要考虑患者的年龄、教育背景和智力水平。对一个人来说是正常的分数，对另一个人就可能有问题。这就需要临床医生的判断，没有硬性规定。

4. **完整的功能性活动**　MCI和痴呆的区别之一是个人的日常活动能力不同。按照定义，MCI患者很少需要或不需要他人帮助，就能够进行这些功能性活动；同样按照定义，痴呆患者是需要帮助才能进行这些功能性活动。这是诊断标准的一部分，包括安排和制作足够的膳食、购物、支付账单、驾驶或乘坐公共交通工具、分配药物、安排和前去赴约。这也是独立生活能力中的重要活动。为了评估患者的功能性活动能力，医生很可能会询问患者一些关于日常生活的问题，以及处理这些活动是否困难。医生也会通过询问患者家人或其他熟悉患者的人，来确定患者的描述是否正确。

还有一些笔答的问卷调查，可以用来测定患者的功能性活动能力，第6章将有更详细的讨论。无论如何进行评估，医生都要了解患者进行这些活动时的能力有什么变化。例如，如果夫妻双方共同承担家务，那么就只评估患者平时所负责的那一部分任务。如果家庭财务一直是患者配偶所管理的，那就不应该评估患者在这方面的能力。另外，医生想了解的是认知的变化，而不是由于身体上的变化影响患者的日常活动。如果因为视力问题而停止了驾驶，或者因为背痛在搬运杂物时需要帮助，那就应该是满足"完整的功能性活动"这个标准，因为患者的日常活动的变化是由于身体原因，而不是认知的变化。参与日常活动的能力会发生一些轻微的变化，但仍然有符合这个标准的可能。如果患有MCI，患者会特别依赖购物清单，使用药盒来记住服用药物，或大量使用日历来记住约会。区别的重点是患者是否还能独立地完成自己的日常活动。如果需要配偶每天提醒吃药，或者子女接管了财务，那么患者就不是独立完成这些活动，因而就不符合"完整"的功能性活动的标准。

5. **没有痴呆**　最后这一条标准是基于医生的临床判断，根据前面的4条标准做出的。因为MCI和痴呆的主要区别是独立的功能性活动能力，所以这条标准指的是功能性活动能力受损的程度。如果有轻度的认知改变，但功能性活动是独立的，则最合适的诊断是MCI。如果认知损害严重到日常活动需要帮助，则符合痴呆的诊断标准。

三、记忆障碍型MCI的记忆变化

通过前面的介绍，大家对记忆障碍型MCI是如何诊断有了较多的了解。下面我们将详细对记忆，特别是记忆障碍型MCI的记忆变化进行介绍。首先，我们来看看MCI患者所反映的记忆问题，即他们的主观上的记忆障碍主诉，然后，我们将总结一些研究结果，了解MCI记忆能力受损的过程和类型，即MCI相关的客观上的记忆障碍的组成部分。

（一）主观记忆的变化

了解主观记忆变化的最好方法，是对MCI患者调查和问卷的结果进行解读。有意思的是，MCI患者与"正常记忆"同龄人员所诉说的记忆减退是相同的，这两组人群最常见的问题是忘记人名、记不住约会、忘记把东西放在哪里。另一类常见的问题是忘记做原来计划做的一些事情，如忘记带一些东西，或者忘记告诉别人一些事情。也有许多患者会告诉医生，他们记不住最近发生的事情，如社会事件、新闻、看过的电视内容或者别人说过的事情。

如果患有MCI，甚至还没有MCI，都有可能发生记忆力下降。上面列出的问题，是由许多MCI患者报告的记忆缺失综合而成。患者可能会有一部分问题，但不会有所有的问题。有些可能容易记住东西放哪儿了，但记住新闻内容却较困难。同样，有些人可能善于记忆新闻，但总是在找自己放错位置的东西。每个人的记忆力有很多地方是不同的。

（二）客观记忆的变化

如本章前面的内容所述，进行正式记忆测试并评分可以发现客观上的记忆障碍。临床上可以用标准化的测试，而那些尚未标准化的实验性记忆测试，只能用于研究工作。让人高兴的是，多数MCI患者都愿意参加研究，或者同意将其临床测试数据用于临床研究。这样科学家就可以研究MCI常见记忆损害模式，增加对MCI的理解，也有助于医生临床上识别MCI患者。

我们可以用两种不同的方式来观察记忆变化。对不同记忆过程，即学习和记住一切所发生的事情进行观察，也对不同的记忆类型，即学习和记住的信息的性质进行观察。我们先逐一回顾一下这些概念。

1. 记忆过程　为了能够学习和记住新的东西，必然会发生三件事情，即把新的信息输入记忆中，长期保存这些信息，并在需要的时候把它们提取出来。这三个过程分别称为编码（encoding）、存储（storage）和提取（retrieval）。MCI患者这些特定记忆过程是如何变化的，虽然还没有特别多的研究，但现有的研究结果是相似的。MCI在上述三个过程中都有一定程度的变化，特别是出现编码和存储的变化。

（1）编码问题：在听到或看到信息后，很快就不能记住，这是特别明显的编码问题。例如，如果很快记不起刚刚被介绍过人的名字，就可能是一个编码问题。有人描述发生这种情况时，就好像这些信息"没有登记"过似的。估计你能想到，如果不第一时间对名字进行编码，以后再看到这个人的时候，想提取出来名字就会很困难。

（2）储存问题：指的是信息快速遗忘，也就是记不住以前知道的东西。随着时间流逝，有一定程度的遗忘可以是完全正常的。大家常常会有很多这样的经历，当有某种经历或学习到新信息内容后，当时会非常熟悉，但随着时间的流逝，最终会忘记一些细节。例如，刚看完电影，大家能很详细地讨论它的内容，数月后却不大能记得有哪些主要人物。有一些记忆存储的丢失是正常的，但如果患有MCI，遗忘速度要比之前快一些。患者可能会发现更难记住信息内容，甚至是1小时前才记住的事情。从另一个方面来理解这个问题，也就是患者的记忆力没有以前那么可靠了。患者可能会在短时间内学习和记住一些事情，如夫妇两人在早上约好去喜欢的餐厅吃晚饭，患者即便在半小时后还能记得起这个谈话内容，但并不说明患者当天再晚些时候还能记得起去餐厅吃晚饭这个信息。

（3）提取困难：对每个人来说都很常见，包括MCI患者。当一时忘记了信息内容，但最终还是能记起来，这就是有提取问题了。最常见的例子是，当碰到一个熟悉的人时，不能马上想起这个人的名字。但如果给自己几分钟的时间，还是有可能会想出来的。至少是如果听到别人说出这个名字，会知道这个名字是否正确。

大家可能会想到，编码、存储和提取这三个过程，是每个人能够长时间地学习和记住一些事情的过程。如果这些过程中的任一步骤或部分有问题，则很少记得或根本不记得需要记住的信息内容。所幸的是，会有一些记忆策略能够有助于解决此类记忆问题。这些内容将在本书第15章详细讨论。如大家所了解到的，大多数记忆策略都集中在改善编码上，因为这是进入记忆处理过程的"门户"。如果编码能力得到改善，就会使存储更强大、提取更容易；如果编码能力一开始就很差，就没有太多的信息内容可供存储或提取。

2. 记忆类型　　另一种方法是按记忆类型来研究记忆，即要记忆信息内容的性质。例如，有些记忆类型与最近学习的信息有关，而有些则是非常旧的信息。记忆类型可能涉及到对过去的记忆或对未来要做的事情的记忆。这些记忆可能与事实类信息的记忆或如何做某事有关。有关具体的MCI患者记忆类型受损（或不受损）的研究日益增多，但目前还不是很深入。本章将探讨迄今为止的一些记忆类型的研究（将在第2章中回到这个话题，对正常老化中特定类型记忆变化的更深入研究进行讨论）。

研究最多的MCI的记忆类型是近期记忆。顾名思义，近期记忆是对最近发生的事件和信息的记忆能力。近期记忆的例子包括记住上周认识的人的名字、昨天在电视上看了什么、几分钟前有人指的路，等等。当医生或神经心理学家进行记忆测试时，多数研究的重点是测试近期记忆。对5分钟前或30分钟前看过的单词进行回忆即是近期记忆的测试。MCI患者确实存在着这种类型的记忆受损。

证据表明，MCI患者的预期记忆受损。预期记忆能力是指记住将来要做的事情的能力，如下午1点钟要和朋友一起吃午饭，或者晚上睡觉前吃药。如果进房间后，却想不起来要干什么，那么可能是预期记忆失败的一次经历。不管是否MCI，犯这种错误是相当常见的现象，但如果真的是患有MCI，就可能会发现患者遇到的预期记忆问题比以前要多。

对于MCI而言，并非所有类型的记忆都会变差。即时记忆是指在听到或看到某件事数秒钟内记住它的能力。它与记住属于注意焦点的信息有关，如查找一个电话号码，并试图在足够的时间内记住以拨打电话，使用的就是这种记忆类型。即时记忆也会在谈话时或读书时使用，如读到句子结尾时还记得句子的开头，就是在使用即时记忆。众所周知，即时记忆对于感知周围的世界非常重要。如果不能记住一个完整句子的要点，也就很难理解听到或读到的东西。令人高兴的是，即使是MCI患者，即时记忆也并没有受到太大的影响。在最早期的痴呆阶段，患者的痴呆会持续进展，但即时记忆能力仍然较完整。

综上所述，记忆障碍型MCI患者的记忆有些方面相对较好，有些较差。问题跨越从记忆过程到记忆类型的许多方面。但是，有记忆变化的正常老年人，甚至年轻人和儿童都会遇到其中一些问题，只是程度较轻。在大多数情况下，只有出现问题或记忆障碍的次数增加时，才会考虑记忆障碍型MCI。

四、其他MCI类型

本章前面所述的诊断标准是用来识别记忆障碍型MCI。对非记忆障碍型MCI的研究较少，但诊断过程类似。也可以使用框1-3中所列的标准，只是需将"记忆"一词改为"认知"。换句话说，如果是语言、注意力或视觉空间能力等非记忆性认知领域的主诉，就可能诊断为非记忆障碍型MCI。家庭成员或亲密朋友可以确认这些主诉，并通过客观测试来证实。与记忆障碍型MCI一样，所进行的总体筛查或其他认知能力（包括记忆力）测试，不会有全面的认知损害的检查结果，患者的日常生活能独立完成，并不符合痴呆标准。框1-5中的案例可以用来说明某一类非记忆障碍型MCI。

> **框1-5　影响多个认知域的非记忆障碍型MCI案例**
>
> 　　Carlos，男性，60岁。他告诉医生自己很容易迷路，在自己的木工店里做出产品也比较困难，工作时难以集中精力，妻子也发现他有时会犯糊涂。神经心理测试结果显示，他的智商在平均水平，在言语记忆、语言和解决问题的测试中表现正常。相反，他的视觉空间能力和注意力低于其年龄、受教育程度和智商水平的预期值。虽然他在城里行走时较以前更加依靠笔记和地图，但仍能独立完成日常工作。由于是视觉空间能力和注意力受到影响，因而符合非记忆障碍型多认知域MCI。

五、MCI的原因

　　正如本章前面提到的，MCI是大脑疾病所导致的一种病理状态。MCI并非衰老的"正常"现象。有许多疾病可以导致MCI，但并不能肯定一定是哪种疾病会使某位患者产生认知变化。MCI的亚型分类会提供关于潜在病因的一些线索。记忆障碍型MCI是最常见的亚型，许多记忆障碍型MCI最终会进展成为阿尔茨海默病。框1-4中介绍的Barbara这个案例就是一个例子，她患有记忆障碍型MCI，将来可能会发展成阿尔茨海默病。阿尔茨海默病是一种缓慢进展的脑部疾病，可存在明显的记忆障碍。记忆障碍型MCI患者的大脑变化与阿尔茨海默病患者相似，这并不令人奇怪，只是这种变化不那么严重而已。这些变化包括存在有所谓的淀粉样斑块的异常蛋白质沉积以及大脑内侧颞叶结构的缩小（或萎缩），而大脑内侧颞叶结构对记忆功能很重要。

　　路易体病（Lewy body disease）是另一种进行性疾病，记忆障碍不突出，起病很可能从非记忆障碍型MCI开始，影响单个或多个认知域，认知障碍可能涉及注意力、视觉空间能力和/或执行功能（更高层次的认知能力，如计划、解决问题、思维灵活性和不当冲动的克制能力）。框1-5中所介绍的Carlos案例，其早期认知变化可能标志着路易体痴呆（dementia with Lewy body，DLB）开始发病。额颞叶痴呆（frontotemporal dementia，FTD）是另外一种疾病，可导致非记忆障碍型MCI，起病仅语言或执行功能等单一认知域受到影响。

　　其他疾病也会导致MCI，但在一段时间内会稳定甚至逆转。脑血管疾病，如小卒中或其他脑血管事件，可因血管事件发生的部位不同，产生不同认知域受累的MCI。抑郁症和焦虑症等精神疾病可产生MCI，影响记忆并可能影响注意力或执行功能。如大家所知，患者完全有可能从小卒中恢复过来，或者抑郁症得以改善，因而记忆力会有所恢复。在第3章中，本书将更详细地讨论各种痴呆以及其与MCI的关系。

六、相关术语

有许多术语用来描述正常衰老和痴呆之间的过渡阶段，框1-6列出了其中一些内容。MCI是目前使用最广泛的术语，为了解正常衰老和痴呆之间的过渡阶段，许多研究都使用了特定的MCI标准。MCI在过去的15年到20年间，首次在医学和科学文献中出现，大部分研究工作由Mayo Clinic的Ronald Petersen医生及其同事所领导。本章前面部分复习了MCI的Mayo Clinic诊断标准，最近还出现了其他的术语，大家有可能在将来了解到更多的相关内容。在此进行简单回顾。

框1-6　描述正常老化和痴呆之间过渡阶段特征的术语

认知损害，无痴呆　cognitive impairment，no dementia

老年性遗忘　late-life forgetfulness

有限认知损害　limited cognitive disturbance

轻度认知下降　mild cognitive decline

轻度认知损害　mild cognitive impairment

阿尔茨海默病引起的轻度认知损害　mild cognitive impairment due to AD

极轻度痴呆　minimal dementia

轻度神经认知障碍　minor neurocognitive disorder

可能的痴呆前兆　possible dementia prodrome

疑似痴呆　questionable dementia

美国精神医学学会出版的《精神障碍诊断与统计手册（第四版）》是临床医生广泛使用的资源，其中包含用于对情绪、行为和认知障碍进行分类的公认标准。尽管当前版本的手册没有与MCI对应的类别，但有人建议在即将发布的修订版中增加"轻度神经认知障碍"一词（译者注：目前《精神障碍诊断与统计手册》已出版至第五版）。此类疾病拟议的诊断标准与MCI的诊断标准有相似之处，包括存在主观认知衰退、客观认知障碍和独立的功能活动。其中一个主要的区别是，提出了具体的指导路径来帮助临床医生判断患者是否符合认知标准。例如，认知障碍可定义为在类似背景人群的测试中，患者的分数属于最低的16%之内。以这样的特异度水平来划分，将保证诊断此病的患者有较高的一致性（或表现相似性）。

根据所推测的认知障碍病因（或原因），轻度神经认知障碍这一术语可进一步细分为不同亚型。阿尔茨海默病亚型有更多标准，使其具有阿尔茨海默病常见特征。这些症状包括以记忆障碍为突出表现，症状的发生是渐进的，而不是突然的，并随时间的推移而逐渐加重。此外，为了让病因更接近于阿尔茨海默病，诊断标准还要求除外认知障碍发生的其他疾病原因。

另一个术语即阿尔茨海默病所致MCI，也有相似的概念。美国国家老年研究所和阿尔茨海默病协会召集的一个专家工作小组于2011年提出了该术语。除了MCI的通常标准和阿尔茨海默病的临床特征外，这种MCI的概念还规定了如何使用阿尔茨海默病相关的遗传学信息以及实验室生物标志物（反映大脑生理学变化）。本书第3章将介绍更多的内容。制定这些诊断标准的目的，是为了能够尽可能早地诊断出阿尔茨海默病。给予量表测定以识别正常衰老和痴呆之间的过渡阶段，是一个独特的方法。医学专业人员常常用这些量表来评定痴呆的严重程度。例如，得出的测定分数可反映是否存在有临床前、轻度、中度或严重的痴呆。临床前是指患者出现与痴呆相关的一些早期变化（如轻微的记忆改变），但不符合痴呆临床诊断的全部标准（如没有显著的功能性活动障碍）。描述临床前的痴呆的术语会因不同量表而异，包括有限认知损害、轻度认知下降、极轻度痴呆、可疑痴呆和可能的痴呆前兆。需要注意的是，这些术语主要是与特定的评定量表一起使用的，而其他术语，如MCI或轻度神经认知障碍，无论哪种测试或量表都可以用来确定其存在。还有一些术语被用来描述正常、健康老年人的认知变化，包括年龄相关性认知下降、年龄一致性记忆损害、年龄相关性记忆损害等。尽管这些术语的构词与框1-6所列的一些术语相似，但须记住其所代表的概念非常不同。我们将在第2章中再次讨论这个问题。

七、小结

本章给出了MCI的定义，并概述了专业人员用来诊断患者是否为MCI的标准，值得注意的是，某些MCI相关的认知变化可能非常轻微，难以与年龄相关的正常认知变化进行区分。同样，随着MCI进展，也很难判断患者不再是MCI，而已经满足痴呆的标准。在接下来的两章，将更多地介绍正常衰老和痴呆的认知变化，以及如何与MCI区分。

如果自己或家人怀疑或确诊为MCI，需要咨询医生的问题

1. 通常如何治疗MCI的？

换句话说，是询问多长时间再来复诊？需要转到专科门诊吗？需要做大脑影像检查吗？以及其他相关问题。

2. 是否清楚是哪一类型的MCI？

记忆障碍型或非记忆障碍型MCI，单个认知域或多个认知域受影响？见框1-2。

第2章

轻度认知障碍与正常衰老的区别

读者已经了解了MCI所发生的变化，接下来开始讨论正常衰老相关的一些变化。如你所见，尽管MCI和正常衰老有些相似，但却根本不同，原因和预后也大不一样。

一、定义

与年龄相关的"正常"认知变化，是指在健康人身上发生的认知变化，且没有任何疾病影响记忆或其他认知能力。换句话说，认知变化与MCI或阿尔茨海默病患者大脑中出现的斑块或缠结无关，也与大脑的其他异常或"病理"变化无关，而是与大脑的正常或典型的年龄相关变化有关。这些内容将在本章后文详细讨论。那么，在认知变化方面，我们怎么知道什么是"正常"、什么是不正常呢？要回答这个问题，需要知道的是，随着年龄的增长，个体之间在认知变化的类型、程度和时间上有所不同。这些变化在同龄人之间也不一样，如同其他衰老的征象：有人可能在35岁时长出第一根白头发，但也有人到了60多岁还没有白头发。同样，同龄人之间的记忆变化多少会有所不同，但可能都是正常的。"正常"或"平均"的水平，是根据同一年龄段大多数人的水平来确定的。就认知功能的表现而言，可以用认知测试来进行评估。一般而言，认知测试的平均成绩是在中间的67%的健康人所取得的分数范围（如果对统计学有兴趣，会知道这表达的是平均分数±一个标准差的范围）。高于或低于这个中间分数范围，则相应为"高于平均水平"和"低于平均水平"；正常分数的范围更宽，90%的健康人都能得到，或者是平均分数±1.5个标准差的范围。分数落在后5%的一般认为是"认知受损"，而在前5%的则是"超常"。

二、正常的认知改变

与正常衰老相关的记忆改变是渐渐发生，并且出现得相对较早。在人的一生中，记忆能力从出生到青春期都会增加，到了20岁左右时，有些人（但不是所有人）记忆能力会达到顶峰，然后非常缓慢地开始下降。由于发生的过程非常缓慢，不太可能立刻注意到变化。直到数十年过去了，这些细微的变化逐渐积累到一个界值时，大多数人才开始察觉到。通常情况下，人们在40或50多岁的时候开始注意到记忆力有轻微减退，在之后的几十年里会变得越发明显。框2-1描述了一个正常衰老有关记忆力变化的案例。

本书第1章谈到了MCI的主观和客观记忆变化，本章将采取类似的方法，讨论记忆过程和类型是如何受到正常老化过程的影响。

框2-1　正常衰老有关的记忆变化案例

　　Rosemary是一位73岁的老太太，身体没大毛病，性格也很开朗。当她和朋友们聚会时，多少会谈及衰老的话题。和许多同龄人一样，Rosemary发现要记住新朋友的名字，甚至是有时回忆认识多年熟人的名字，会有一定困难。庆幸的是，她知道如果时间够长的话，名字常常自发地浮现在脑海中。她还发现，自己需要用心去记住放东西的地方，如钥匙和钱包，这样当她急于外出时，也就不会浪费时间满屋子找了。她和丈夫年轻时曾是舞厅的舞者，最近她和丈夫决定重新学习一些舞蹈课程，以便更好地享受偶尔外出跳舞的乐趣，很多舞蹈动作她很快就回想起来了。可是，她发现在学习新的舞蹈时，比起年轻时，要花更多的时间去记住舞步。总的来说，记忆的变化给她带来不便，需要投入更多精力才能应付，但并没有影响她生活中处理重要事情的能力。

（一）自我陈述的记忆变化

通过调查问卷让健康老年人描述自己最常见的记忆问题，得到判断正常还是不正常的有用信息。人们对记忆变化类型的描述非常相似，但个体间会有一些重要的差异。迄今为止，最常见的记忆困难是记住人名，包括新认识人的名字以及认识已久的人名。当突然碰到认识的人时（如在其他城市度假时碰到邻居），想叫出对方的名字就会有些困难。

还有一些自己经常提到的记忆问题与自己对该事务的重视程度有关。很多人有过忘记把东西（如钥匙或老花镜）放在了哪里的经历，发生这种情况有可能与放东西时漫不经心有关。同样，当注意力分散时，会有可能忘记想要做的事情，如走进厨房却不记得来干什么的。其他常见的记忆错误，还包括难以记住重要的数字（如PIN码、电话号码和密码）以及重要日期（如生日、纪念日）。如果仅仅只有这些记忆障碍类型的烦人感受，但并没有对生活方式带来特别大的影响，这种记忆问题就和大多数四五十岁的人没有太大区别。

和大家所经历的记忆问题有相似性一样，一个有趣的现象是，一些记忆问题往往是某一类人有，而另一类人则没有。有些人就像是历史学家一样，有超常记忆能力，能够记住很久以前发生事情的细节，而有些人回忆过去的事情时则是迷迷糊糊，没有细节；同样，有些人有记人脸的特长，而另一些人（包括本书某些作者）记住面孔则感觉特别难。其中一位作者曾经历这样的尴尬场面：碰到几天前刚认识的人，却没认出她来，以致这个人说："你没有想起我是谁吧？"请别难过，虽然不是每个人都有这种经历，但有这种类型记忆缺陷的人并不少。记忆类型不同可以归结为个体差异。对于各种人的不同特性而言，个体之间的差异是常态而非例外。就像人的身体特征（如身高、发色等）大不相同一样，记忆力、智力、性格等心理和社会特征存在着一些正常差异。

（二）记忆测试中发现的客观记忆变化

对健康老年人的实际记忆能力进行科学研究，是另一个发现"正常"记忆变化的方法。这些研究通常在实验室进行，让不同年龄段的受试者记住某些信息，如一组单词或一张几何图案，然后要求他们进行回忆。这个方向已经有了相当多的研究，并且进行了数十年，在了解正常年龄相关的认知改变方面取得了重要的成果。与第1章一样，本章将对两种不同类型的记忆变化进行介绍：记忆过程（即学习和记忆时会发生的事情）的变化和记忆类型（即学习和记忆信息的性质）的变化。

1. 记忆过程　记忆过程包括将信息输入到记忆中（编码），随时间过去而保持住（存储或保留），当需要时再拿出来（提取）。正常老化对这些记忆过程影响不大，在任何年龄阶段，所学到的新内容，会随着时间过去，记住的内容越来越少。在上学时，我们会有这样的印象，考试前一天如果努力学习，第二天会考得很好，但是经过一个多月后，复习准备期末考试时，几乎记不起这些学过的内容。存储量会随着时间的推移而自然地减少，记住今天早上报纸上读过的文章，比记住上周读过的文章要容易，这就是其中的原因。对于年轻人和老年人而言，出现这种情况是没有什么不同的。

随着正常的衰老过程，编码能力会略有下降。换句话说，与自己年轻时相比，想要把新的信息输入记忆中会更困难一些，这个时候就特别需要借助记忆策略，提升自己对新信息的编码能力。如果还没有用过记忆策略，可以尝试用一用。关于这方面的内容，本书第15章中将会有更多的介绍。

迄今为止，我们知道，正常衰老对记忆过程影响最大的是提取。虽然提取的缺失会发生在所有年龄段，但年龄变老时会更为常见。如前所述，最常见的记忆问题是记不住名字，这就是提取困难，碰到一个认识的人，却不能很快想出名字来，就是这样的例子。大多数的情形，还是会最终想起这名字，至少是当有人说出这个人的名字时，会反应出来"是的，我知道了"。研究表明，在没有提示的情况下，老年人提取信息的能力比年轻人要差。这就是所谓的自由回忆（free recall），需要用到许多提取过程。相比之下，当各种选项同时呈现时，如做多选题时，年龄小和年龄大的成年人找出正确选项的能力是一样，这就是所谓的再认（recognition），对提取能力的要求就低很多。

需要指出的是，尽管对编码、存储和提取分别进行讨论，但它们是一个相互关联的过程，并不是单独在运行。例如，提取所学信息的有效性明显与最初编码的有效性相关。

对比一下第1章的内容，这种与年龄相关的记忆过程中的类型差别，与MCI是不一样的，正常老化带来记忆过程中储存能力的下降，会相对小一些，编码能力则下降得多一些，而提取能力则明显下降；相反，MCI则对编码、存储和提取能力有全面的影响。因此，正常老化和MCI都会经常诉说有记忆问题，但其中的性质却是完全不同的。

2. 记忆类型　关于正常老化过程对不同的记忆类型如何产生影响，也有不少的研究。我们首先讨论一些会随着年龄增长而出现变化的记忆类型，请记住记忆并不完全是一个走下坡路的过程。类似于记忆过程，有些记忆类型会随着年龄的增长有较大幅度的下降，而有些则是稳定的，甚至随着年龄的增长而有所增加。一般来说，随着正常衰老而减退的记忆类型包括预期记忆（prospective memory）、联想记忆（associative memory）和近期记忆（recent memory）。

（1）预期记忆：是指记住在未来做某件事的能力，如在10点钟时打一个电话，或在外出拜访朋友后，回家时到商店停一下。当在实验室对模拟任务（如每10分钟按一次电脑键）进行预期记忆测试时，老年人的表现往往比年轻人差。然而，在较为现实的任务中，如在某个日期寄出一封信，老年人与年轻人表现得会一样。这表明，衰老与预期记忆的基本认知过程变化有关系，但在日常情况下老年人常常能够弥补这些变化。对所有年龄段而言，使用外部提醒会增强预期记忆，如设定闹钟时间为10点钟，或在汽车仪表板上贴上要在商店停车的字条。本书第15章中将对这种类型的记忆策略进行更多介绍。

（2）项目记忆与联想记忆：项目记忆涉及记住信息各个部分，如名字或面部。这与联想记忆形成对比，后者涉及把哪些项目放在一起记忆，如哪个名字和哪个面部在一起记忆。项目记忆会有与年龄相关的变化，但这个变化在联想记忆中会更多。大家通常会有不太完美的联想记忆经历，如知道自己买了邮票，但不记得放在哪里了；或者知道看过某部电影，但不记得在哪里看过，也不记得和谁一起看的。这也可能是反复做过这些事情的原因。可能会记得讲过一个笑话，但不记得跟谁讲过这个笑话。

（3）近期记忆与远期记忆：另一种随着年龄增长而下降的记忆类型是近期

记忆。这种记忆类型与记住最近经历的事件和信息的能力有关。近期记忆的例子包括记住去商店时把车停在什么地方，或者记住两天前吃的午餐是什么。近期记忆能力会随着年龄变老而下降，但会受测试方式的影响。如果用自由回忆的方式进行测试，如星期二的午餐吃了什么？年龄差异就会非常明显，如果是再认测试（如询问吃的是意大利面条、番茄汤还是烤奶酪三明治），年龄差异就会较小。这与前面讨论过的编码、存储和提取有关。如果近期记忆任务需要用到大量提取时，年龄差异就会很突出，但当需要较少的提取时，年龄差异就比较小。

远期记忆与近期记忆相对应，它指的是记住较远发生事情的能力。这包括记住上班第一天、结婚仪式或去年举行的家庭聚会。年轻人和老年人对这些远期事件往往有不同的记忆，但总体上分不出好坏差别。年轻人对于细节的回忆较好，如穿的什么衣服、当天的天气如何或提出的具体意见；老年人提取出这些细节更难一些，但是，将过去的事件纳入背景之中的能力更强，如知道当时的生活中还发生了其他什么事情，或者为什么对个人而言这件事情很重要。

关于近期记忆和远期记忆，在这里需要补充一个有趣的注解。许多人能够清楚地记得很久前发生的事情，但却忘记了几小时或几天前发生的事情，这样的矛盾现象会让人迷惑。很难想象记忆有这样的工作方式：在事情发生后不久如果不能记住它，又怎么可能在过后很久回忆起它呢？答案是在进行这种观察时，相当于拿苹果和橘子进行比较。清晰的远期记忆事件往往是充满情感的重大事件，如童年时受到的惊吓、孩子出生时的喜悦，或家庭成员离世的悲痛。此外，随着时间的推移，我们往往会经常思考和讨论这些重大事件，这种重复有助于我们更好地记住这个事件，如果将这些远期记忆与平凡的近期记忆进行对比是不公平的，如昨晚平淡无奇地闲聊或吃了些什么，这些事情既不独特，也没有情感，更没有重复。但拿苹果和苹果进行比较时，就可以看到近期和远期记忆之间关系的不同。谁还能记得婚礼前的星期二的晚餐吃了些什么吗？这可能比记住上周二晚餐吃了什么更难。一般来说，与几小时或几天内发生的信息相比，记住多年前发生的同类型信息更难。

（4）程序性记忆：是指记住如何做某件事的能力，例如如何编织、在键盘上打字或挥舞网球拍。尽管其中一些技能没有再用过，但似乎一辈子都忘不了。大家可能有听过"学会骑自行车后永远都记得住如何骑"这句话，这当然是有据可循的。确实如此，随着年龄的增长，骑自行车的耐力可能会下降，打字或编织的速度可能会变慢，但如何做这些事情的记忆并不会下降。

最后给大家讲一些好的内容。语义记忆指的是对一般事实或知识的记忆，与经验有关，并且随着年龄的增长还会有较大的改进。随着某个特定领域经验增加，所得到的知识也会增加。例如，如果从第一次学习玩填字游戏或拼字游戏开始，在此类游戏中会逐渐学会很多有用的单词，而不玩游戏是学不到的，如果继续玩这些游戏，这些知识还可能会不断增加。同样地，从第一份工作（此时还谈不到理财）开始，到着手计划退休并有复杂投资时，金融和理财知识会逐渐增加。作为年龄自然增长的一部分，记忆提取的速度会减慢或变化，受此影响获取语义知识的能力也可能会有所下降，但在任何年龄段，放入语义记忆中的信息量都是没有上限的。

总而言之，与年龄有关的一些记忆变化，可能会影响记住将来要做的事情、对个别信息进行联想和记住近期发生的事情的能力。而对如何做某事或一般知识的记忆则不会有太大变化。有趣的是，尽管定义规定MCI的记忆困难要比正常老化的程度大，但其间某种类型的变化是有相似之处的。

三、为什么记忆力会随着年龄的增长而变化：大脑中的变化

众所周知，正常的衰老会伴随着身体中一些系统和器官的变化。如果观察一个人的外观，就会注意到头发颜色、皮肤结构和视力的变化常常与衰老有关联。虽然身体内部器官（如心脏、肺、肌肉和大脑）是看不见的，但也会有结构上的变化。脑细胞或神经元也会有非常特别的变化，其程度在不同的大脑区域是不同的。衰老最常见的改变是某些大脑结构萎缩（体积减少），最明显的萎缩区域包括额叶和颞叶，这两个区域都参与记忆活动，尽管它们的作用并不相同。额叶对记忆的策略很重要，如应用记忆策略或对记忆储存进行系统的搜索；颞叶（包括海马）对于联想和提取过去所学的信息非常重要。一些神经元的丢失、现存神经元的体积和分支减少等原因造成了与年龄有关的大脑结构萎缩。

大脑中白质（连接组织）的结构也能出现另一个与年龄增长有关的普遍存在的变化，即所谓白质高信号的血管变化，在大脑的磁共振成像（magnetic resonance imaging，MRI）图像中显示为小亮点。通常在健康的年轻人的大脑中是看不到这些高信号的，但在老年人中却很常见。白质对于大脑神经元之间的信息传递非常重要，因此，白质变化的最重要的后果之一是引起思维速度普遍减慢。

随着年龄的增长，大脑的化学成分也会有变化。某些神经递质，包括乙酰胆碱和多巴胺，它们对神经元之间的联系很重要，会随着年龄的增长而下降。此外，反映脑细胞功能的代谢物，如N-乙酰天冬氨酸，也会随着年龄的增长而下降。正常老化过程中大脑的这些变化，是由各种各样的原因引起的，压力相关的激素因素、反复发生的炎症、接触毒素以及心血管风险因素如高血压等，都可能与此相关。因此，知道这些原因有好的一方面，即积极处理健康问题和选择良好

的生活方式，可以控制其中大部分的不利因素。例如，控制高血压、放松以对抗压力、保持积极和健康的生活方式等。后面的章节将介绍更多关于生活方式的内容。虽然健康、积极的生活方式不会从根本上阻止大脑变化的发生，但是可以减少导致这些变化的一些因素。

四、正常认知变化的系统分类

正如在第1章中提到的，可以用一些专门术语来描述随着年龄增长而发生的正常认知变化，这些术语多数会有定义或标准。如同用诊断标准来确定是否存在MCI。但是，制定正常认知老化诊断标准的目的，与制定MCI和其他认知障碍诊断标准还是有些不同。大家不太可能因为医疗目的去"诊断"是不是正常的认知老化，而更可能是为了用于确认认知没有异常。此外，这样一套标准对于研究工作非常有用，可以确定研究对象是否为正常、健康的老年人。据此可以确定研究得出的结论确系为正常的老化，而不是认知障碍。

早在20世纪20年代，医学和科学文献中就出现了与年龄有关的正常认知变化的医学术语。这些早期的术语包括正常衰老和正常衰老性衰退（normal senescent decline），均是描述性的。20世纪80年代中期，美国国家精神健康研究所（National Institute of Mental Health）召集了一个专家小组会议，制定了表征个体的正常记忆变化的正式标准，会议采用的术语是年龄相关性记忆障碍（age-associated memory impairement）。框2-2列出了这些标准。简而言之，这个正式标准为50岁或以上的人，有主观的记忆下降主诉，并且在标准化的记忆测试中得分低于年轻的成年人。与年轻的成年人进行比较，其记忆力已经发生了与年龄有关的变化，而且还排除了那些相对于年龄而言具有超强记忆能力的人。年龄相关性记忆障碍的其他标准，类似于MCI的标准，包括没有智力下降、痴呆或任何可能影响认知的健康状况的历史。为了提高分类的可靠性，专家对这个基础性的定义进行了修正。包括术语的变化，出现了类似，但是新的术语，如年龄相符记忆障碍和年龄相关性记忆减退。大家也同意这样的建议，在描述正常的记忆变化时，使用"障碍"（impairment）一词是不合适的，基于这个观点，"下降"（decline）更合适。

框2-2 年龄相关性记忆障碍的标准

1. 纳入标准（必须具备这些条件）
   a. 50岁或以上的男性和女性
   b. 主诉为记忆力下降，如记不住名字、东西放的位置、要完成的任务或电话号码等。记忆

（续）

问题是慢慢发生的，没有突然加重的情况

   c. 完全和规范标准化近期记忆测试中，成绩比年轻成年人平均值至少低1个标准差

   d. 智商测试证明有足够或正常的智力功能

   e. 一般认知筛查显示没有痴呆

  2. 排除标准（这些必须不存在）

   a. 谵妄、意识模糊或其他意识障碍

   b. 影响认知的神经系统疾病

   c. 脑部的感染性和炎症性疾病

   d. 头部受伤、精神病诊断或酗酒的历史

   e. 使用影响认知的药物

   f. 任何可能引起认知能力恶化的疾病

最近一版的《精神障碍诊断与统计手册》中使用了与年龄相关性认知下降（age-associated memory decline）这一术语。

年龄相关性认知下降的定义为认知出现了客观的变化（如记忆或解决问题的能力），这种变化是在该年龄的正常范围内，并且不是由精神或神经系统疾病引起的。根据定义，虽然不认为是一种"精神疾病"，但仍然需要临床重点关注，这就是为什么要列入本临床手册的原因。

五、记忆障碍型MCI与正常衰老的认知变化的比较

回过来再看记忆障碍型MCI的诊断标准，并与正常衰老的认知变化的定义进行比较。第1章中的框1-3中介绍了MCI标准。当进行比较时，大家会发现它们之间有许多相似之处，但至少有一个关键的区别。

根据定义，无论是记忆障碍型MCI还是正常衰老的认知变化，都与全面的认知障碍无关。换句话说，非记忆性认知能力（如注意力、解决问题的能力、语言和视觉空间能力）都在各年龄段的正常范围内。

另一个相似之处是，MCI和正常衰老的认知变化都以完整的功能活动为特征。这就意味着记忆变化还没有严重到影响个人正常的日常活动能力，如购物、做饭或管理基本财务。由于MCI和正常老化者的全面认知和日常功能都是正常的，因而都不符合痴呆的标准。也就是说，两者都无与年龄不相当的多重认知障碍，而且日常功能均不依赖他人。

对于年龄相关性记忆下降个人，可能适用MCI的某条诊断标准，也可能不适用。这就是主观记忆下降的主诉。因为正常的衰老的确与微小的认知变化有关，有一部分人可能会诉说随年龄变老有明显的下降，而另一部分人则可能没有注意

到有下降，或者不觉得这是一个问题。正如第1章提到过的，一些患有MCI的患者可能对自己记忆力下降的程度不会太注意。因此，主观记忆下降的主诉不能用来区分MCI患者和有年龄相关性记忆下降的正常人。

MCI和正常记忆下降之间的主要区别是客观记忆丢失的程度。正如本章所提及，正常的、健康的认知下降与一些记忆过程和一些记忆类型的变化有关。根据定义，测试得到的记忆分数在年龄的平均范围内，应被当做正常的与年龄有关的认知变化。MCI患者所得记忆分数远低于其年龄段的平均水平，通常属于相同的年龄段和生活背景人群中测试分数最低的5%范围。

框2-3总结了记忆障碍型MCI和正常衰老的认知变化的异同点。

框2-3 记忆障碍型MCI和正常衰老的认知变化的比较

标准	记忆障碍型MCI	正常衰老
主观认知障碍主诉	通常有	无或有
客观记忆障碍	受损，相较于年龄	无受损，相较于年龄
全面认知能力（非记忆）	正常，相较于年龄	正常，相较于年龄
功能性活动	正常	正常
痴呆	无	无

六、记忆改变的其他原因

当然，记忆改变可以由正常老化和MCI以外的原因引起。导致记忆改变的原因有很多，有医学和非医学的原因。所幸，通过正确治疗和改变重要的生活方式，其中一些原因可以逆转或至少稳定下来。

（一）健康和记忆

任何对大脑有影响的不健康状况都有可能对记忆产生潜在的影响，最明显的例子就是痴呆。痴呆常常与记忆丧失有关。以阿尔茨海默病为例，除了一些特殊类型外，记忆丧失常为该病的最初症状，并可随着病程逐渐加重。本书第3章对各种不同的痴呆以及各自对认知的影响，进行更多的介绍。

头部外伤也会引起记忆缺失，如果摔倒过，或交通事故中头部被撞击过，并且严重到失去意识或感觉到有症状，那么大脑可能会有一定程度的损害。在大多数情况下，头部外伤相关的认知问题较为轻微，持续数月或更短时间。较为严重的头部外伤，如长时间昏迷，可能会导致更显著和更持久的认知障碍。

另一类脑损伤，即脑血管意外，可由大脑中的血流受阻（脑缺血）或出血（脑出血）所致。脑血管意外通常称为脑卒中。如果发生脑卒中，且受损部位是对记忆重要的脑区，那么记忆可能受到影响。与头部外伤一样，记忆障碍的程度和持续时间也取决于大脑受损的严重程度。有些脑卒中症状轻微，影响是暂时的，被称为短暂性脑缺血发作（transient ischemic attack，TIA）或小卒中。一次短暂性脑缺血发作不会导致长期的问题，但如果多次发作，产生的影响会累积起来。大面积脑卒中可导致记忆、语言、其他认知能力或运动功能等出现问题。这些障碍会随着时间的推移而出现某种程度的改善，但不会恢复到完全正常状态。

显而易见，痴呆、头部外伤和脑卒中都是可能与记忆问题有关的疾病。众所周知，如果有这些疾病，情况都比较严重。其他能影响记忆力的身体问题可能不会马上被注意到。症状也可能会逐渐加重，但不会太严重。知道存在这些问题非常重要，这样就知道什么时候该去看医生了。多数情况下，经过治疗有可能使记忆力完全（或几乎完全）恢复到之前的状态。

最常见的影响老年人记忆力的疾病还包括甲状腺疾病和维生素缺乏症。甲状腺是位于颈部的内分泌腺体，在声门前面，生成甲状腺素并释放到体内。甲状腺功能减退会导致甲状腺素分泌减少，可能引起轻微的注意障碍和记忆障碍。甲状腺功能减退也会有躯体症状，包括疲劳、畏寒、体重增加、抑郁和便秘，如果有这些症状，一定要去看医生。甲状腺功能减退药物治疗很容易，经过一段时间治疗后症状通常可以得到很好的控制。

维生素 B_{12} 缺乏的原因可能是由于饮食中该维生素的含量太低，更可能是肠道吸收的问题。产生的症状通常也不是特征性的，有疲倦、注意和记忆困难、易怒和抑郁等。如果怀疑有维生素 B_{12} 缺乏，很容易通过简单的血液测试做出诊断，治疗也很简单，服用维生素 B_{12} 药片或注射该药就可以了。治疗通常会带来认知症状包括记忆障碍的改善。

与心脏有关的其他健康问题会影响认知功能。第11章将介绍更多关于代谢综合征的内容，代谢综合征定义为多种内科疾病同时存在，包括高血糖、高血压、胆固醇和脂肪增高、腰部肥胖和胰岛素抵抗。糖尿病是一个相关的疾病，也是心脏病的危险因素。尽管不是所有患者都会出现认知障碍，但有证据表明，代谢性疾病可能与认知变化有关，如思维速度减慢和轻度全面性认知障碍。如果出现这些情况，进行治疗是非常重要的。

影响记忆的另一个健康因素是睡眠。众所周知，睡眠对于保存学到的信息非常重要。换句话说，学习到新东西时，当晚睡得较好，第二天的回忆能力会更好。有证据表明，高质量的睡眠有助于优化海马的活动，而海马是重要的大脑记忆区域之一。第8章详述了MCI患者的睡眠变化以及睡眠如何影响记忆表现。

本章最后要讨论的健康问题与摄入体内的物质有关：酒精、香烟烟雾、咖啡因和药物。轻、中度饮酒（如每天喝1或2杯葡萄酒）对健康的中老年人的认知没有负面影响。甚至有一些研究表明，适度饮酒比戒酒有利。然而，如预期的一样，长期大量饮酒对大脑或认知能力有害，大量饮酒会导致神经元和大脑整体萎缩。与大量饮酒有关的认知障碍包括注意力、记忆力和视觉空间技能（如阅读地图）等问题。即使在戒酒后较长时期内，仍会存在，表明这部分脑损伤是永久性的。

虽然吸烟对记忆力的影响是间接的，但也是有害的。吸烟不会对认知能力有直接影响，然而，长期吸烟能增加脑卒中甚至血管性痴呆的风险——与多次脑卒中相关的严重认知问题。

另外，每天摄入一点咖啡因可能对记忆有好处。有证据表明，有喝咖啡或饮茶习惯的人在记忆测试中的表现往往较佳。特别是当日间能量消耗较多时，下午摄入一些咖啡因会对记忆力有帮助。原因可能是咖啡因可以提高警觉性，有助于集中注意力，因而记忆会更好。有趣的是，也有一些证据表明，咖啡因可以刺激海马神经元的生长，这是大脑重要的记忆管理区域，因而也可能有助于咖啡因对记忆产生积极影响。

一些处方药和非处方药也会影响记忆。药物可能有助于改善记忆，但也可能产生不利影响。一些内科和精神疾病（如甲状腺功能减退症、维生素缺乏症、抑郁症和焦虑症）均会导致记忆问题。虽然某些情况下与所服用的特定药物有关，但是对这些疾病进行有效的药物治疗可以改善记忆。产生嗜睡或镇静作用的药物，如用于治疗过敏症状的第一代抗组胺药（如苯海拉明）和用于治疗抑郁症的三环类抗抑郁药（如阿米替林和地西泮），也会对记忆产生不利的作用。其他对记忆可能产生负面影响的药物还包括用于治疗焦虑的苯二氮䓬类药物以及用于治疗癫痫的抗癫痫药物。

上面讨论的目的并不是为了不服用这些药物。如果正在服用这些药物治疗内科和精神疾病，继续服用非常重要。例如，不治疗癫痫或抑郁症带来的危险，可能会远远大于对记忆的任何负面影响。介绍这些信息的目的，是为了让大家更好地了解哪些因素可能影响自己的记忆能力。如果怀疑药物可能会影响记忆力，可以与医生商量，看看是否有其他替代药物，这样既可以治疗潜在的疾病，又对记忆力影响较小。

为了最大限度地提高记忆力，你应好好总结一下疾病对记忆的影响。你可告诉医生自己可能有甲状腺疾病或维生素缺乏症，可考虑每天喝一杯酒、戒烟，享受咖啡或茶，尽量睡个好觉，并仔细检查自己所服用的药物。第11章和第12章会讨论其他方法（如调整饮食和运动等生活方式），以最大限度地提高记忆力。

（二）记忆和精神健康

许多精神疾病都可能与认知症状有关，其中最常见的是抑郁和焦虑。许多人都体验过抑郁症状，如感到悲伤或对通常喜欢的活动失去兴趣。当这些症状持续较长时间，并且影响工作或生活时，就可以在临床上诊断为抑郁症。抑郁症相关的认知问题包括注意力下降、思维速度减慢以及在学习和提取新信息方面存在困难。值得庆幸的是，大多数抑郁症患者可以通过心理或药物治疗得到缓解。随着抑郁症的情绪症状得到改善，认知症状也会得到改善。

另一个精神障碍是焦虑症。例如，在面对新情况或令人不安的事件时，人们有时会感到紧张或担心。在较为严重的情况下，焦虑症患者会有不切实际的或过度的担忧，同时伴有躯体症状，如颤抖、肌肉紧张和呼吸急促。当症状严重到影响正常的活动能力时，临床上就被诊断为焦虑症。与抑郁症一样，焦虑症也会伴有注意、思维速度和记忆等认知问题。幸运的是，焦虑症可以通过心理治疗和药物来进行治疗，认知问题往往随着治疗而减轻，同时情绪和身体症状也得到改善。

有个特别相关的疾病概念是"疑病症"，适用于那些担心自己有病，但实际上并没有生病的人。在本书特指担心自己患阿尔茨海默病。担心患阿尔茨海默病的疑病症"患者"，常常会有这种疾病的家族史。即使没有家族病史，当这些人开始注意到自己的记忆有变化时，也会担心得该病。差不多所有人到一定年龄都会有记忆力的下降，所以这种担心会对很多人有影响。通过阅读本书的推荐阅读部分所列内容，了解正常衰老和痴呆之间的区别，对某些人还是会有所帮助，而其他一些人则可能需要到医生那里进行筛查和解决疑问。

（三）压力的作用

大多数人都有感受到压力（stress）的体验。压力定义为对新的或不确定的情况或事件感到失去控制的一种反应。压力源可以是身体上的（如重大手术或疾病），也可以是心理上的（如要做的事情太多又没有足够的时间）。压力源可以是积极的事件（如一份新工作或去度假），也可能是消极的事件（如离婚或财务困难）。虽然压力在人生的各个阶段均可以发生，但是一些常见的压力源在人生后半段更可能出现，如配偶去世、退休或健康问题等。

压力之下会引起身体的生理反应。位于肾头部的肾上腺，在应对压力时产生皮质醇和肾上腺素等激素。短时间内的小剂量皮质醇是有益的。例如，当接近身体最大负荷时，它可以给身体提供能量，有助于集中注意力和使工作更有效率。然而，当较高水平持续较长时间时，皮质醇会产生负面影响，抑制免疫系统，导致失眠，引发血压升高。

皮质醇对大脑有直接影响，较高水平会抑制海马中新神经元的形成和存活。一些研究表明，长期处于高压力和高皮质醇水平的人，大脑的MRI图像可以看到海马的体积明显变小。可以想象得到，如果海马不正常，记忆就会出现较多问题。大家应当会注意到，在有压力的时候，犯的记忆错误往往会比无压力的时候要多一些。因为压力和皮质醇对注意力以及记忆信息的编码和提取会产生负面影响。框2-4说明压力对记忆的影响。

框2-4　正常记忆变化的案例，说明压力对记忆的影响

　　Ichiro先生，68岁，一生中大部分时间里都过得相当快乐和健康。然而，在过去的一年里，发生了一些重大事件。他在同一家公司忠诚地工作了35年后退休了，他的妻子发生了一次小卒中，住所也需要大修，而且最近一次体检的结果显示他可能患有前列腺肿瘤，需要接受进一步检查。最为重要的是，他发现对手头上的任何事情都漫不经心，一些简单的事情（如车停在哪以及安排晚餐）也会忘记。幸好在接下来的几个月里，他有了一些新的爱好可打发时间，妻子的健康状况有所改善，房子的维修终于结束了，而且他的前列腺只需医疗监测、无需立即治疗。他还意识到自己不再像过去那样心不在焉，因为粗心犯的错误也不再像过去那样多。一年后情况仍然稳定，他将这个短期的好忘事归结为当时遇到的压力。这让他少了一份担心。

生活中不可避免地会有一定程度的压力。幸运的是，对所有人来说，压力对大脑和记忆的负面影响是可逆的。当升高的皮质醇水平恢复正常后，大脑以及记忆最终会恢复正常。抵消压力的方式是放松。压力和放松是对立的，当一方升高时，另一方就会降低。重要的是要找到一个能经常参与并带来放松的活动。非正式的放松方式包括听音乐、沿河散步或与好朋友一起喝杯茶。较正式的放松方式包括学习如何进行深呼吸、渐进式肌肉放松或视觉想象。许多运动方式（如太极拳和瑜伽）也有助于放松。本书第9章将介绍更多关于压力和放松的知识。

（四）注意和分心

记忆的一个重要先决条件是注意，如果没有把注意力放在某件事情上，如交谈或阅读时，过后就不太可能记住其中很多内容。编码需要有注意才能够进行。一项有意思的研究领域就是专门研究注意力和记忆的关系。研究人员可以控制被试者对所要记住内容的注意程度（如记住列出的单词），同时还让他们做另一件事（如做数学题）。不出意料，一心二用很难记住新的信息。

在日常生活中，找一个安静的地方学习有助于减少分心。为了学会使用新智能手机或数码相机，需要阅读使用手册，那就需要关掉电视和收音机，找一个没有人打扰的房间。同样，在某个时间应当只专注一件事情。不要想着在研究操作手册的同时，还要去查看电子邮件或与人交谈。

七、不是"正常"的记忆变化

正如本章中所讨论的那样，随着年龄增长会有各种各样正常的记忆变化，因此没有理由过分担心。一般来说，如果偶尔出现记忆"断片"，如记不住名字、东西放在哪儿或刚打算要做的事，尤其是最终或在提醒下能够想起这些事情，那就是件好事情。当费时去找丢失的东西，有时会让人感到沮丧；当要琢磨一下才能说出老熟人的名字，也会让人尴尬。如果记忆问题带来的最不好的后果就是这些，那就没有什么可担心的。

那么，如何知道自己的记忆问题是否超出了与年龄相当的正常范围？当出现任何以下情形时，其中有一部分在框2-5中列举出来，表明记忆问题可能"亮红灯"了，因而需要去看医生。其中的一个"红灯"是，如果别人告诉自己在重复讲一些事情，或者别人担心自己的记忆出了问题，这就表明自己本人完全没有意识到，所犯的记忆错误到了一定的程度。同时应该注意有关熟知信息有无记忆问题，如家庭成员或亲密朋友的名字，或在熟悉的地方迷路。

框2-5　何时需要与医生讨论自己的记忆问题

如果出现这些记忆问题，请告诉医生：
- 常常在谈话中重复提问或评论
- 在熟悉的地方迷路
- 记不起自己熟人的名字，甚至思考很长时间后也不记得
- 经提醒后不记得某事
- 不记得刚发生的重要的、有意义的事件

如果以下情况属实，请告诉医生
- 别人提到自己记忆有问题，而自己并没有意识到
- 针对自己的记忆变化，要花费过多的时间进行检查或整理
- 因为觉得更加困难或迟钝，不得不放弃自己过去喜欢的活动

也应注意与提取无关的记忆错误。叫朋友名字时短暂的"空白"也不是少见的情况，但最终还是记得起来。如果不记得最近的一次谈话或事件，甚至一些当事人跟自己进行描述后仍不记得，这就是一个严重的记忆问题，反映的不仅仅是提取失败。

重要的或情绪性的事件通常会很好地被记住。因此，如果某一重要事情发生

不久就难以记起，这就可能表明有较为严重的记忆障碍。

另一个衡量记忆问题严重性的方法是看后果。正如前文所述，许多记忆问题可能会令人沮丧或尴尬，这是年龄相关性记忆下降的正常后果。如果记忆问题导致从过去喜欢的活动退缩，则意义更大。例如，不再参加桥牌俱乐部的活动，因为不记得出了什么牌或者记不住其他成员的名字。另一个重要的后果是不得不花大量的时间检查东西、写笔记或进行整理以弥补记忆失败。在某种程度上来说，这种类型的活动是件好事，但当它耗费了一天的大部分时间时，很可能意味着在应对记忆变化时遇到了更多的困难。显然，如果记忆变化会带来安全或财务方面的后果，如忘记从炉子上拿走锅或付账，那就应该看医生了。最后，如果在日常活动中（如购物、做饭、吃药或记住约会）开始依赖他人的帮助时，这表明记忆问题超出了通常的年龄预期。

八、小结

对多数人而言，了解将来与年龄有关的记忆变化是不容易的。自己不总是能知道其他同龄人是否或在多大程度上有记忆问题，因此很难与之进行比较。了解有关正常衰老的知识是有用的，有许多为普通人写的关于记忆和衰老的书籍，其中一部分在本章结尾的"推荐读物"中列出。也可以从可靠的线上途径找到很多信息。另一个非正式的获取方法是与同龄人交流，了解他们对记忆的感受——如果他们的感受与自己相同，那就大可放心。

应对记忆力变化的一个重要方法是了解有助于提高记忆力的策略，并采用促进大脑健康和记忆的生活方式。本书第三部分将进一步介绍这些方法。通过学习，并采用了合理的方式来管理记忆之后，仍有可能会对自己的记忆感到担心，如果是这样，那就应该预约去看医生。对记忆力进行正式评估是有益的，可以确定记忆变化相对于年龄而言是否正常，或者是否值得进一步查找相关原因。有时，特别是与可治疗性疾病或压力有关时，记忆变化是可逆的。与医生密切合作能确保以最佳方式对认知健康进行管理。

如果怀疑或确定自己或家人患有MCI，应该咨询医生的问题

1. 我描述的记忆问题在我这个年龄段正常吗？
2. 您能否给我做认知筛查，以确定我的思维能力在我的年龄段是否正常？
3. 是否注意到我的认知能力有异常？（如果医生对你很了解，就可以问这个问题）
4. 你认为我对自己认知能力的关注程度超乎寻常了吗？换句话说，我的关注是否过度了？
5. 目前服用的药物的不良反应，是否可能导致我的认知出问题？
6. 我是否应该减少咖啡和/或酒精的摄入量？

推 荐 读 物

Einstein, G. O. , & McDaniel, M. A. (2004). Memory fitness: A guide for successful aging. New Haven: Yale University Press.

Strauch, B. (2010). The secret life of the grown-up brain: The surprising talents of the middle-aged mind. New York: Viking.

第3章

如何区别轻度认知障碍与痴呆

大家现在已经了解了什么是轻度认知障碍（MCI）以及它与正常衰老的区别。了解MCI与痴呆的不同也很重要。本章将介绍各种类型的痴呆，并指出MCI与它们的不同之处。

首先要问的问题：什么是痴呆？

痴呆是一种脑部疾病，会引起记忆和其他认知障碍，也常常会导致情绪控制、社会行为或动机障碍。让我们对这个问题来进行一下解读。痴呆源自大脑疾病。尽管在疾病后期，患者可能会有一些诸如平衡能力差，或者是尿便失禁的症状，但这些症状归根结底是大脑神经系统出了问题，向身体发出了不适当指令的结果，而不是由于腿或膀胱出了问题。神经变性是另一个用来描述痴呆的术语，其含义指痴呆是脑部疾病（神经）和进行性（退化）两个事实的结合。认知障碍指的是记忆、注意力、解决问题和语言等能力受到影响。痴呆是一个总称，就像关节炎有不同种类一样，痴呆也有不同类型，每一类型都有不同的原因。这些原因中的大多数仍然不为人所知，我们将介绍目前所了解的一些原因。多年前，所有这些类型的痴呆都放在一起，称为"老年性痴呆"。然而，由于对不同类型痴呆的理解和诊断工具质量的提高，已经可以很容易地确定患者痴呆的不同类型。

全世界有数百万人患有痴呆，而在未来几年，由于人口老年化趋势的变化，痴呆患者的人数将急剧上升。美国阿尔茨海默病协会（www.alz.org）在2010年报告称，有510万美国人患有各种类型痴呆，而到2030年，这一数字将上升到770万。加拿大阿尔茨海默病协会（www.alzheimer.ca）发表了一份类似的报告，提到2010年加拿大有50万人患各种痴呆，到2038年，这一数字将上升到110万。其他国家也有类似的趋势，尤其是在那些经历了与北美类似的二战后婴儿潮的国家。全球估计数据见框3-1。无论是医疗保健支出，还是痴呆患者及其家庭成员的个人生活方面，这种痴呆发病率增长所带来的代价都是巨大的，这也为开发更好的诊断、治疗和预防痴呆的方法提供了巨大的动力。本书的主要目的是给读者提供信息和工具，有助于减少痴呆发病机会。

框3-1　全球预估痴呆发病率

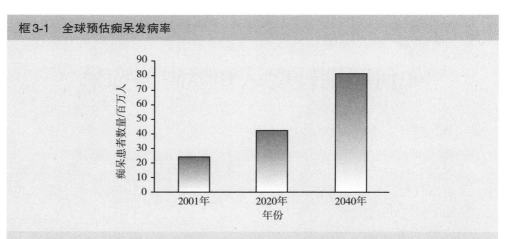

引自：Ferri C P, Prince M, Brayne C, et al. Global prevalence of dementia: A Delphi consensus study [J]. Lancet, 2005, 366 (9503): 2112-2117. 由 Elsevier 授权改编。

一、痴呆的一般诊断标准

多年以来，专业人员诊断痴呆时通常遵循美国精神医学学会出版的《精神障碍诊断与统计手册（第四版）》修订版，即 DSM-Ⅳ-TR，并经常以其他特定疾病标准作为补充。这些标准有最低的要求，患者除了记忆损害，还需要有其他至少一个认知领域（如解决问题、语言）的明显损害，而且这些损害是持续存在的，严重到足以影响患者的工作、通常的社会活动或人际关系。需要注意的是，在诊断痴呆时对是否需要有记忆损害是有争议的。众所周知，某些类型痴呆主要影响其他思维能力（如语言），而记忆力则相对未受影响。新一版 DSM，即 DSM-Ⅴ，将于 2013 年 5 月推出（译者注：目前该书已出版）。目前，一个工作小组提议取消痴呆这一术语，而用严重神经认知障碍这一类别名称代替，并允许任何相关认知领域障碍表述为认知缺陷。读者可以在这个网站上了解这些变化的最新情况：http：//www.dsm5.org/Pages/Default.aspx。同时，美国国家老年研究所正与阿尔茨海默病协会合作，制定诊断痴呆的新标准，同时也建议这些诊断标准不再要求有记忆障碍。该小组的诊断标准包括所有原因所致痴呆，即任何原因引起的痴呆，见框3-2。

框3-2　美国国家老年研究所–阿尔茨海默病协会的所有原因所致痴呆诊断标准

当有如下认知和行为（神经精神性）症状可诊断为痴呆
● 影响工作或日常活动的能力

（续）

- 功能性活动能力和执行能力的水平较以前下降的表现
- 不能由谵妄和重症精神障碍解释
- 认知障碍检测和诊断是通过：①向患者和知情者询问病史；②客观的认知评估相结合来进行的
- 认知或行为障碍至少涉及以下两个领域
  记忆
  推理
  视觉空间
  语言
  性格、行为或举止

引自：McKhann G M, Knopman D S, Chertkow H, et al. The diagnosis of dementia due to Alzheimer's disease: Recommendations from the National Institute on Aging-Alzheimer's Association Workgroups on diagnostic guidelines for Alzheimer's disease [J]. Alzheimer's & Dementia, 2011, 7 (3): 263-269.经 Elsevier授权改编。

　　无论痴呆的名称和诊断在近期和更远的将来如何变化，重要的是，MCI中出现的记忆和其他认知障碍，通常没有痴呆那么严重，并且MCI患者的工作或从事正常社会活动的能力没有明显受限。

　　在本章最后的部分，本书将对主要的痴呆类型进行复习。阿尔茨海默病，无论是单独还是合并有其他类型的痴呆，占痴呆患者的50% ～ 75%。所以，几乎所有人都听说过阿尔茨海默病是毫不奇怪的。其他类型的痴呆没有阿尔茨海默病那么常见，但也有许多人会听说过至少一种本书要讨论的类型。为了帮助理解不同类型痴呆的异同，框3-3描述了本章所讨论的每种类型最典型的认知症状。框3-3

框3-3 各类型痴呆的早期最典型的认知症状

	记忆缺损	视觉空间缺损	注意缺损	执行功能缺损	语言缺损
阿尔茨海默病	明显	轻	轻	轻	轻
血管性痴呆	轻	无	中度	明显	无
额颞叶痴呆（额型）	轻	无	轻	明显	无
额颞叶痴呆（颞型）	轻	无	无	无	明显
帕金森痴呆	轻	无	轻	轻	无
路易体痴呆	轻	中度	明显	明显	无

仅用于全面的描述性目的，因为痴呆的特定类型，对不同患者的认知能力影响会有很大的差异，而且，一般来说，随着疾病的发展，越来越多的认知能力会受到影响。无论如何，书中对这些不同类型的痴呆进行描述非常重要，因为MCI有可能进展成为某类痴呆。此外，本书希望读者了解这些内容是有价值的，以备将来需要时还可以读到。

二、阿尔茨海默病

阿尔茨海默病是所有痴呆中最常见的类型。该病以德国医生Alois Alzheimer的名字命名，他在1906年首次描述了该病。

关于阿尔茨海默病的定义，可以用到前面所述一般痴呆的定义：阿尔茨海默病是一种隐匿性起病、进行性加重的脑部疾病，会导致记忆和其他认知功能的障碍，通常也会影响到情绪控制、社会行为或动机。"隐匿"是指阿尔茨海默病是不知不觉出现的；它不是像脑卒中那样突然出现，导致患者失去运动或语言能力，而是逐渐进展的，因而很难准确地说出开始的时间。"进行性"的意思是越来越严重。虽然可能会有一个平台期，症状稳定一段时间，但随后功能仍会持续下降。

多年来，专业人员诊断阿尔茨海默病一直使用DSM-Ⅳ-TR和/或美国国家神经和语言障碍及脑卒中研究所（National Institute Of Neurological and Communicative Disorders and Stroke，NINCDS）－阿尔茨海默病及相关疾病协会（the Alzheimer Diseases and Related Disorders Associations，ADRDA）（现称为阿尔茨海默病协会）所发布的标准。可是，过去几十年里对该病的认识有了非常大的进步，因此，美国国家老年研究所和阿尔茨海默病协会最近组成了一个专家小组对阿尔茨海默病的诊断标准进行修订。这个标准于2011年发布，框3-4列出了这个标准。与之前的标准一样，这个标准仍对痴呆是由"非常可能的阿尔茨海默病"还是由"可能的阿尔茨海默病"所致进行区分。因为目前为止，只有通过大脑活检或者尸检取得脑部特征性病理改变证据，才能确诊阿尔茨海默病。当所有的症状都提示阿尔茨海默病，并且排除其他潜在病因后，就可以做出"非常可能"的诊断。如果专业人员对诊断为阿尔茨海默病有一定把握，但不能完全排除其他原因引起症状，或者患者的发病、病程或症状并不典型时，即可做出"可能的"阿尔茨海默病诊断（例如，如果主要表现为失认症时，即不能准确识别物体）。然而，需要注意的是，如果症状提示主要为其他类型痴呆时，专家小组不同意诊断为阿尔茨海默病所致的痴呆。

框3-4 美国国家老年研究所－阿尔茨海默病协会阿尔茨海默病痴呆诊断标准

非常可能的阿尔茨海默病

患者的认知或行为症状符合框3-3中所列的痴呆标准，并具有以下特征：

1. 起病隐匿

2. 自我报告或旁人观察到的明确的认知能力下降的病史

3. 在以下几个方面的病史和检查中，明显有最初和最突出的认知缺陷：

　　a. 记忆障碍表现

　　b. 非记忆障碍表现（语言、视觉空间和执行功能）

如果在随后的检查中有进行性认知下降的证据或者有致病性基因突变的证据，即可明确"非常可能的阿尔茨海默病"所致痴呆的诊断（本章后面有描述）

可能的阿尔茨海默病

患者有非常可能的阿尔茨海默病认知和行为症状，但以下之一可能存在：

1. 非典型过程：突然出现的认知障碍，抑或病史不足以或者客观的认知记录不能表明认知下降是进行性的

2. 混合性表现：例如，合并脑血管病（脑卒中或白质病，本章后面详述）、路易体病的特征或其他神经系统或非神经系统疾病的证据

引自：McKhann G M, Knopman D S, Chertkow H, et al. The diagnosis of dementia due to Alzheimer's disease: Recommendations from the National Institute on Aging-Alzheimer's Association Workgroups on diagnostic guidelines for Alzheimer's disease [J]. Alzheimer's & Dementia, 2011, 7 (3): 263-269. 经 Elsevier 授权改编。

最后，可以用认知检查工具来确定从正常老化到严重痴呆过程中患者所处的阶段。临床痴呆评定量表（clinical dementia rating，CDR）可用来对患者的6个认知域进行评分（定向力、记忆、语言、家庭生活、社会活动和个人自理能力），并得出总分，其中0分是正常，0.5分是疑有痴呆，1.0分是轻度痴呆，2.0分是中度痴呆，3.0分是重度痴呆，4.0分是深度痴呆，5.0分是终末阶段。

（一）早发型与晚发型阿尔茨海默病

绝大多数阿尔茨海默病都是在晚年发病，即65岁之后，但通常是在70岁后发病。显而易见，这种类型称为晚发型。5%～10%的患者会在65岁之前发病，这些患者称为早发型。已经知道阿尔茨海默病有一些危险因素，这些因素将在第5章详细讨论。这里需要强调的是，这些因素都不能确定谁会和谁不会患上阿尔茨海默病。实际上，晚发型阿尔茨海默病也称为散发型，其含义为发病没有明显的遗传性。

阿尔茨海默病也有遗传性的早发型。这种类型特别可怕，有两个理由：一是，有50%的可能性会传给患者的下一代；二是，大多数患者在50岁开始出现典

型症状，而且可能会更早一些，所以会在事业或者养育下一代的关键时期影响患者。这一类型的患者占阿尔茨海默病的 1%～2%，如果你的家族史中，没有在年轻时期有阿尔茨海默病发病的亲人，你也不太可能患这个类型的阿尔茨海默病。第 5 章将对遗传因素进行详细介绍。

（二）阿尔茨海默病的神经心理和行为学症状

阿尔茨海默病的主要神经心理学特征是典型的记忆障碍。随着疾病的进展，越来越多的认知、行为和生理功能受到影响。记忆方面，在疾病的早期患者会诉说能较好地回忆起很久以前的一些个人事情，但对最近发生的事情却记不住。尽管通常将其描述为短期记忆的问题，但真正的困难是存储最近的信息，或将短期记忆中的信息存储到长期记忆中，科学家称之为记忆巩固。随着疾病的进展，提取储存在长期记忆中信息的能力也会逐渐减弱。如果还没有进展到疾病的后期，其他类型的记忆相对不受影响，包括一般事实性知识的语义记忆和关于如何做事的程序性记忆。这些其他类型的记忆已经在第 2 章中详细进行了描述。

回顾一下，依据旧的诊断标准，要被诊断为痴呆，患者必须有记忆障碍以及至少一种其他高级认知功能的损害。阿尔茨海默病的一些思维过程如心理灵活性（例如，在两个任务之间来回切换）、能够说出物品名称、理解复杂的语言和视觉能力往往会受到影响，尤其是在疾病后期。由于难以记住熟悉的路线以及较为复杂的空间处理出现障碍，迷路也成为常见的问题。在疾病的早期阶段，可能会有细小的行为异常，如情绪低落、冷漠或多疑（例如，坚信有人在偷自己的东西）。在疾病的后期，患者常常会出现行为或精神症状，有时还相当严重，如激惹、语言暴发或攻击性。框 3-5 提供了阿尔茨海默病的早期症状的示例。

框 3-5　非常可能阿尔茨海默病患者案例

Susan 是一位 73 岁的家庭主妇，已婚，有 4 个成年子女。自 8 年前退休以来，她一直在教堂做志愿者，她的孩子还小的时候她也做过，并一直忙于帮忙照顾她的 3 个孙子。最近几年，她的丈夫 Bill 注意到她把家里的东西放错了地方，因为她一直是一个非常有条理的人，所以很不正常。Susan 会忘记一些重要的事情（如在学校的专业活动日照看孙子），而且言语也越来越慢了。最近几个月里，Susan 需要依靠 Bill 陪同购物，因为她会忘记购买重要的东西，有时甚至完全忘记该去某些商店。上周，她打电话给 Bill，说不知道如何从干洗店回来了。这让 Bill 产生了警惕，因为多年来她一直去那家干洗店。因为担心 Susan，Bill 预约了医生，经过几周的测试和咨询，Susan 和 Bill 收到了通知，Susan 患有"非常可能的阿尔茨海默病"。Bill 和 Susan 与阿尔茨海默病协会的当地分会建立了联系，他们作为一个家庭，将为未来制订计划，以确保 Susan 仍能以安全的方式参与社会性活动。

（三）阿尔茨海默病的大脑病理学

与阿尔茨海默病有关的标志性脑部病理改变是斑块（即在神经细胞之间沉积的β-淀粉样蛋白）和神经元纤维缠结（即相互缠绕的细丝蛋白，称为tau蛋白）。大多数正常人的大脑最终都会出现斑块和缠结，但阿尔茨海默病患者的斑块和缠结特别多。然而，这些病理特征如何促使阿尔茨海默病患者出现症状，目前还没有一致意见，因为病理学的严重程度与患者症状的严重程度关系不大。一些科学家认为，斑块和缠结并不直接导致与疾病相关的损害，而是疾病的副产品（如废物），也可能是免受某些持续伤害的大脑自我保护的一种反映。

还有其他方法可以帮助诊断阿尔茨海默病，但其中许多是非常规的，尤其是在没有大型医疗中心的地方。计算机体层成像（computer tomography，CT）或磁共振成像（MRI）可以显示大脑特定区域的缩小或萎缩。其中在病程早期，包括内侧（即朝向内表面）颞叶，特别是海马，发展到病程后期的外侧（即朝向外表面）的颞叶和顶叶。此时流动脑脊液的腔体（脑室）扩大会变得更明显（框3-6）。使用这些诊断方法有一个问题，即目前还没有简单、自动的方法来进行测量。健康人的大脑大小有很大的差异，这就需要花一些时间来对大脑的大小尺寸进行修正。此外，我们的大脑的体积随着年龄的增长而缩小，因此也需要按年龄来修正大脑的大小尺寸。在两个或更多的时间点（如在2年内）收集这些大脑影像，有助于发现随着时间推移而出现的萎缩加重的情况。

框3-6　健康大脑切片（左）和阿尔茨海默病的大脑切片（右）

请注意阿尔茨海默病的大脑中，涉及记忆和语言的区域明显减少，以及容纳脑脊液的脑室扩大。由美国健康援助基金会许可转载。

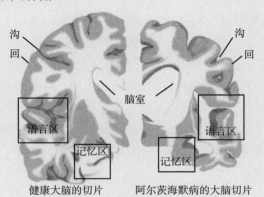

转载请注明为美国健康援助基金会的阿尔茨海默病研究项目提供。（c）2012

其他方法有用单光子发射计算机断层成像（singlephoton emission computed tomography，SPECT）测量血流以检查大脑功能活动，或者用 ^{18}F-氟代脱氧葡萄糖正电子发射体层成像（^{18}F-fluorodeoxyglucose positron emission tomography，^{18}F-FDG-PET）测量大脑葡萄糖代谢的情况。在这些影像中，经常能看到血流或葡萄糖代谢减少的区域，而这些是随疾病进展而有萎缩的区域。SPECT 发现病变的灵敏度不如 ^{18}F-FDG-PET，但有 ^{18}F-FDG-PET 设备的地方不多，价格也相对昂贵。现在，使用另外一种 PET 技术，可以对大脑中的 β-淀粉样蛋白进行显像，但是脑淀粉样蛋白和临床症状之间的关系还不确定，到目前为止，这种方法一般作为研究使用，而不在医院常规开展。在未来，可能会更广泛地在 MCI 患者中应用，有助于诊断哪些人更容易发展成阿尔茨海默病患者。

（四）阿尔茨海默病的治疗

目前用于阿尔茨海默病的药物治疗是对症的，不能预防或治愈疾病。换句话说，这些药物可能对疾病进程有影响，也能在一段时间内和一定程度上减轻症状，但最终不能阻止疾病的进展。大脑有一种对学习和记忆很重要的化学物质，叫作乙酰胆碱，在阿尔茨海默病患者中会减少，尚不知其中原因。胆碱酯酶是大脑分解乙酰胆碱的化学物质，治疗阿尔茨海默病的主要药物是一些胆碱酯酶抑制剂，它可以防止乙酰胆碱的分解，从而使大脑有更多可用的乙酰胆碱。为了帮助理解，可以用汽车中的汽油来作比喻：阿尔茨海默病患者像是汽油耗尽了的汽车；我们不能像给汽车加汽油一样直接给大脑补充乙酰胆碱，因为没有办法把它送到需要的地方或按应有的方式进行分配；但是，我们能让燃料更有效率地使用。胆碱酯酶抑制剂就是能增加效率的药物。大多数国家批准使用 3 种胆碱酯酶抑制剂，分别是盐酸多奈哌齐（安理申）、重酒石酸卡巴拉汀（艾斯能），第三种药物在加拿大和英国称为 Reminyl，在美国称为 Razadyne（译者注：药品名均为加兰他敏）（框 3-7）。研究表明，患者服用这些药物后，可以推迟症状加重达到 6～12 个月。另一种药物叫美金刚，在加拿大和英国称为 Ebixa，在美国称为 Namenda，通过另一种大脑化学物质谷氨酸起作用。谷氨酸对学习和记忆非常重要。当神经细胞死亡时，会释放谷氨酸。如果浓度太高，则可能对其他存活的脑细胞产生毒性作用。美金刚阻止过多的谷氨酸进入健康的脑细胞，同时保留神经细胞功能所需的较低水平的谷氨酸进入。已证实美金刚对中、重度阿尔茨海默病患者的症状最为有效。

框3-7 阿尔茨海默病症状的治疗药物

通用药名	商品名	适用于疾病阶段	药物类型	常见不良反应
多奈哌齐	安理申	所有时期	胆碱酯酶抑制剂	恶心、呕吐、食欲下降、肠蠕动增加
加兰他敏	Razadyne（美国）Reminyl（加拿大）	轻、中度	胆碱酯酶抑制剂	同多奈哌齐
卡巴拉汀	艾斯能	轻、中度	胆碱酯酶抑制剂	同多奈哌齐
美金刚	Namenda（美国）Ebixa（加拿大）	中、重度	谷氨酸受体阻滞剂	头痛、便秘、意识模糊、头晕

是否服用其中某种药物？如果需要，选择哪一种？这将取决于医生对疾病的严重程度、患者其他疾病和其他服用的药物以及不良反应的综合考量。如果服药，医生可能会从低剂量开始，服用一段时间后，再稍微增加剂量，以此类推，加量至获益最大、不良反应最低。通常情况下，患者会在刚开始服药时报告有轻微不良反应；随着身体对药物的适应，这些症状会消失。让医生了解患者在药物治疗中的任何不良反应（和获益）非常重要。

"胆碱酯酶抑制剂"或"谷氨酸受体阻滞剂"说起来很拗口，普通人通常会称它们为"记忆药丸"。然而，尚不清楚这些药物对记忆是否有直接有益的影响。一些科学家认为，这些药物带来的任何记忆益处，可能来自于注意力的改善，或减轻了该病的情绪和其他精神症状。

除了这些治疗阿尔茨海默病症状的药物外，我们还必须强调对阿尔茨海默病患者的家庭成员进行教育和咨询的重要性。通过更好地了解这种疾病，家庭成员就能更清楚如何与阿尔茨海默病患者相处，以及如何对环境、社会和生活方式等进行改变，从而让患者能安全和舒适地生活。

三、血管性痴呆

血管性痴呆是排在第二位的最常见的痴呆原因，占所有痴呆患者的29%～75%，最常见于关键部位的小卒中（脑卒中是由血管堵塞或出血引起的大脑损伤），或者是许多次大脑微卒中所引起的（框3-8）。也可以由大脑动脉的炎症导致，称为血管炎。小卒中最常发生在皮质下区域，也就是大脑白质，内有较长的轴索，其功能是皮质神经细胞之间信息传导。皮质是大脑最外面的神经细胞

框3-8　脑白质病的MRI图像

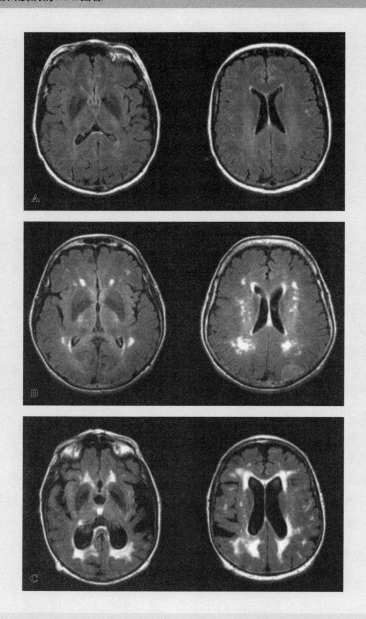

　　（A）71岁的健康女性，只有几个小的白点，称为高信号；（B）72岁的女性，有中度白质病，诊断为血管性MCI；（C）88岁女性，患有广泛的脑白质病，同时也患有阿尔茨海默病。

　　图片由供职于Sunnybrook医院和Baycrest旗下Rotman研究所的Sandra E.Black博士提供。

层。无症状脑卒中、微小卒中以及短暂性脑缺血发作（TIA），是微小梗死或指小血管破裂或堵塞的区域。无症状脑卒中这一术语指的是患者对所发生的脑卒中没有感觉。预估发病率的差异较大，主要原因是大脑影像学检查很难发现这些微小的梗死，且很难确定是不是血管源性的。最后，血管性痴呆也可能是由重要位置较大的脑卒中所致。较大的脑卒中可能是缺血性的，即由于脂肪沉积物阻塞了血管，使阻塞处的脑组织失去血液携带的氧气和营养物质；也可能是出血性的，系由薄弱的血管破裂所致。总而言之，当大脑成像显示白质中有斑点时（这些斑点有时被称为高密度灶，因为在特定的图像中会表现出较亮或较密集的病灶），称之为脑白质病。白质病并不是指任何特定类型的疾病；相反，它只是表明在白质中发生的某种血管疾病过程。

单纯的血管性痴呆较罕见，估计只约占痴呆患者的9%，许多患有阿尔茨海默病和其他类型痴呆疾病的患者也有某些血管病变的表现。为什么这么说呢？因为血管性痴呆的风险因素非常普遍：高血压、高胆固醇、糖尿病、体重过重。许多人，特别是随着年龄变老时，会患有一种或多种这样的疾病。另一种说法也是对的，即血管病变的存在会增加阿尔茨海默病病理的发病风险，正如在第5章中所详细描述的那样，一种类型的大脑病变似乎使大脑更容易受到另一种病变的影响。

MCI，特别是非记忆障碍型或多认知域记忆障碍型MCI，可能是早期的血管性痴呆所致。如第6章中所述，进行全面的身体检查，评估血管危险因素，并进行必要的治疗是非常重要的。

（一）血管性痴呆神经心理学和行为学症状

因为血管性痴呆是由一次或多次小卒中所引起的，认知症状呈阶梯式下降，而不像阿尔茨海默病是逐渐进展的。因而患者可能会突然在某天发现自己执行某些功能（如说出名字或计算）变得极为困难。认知障碍的具体类型取决于梗塞的位置和数量，但由于它们往往是在皮质下，执行功能障碍（如同时做两件事、解决问题、在分心的情况下保持注意力）、心理活动减慢（也就是说，思维和做事的速度变慢）和从记忆中提取信息存在困难等都较为常见。血管性痴呆患者常常还会有抑郁。

（二）血管性痴呆的治疗

"血凝块破坏者"（溶栓治疗）的方法治疗缺血性脑卒中的研发成功，是近年来最激动人心的进展之一。组织型纤溶酶原激活物（tissue-type plasminogen activator，tPA）是这些药物中最常见的一种，如果在脑卒中症状发生4.5小时内，这种药物能分解在血管阻塞处形成的血凝块，防止进一步脑损伤。由于药物有效的时间窗很短，因而在出现脑卒中症状后应尽快急诊就诊（拨打120或当地急救电话）是非常重要的，这些症状包括言语表达和理解困难、一侧身体瘫痪、视力障碍或突然出现剧烈头痛。可访问www.heartandstroke.ca或www.strokeassociation.org了解更多脑卒中的相关症状。

此外，有关血管性痴呆的好消息是，与其他类型的痴呆不同，其危险因素可预防，也可治疗。保持身体健康、饮食卫生、不吸烟，对长期降低血管性痴呆的风险有利，而且通过控制这些危险因素，预防下次脑卒中，可以延缓血管性痴呆发展。在本书第11章和第12章将提供这些健康活动的具体建议以及操作手册。

四、额颞叶痴呆

额颞叶痴呆又称额颞叶变性，或称皮克病（Pick disease，得名于最先描述其中某个经典亚型的一位神经科医生），所以有时会让人犯糊涂。该病实际上不是单一的痴呆，而是导致大脑额叶和/或颞叶进行性萎缩的一组疾病。有10%～20%的痴呆患者属于额颞叶痴呆范畴。该病有两个主要变异型，一个是额叶行为变异型，一个是颞叶语言变异型，后者又被分成两个子类型，详见后文。一些MCI患者可能有额颞叶痴呆的最早征象。如果主要的症状与行为、执行或语言方面等功能有关，那就更可能是这种情况，但如果患者的主要症状是记忆障碍，并诊断为记忆障碍型MCI，那就不太可能是额颞叶痴呆，因为额颞叶痴呆的记忆功能通常是不受影响的。

（一）额叶行为变异型

额颞叶痴呆的额叶行为变异型与阿尔茨海默病会有一些共同的特征，但有两个主要的不同特征会有助于进行区分。首先，额叶行为变异型的发病年龄早于阿尔茨海默病，通常在50多岁或60多岁。其次，由于额叶行为变异型损害的是大脑额叶功能，而额叶在行为控制方面非常重要，因而最显著的症状是人格和行为的改变。患病后，过去端庄得体的女士，现在会像船员一样口无遮拦；先前衣着讲究的先生，现在会疏于个人卫生和仪表；过去善良宽厚的人则会变得粗暴无礼。如框3-9所示，额颞叶痴呆的额叶行为变异型患者有时会因偷窃、性行为不端或危害公共安全等而触犯法律。患者对这些变化缺乏内省，且自我放纵，因此家属向临床医生提供信息非常重要。由于该变异型主要累及额叶，一般的神经心理测试中的智力和记忆力会表现正常（特别是在病程的早期）。然而，在执行功能、解决问题等从一套规则向另一套转移或多任务挑战等测试，则可发现有明显受损。脑部结构扫描［如计算机体层成像（CT）或磁共振成像（MRI）］通常显示额叶萎缩（框3-10），^{18}F-氟代脱氧葡萄糖正电子发射体层成像（^{18}F-FDG-PET）和单光子发射计算机体层成像（SPECT）也将分别显示大脑的额叶和颞叶葡萄糖代谢减少和血流量减少等典型改变。不同于阿尔茨海默病患者，额颞叶痴呆患者的大脑中很少有β-淀粉样蛋白沉积。

框3-9　额颞叶痴呆额叶行为变异型的典型案例

Phillip，58岁，是一位接受过良好培训的注册会计师。两年前，他被公司劝退，因为有许多客户投诉他言辞粗鲁，责骂客户对他撒谎。去年以来，他在商店行窃时3次被抓；最后一次，商场的保安人员几乎要按人身攻击指控他。最后他的妻子Ruthann过来，对他的病情予以解释才作罢。Ruthann现在觉得，丈夫所有的外出均需她陪同，她说自己"精疲力尽"，因为Phillip不是一个天天能坐在家里的人。Ruthann和儿子们已经安排了居家照料，这样她才有时间外出和获得一些休息。

框3-10　额颞叶痴呆的头部MRI图像

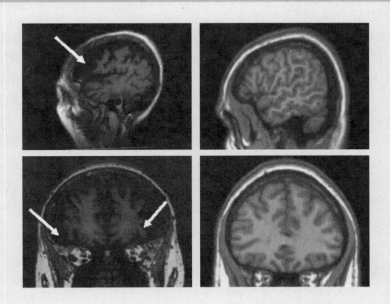

每行左边是患有额颞叶痴呆的80岁女性的图像，右边是健康大脑显像。上面一行是左侧半球的矢状位（侧位）显像，面朝左边，而下面是额叶的冠状位（上下位）显像，白色箭头所指位置提示与正常大脑相比，额叶明显萎缩。

图片由供职于Baycrest旗下Rotman研究所的Tiffany Chow博士提供。

（二）额颞叶痴呆的颞叶行为变异型

如前所述，额颞叶痴呆的颞叶行为变异型有两种不同的子类型，都有左侧颞叶或额叶底部的萎缩以及血流和葡萄糖代谢的减少。这两种子类型都称为原发性进行性失语。原发性一词所指为患者的语言受损是疾病最突出的症状，进行性即指疾病的情况会随时间越来越重，失语则指语言障碍。两种类型的原发性进行性失语患者都有找词和命名困难，但原因却非常不同。

1. **非流利型原发性进行性失语**　非流利型原发性进行性失语病程的早期，症状仅限于说话时难以想出词来，引起语言停顿、费劲。大家讲话时，特别是随着年纪变老时，常常有卡顿，而MCI患者则更加严重。但非流利型原发性进行性失语症患者的找词困难要严重得多，而且这些患者在其他认知领域没有困难，因而一般智力、空间能力和记忆力均有保留。随着病情的发展，言语输出越发受限，最终导致缄默症（丧失所有语言输出），语言的理解也会受影响。经常显示有大脑左侧额叶下部的萎缩，有时也有左侧顶叶的萎缩，一些有这些大脑变化的患者还会出现右臂和右腿僵硬，并可能难以完成习得性动作，如系好衬衫纽扣（称为皮质基底节综合征）。

2. **流利型原发性进行性失语**　流利型原发性进行性失语也称为语义性痴呆。非流利型原发性进行性失语症的患者知道词语的意思，但是提取时有困难，而流利型患者不知道词语的意义（词语的语义）。起初，只会有语义的细微或特点的理解丧失，随着病情的发展，更普通的记忆特性也会丧失。例如，早期语义性痴呆的患者被要求识别一张德国牧羊犬的图片时，会无法从记忆中提取"德国牧羊犬"这个名词，但会用"狗"这个名词来代替，而到晚期时，患者只能答出"动物"这个名词。框3-11为语义性痴呆的一些早期症状示例。如框3-12所示，语意丧失在绘画中也很明显。这些患者的左侧颞叶前部会有明显的萎缩。偶尔，颞叶萎缩以右半球为主，在这种情况下，精神方面症状更典型，如抑郁症和妄想，患者也可能有面部识别困难。

框3-11　语义性痴呆的案例

Helen，丧夫，75岁，是雕塑家，有两个孩子。近3年来，女儿Carol注意到母亲说话时找词越来越困难。刚开始时出现熟人和演员"他叫什么名字？"的失误，此后，女儿注意到母亲越来越常用描述来代替普通物品的名称，说话时会有很长的停顿。最近，当讨论一些曾经争辩的话题时，母亲不明白她在说什么。上周，Carol在她母亲家时，想起来要给一个朋友打电话说她会晚一点到。当Carol问Helen："用一下您的电话行吗？"Helen不明白，直到Carol再说一次，"您的电话，我可以用您的电话吗？"经Carol的催促，他们去看了家庭医生，然后Helen被转诊行行为神经医生，该医生诊断她患有语义性痴呆。Carol现在参加了当地阿尔茨海默病协会分会，学习更多关于语义性痴呆的知识，以及如何帮助她的母亲尽可能控制她的病情。

框3-12　流利型原发性进行性失语（语义性痴呆）患者的绘画实例

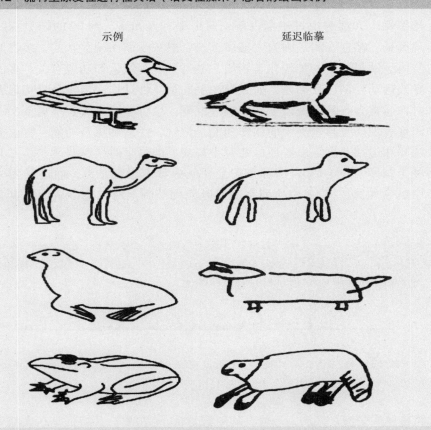

示例　　　　　　　　　　　　延迟临摹

　　向患者展示左边一栏的动物图片，然后移开，10秒后，告知患者动物的名字，并要求再画出来。转载自Patterson K, Nestor P J, Rogers T T. Where do you know what you know? The representation of semantic knowledge in the human brain [J]. Nat Rev Neurosci, 2007, 8 (12): 976-987.由Nature出版集团授权使用。

五、帕金森病痴呆和路易体痴呆

　　帕金森病痴呆和路易体痴呆被归入同一组病，因为它们具有共同的症状和病理特征。一些医生认为，它们实际上是同一种疾病，只是在病程的早期，有些表现运动症状多于认知症状，有些认知症状多于运动症状。但另一些医生认为，它们是两种相关但是不同的疾病。不管怎么说，患者很有可能获得的诊断不同，因此本书分别进行描述。帕金森病和路易体病的原因并不完全清楚，科学家正在寻找遗传和环境的触发因素的线索。可以在www.pdf.org这个网址找到更多的内容。

几乎每个人都听说过帕金森病，但很少有人知道，约1/3的帕金森病患者会出现痴呆。帕金森病是因为大脑多巴胺生成减少而出现症状的。多巴胺是一种对身体运动很重要的神经化学物质，也与一些高级认知功能有关。多巴胺减少会导致运动控制出现问题，如震颤和手的重复性动作。当帕金森病患者出现痴呆时，通常会有阿尔茨海默病的病理改变，也可有路易体病（见下文）和其他的病理表现。受影响最大的认知功能是记忆、注意和执行功能、言语流畅性以及认知和运动速度。患者还可能有小写症，即写字时会越写越小，尤其是在无格纸上写字（框3-13）。抑郁在帕金森病患者中也很常见，而进展为痴呆的患者中更是如此。框3-6中所列举的胆碱酯酶抑制剂对帕金森病痴呆也有良好疗效。

框3-13　小写症示例

句子是In winter the mountains are covered with snow。

转载自Mclennan J E, Nakano K, Tyler H R, et al. Micrographia in Parkinson's disease [J]. Journal of the Neurological Sciences, 1972, 15 (2): 141-152.由Elsevier公司授权使用。

路易体病是谱系疾病，一般发病年龄为60～70岁。其特征是在大脑皮质中有称为路易体的蛋白沉积。该蛋白以最早发现其存在的科学家路易（Lewy）的名字命名。路易体痴呆患者占所有痴呆患者的5%～15%。路易体痴呆患者在帕金森病的运动症状出现之前或一年内，就会有注意力、警觉性和视觉空间功能出现障碍。事实上，一些科学家将帕金森病痴呆和路易体痴呆进行区分的依据之一，是认知症状和运动症状的相对时间过程有所不同。帕金森病痴呆患者的认知症状通常比运动症状滞后数年，而路易体痴呆的认知症状在运动症状之前或之后不久就出现。帕金森病痴呆和路易体痴呆的运动症状通常也有所不同，前者以震颤为特征，后者有平衡和强直问题。不管怎样，路易体痴呆最显著的特征是明显的视

幻觉或听幻觉，注意力和警觉性波动很大，框3-14的案例中予以说明。患者容易跌倒和短暂意识丧失。该病通常比阿尔茨海默病进展要快，实际上，它也经常与阿尔茨海默病同时存在，尤其是老年人。重要的是，不建议路易体病患者用精神药物来减少幻觉，因为它们会加重运动症状，并有包括死亡在内的其他非常严重的不良反应。虽然胆碱酯酶抑制剂的适应证并不包括路易体病，但它们经常用于该病的认知和行为症状，特别是因为它们可以减少幻觉。此外，帕金森病或路易体痴呆患者也会有一种睡眠障碍，身体会随梦境有动作，此种睡眠障碍在疾病出现症状之前，就已存在多年。

框3-14　路易体痴呆的案例

Saul，72岁的退休建筑师，已婚，是一位父亲，有3个孩子。大约4年前，他开始忘记如何去他经常去的地方，而且做过去擅长的事情（如为儿子家绘制蓝图）也很困难。不久，Saul开始有生动的幻觉，常常在晚上入睡时出现。例如，Saul坚称看到一位穿着全套军装的士兵进入他的房间。他的妻子也形容他的"能量"难以预测，她说，大部分时间他都是"原来的自己"，但在没有预兆的情况下，他会突然"完全不在状态"。最近，Saul出现了运动方面的问题，主要是影响他的行走。3个月前，神经科医生给他开了多奈哌齐，他的记忆问题已经不那么严重了，幻觉也减少了。

MCI患者有可能由帕金森病或路易体病引起，是痴呆最早期阶段的一个提醒，如第1章中的框1-5所描述，但绝大多数MCI患者并不属于此种情况，相对此类痴呆而言，典型的MCI患者这些方面的认知症状要轻得多，而且没有运动障碍。

六、小结

希望本章节能够让你了解最为常见的各种痴呆，我们需要知道还有许多其他类型的痴呆，包括亨廷顿病、皮质基底节变性、进行性核上性麻痹、一大组遗传或获得性代谢疾病、中毒和药物、感染等相关的痴呆。但是，这些情况大多极为少见，而且MCI也不考虑是其中的危险因素。下一章将讨论MCI是哪些类型痴呆的危险因素。

如果怀疑或确定自己或家人患有MCI，应向医生咨询的问题

1. 如果有血缘关系的亲属患有痴呆，但不知道是哪种类型，可以向医生描述症状，并询问："能否专业地估计是哪种类型的痴呆？"

2. "我是否需要做一些检查，如脑部影像或基因测试？"

3. 如果有血缘关系的亲属在年轻时（50多岁或更年轻）就患上了痴呆，需要考虑是否应进行遗传咨询，并提问："对此您有何建议？"

推 荐 阅 读

Genova, Lisa (2009). Still Alice. New York: Pocket Books. This is an award-winning debut novel about a 50-year-old professor as she deals with the onset and pro-gression of early-onset Alzheimer's disease. We recommend it because it is not only factually correct (Lisa Genova earned a PhD in neuroscience from Harvard University) , but also portrays the lived experience of this disease for the professor and her family with grace and humanity.

Sutton, Amy (2011). Alzheimer disease sourcebook: Basic consumer health information about Alzheimer disease, other dementias, and related disorders (5th Edition). Detroit, MI: Omnigraphics.

Levine, Robert (2006). Defying dementia: Understanding and preventing Alzheimer's and related dis-orders. Westport, CT: Praeger Publishers.

The following Web sites are great resources for many different types of dementia: www.alz.org and www.alzheimer.ca.

第4章

轻度认知障碍的可能预后

如果患者诊断出患有MCI，肯定会问一个问题："该病会有什么后果？"只有时间才能回答这个问题，但研究人员能够推测出MCI最可能出现的结果。MCI有3种可能的预后，即：①进展为痴呆；②MCI保持稳定；③恢复正常。在本章中，将依次讨论这3种可能的预后，进展这个词将用来描述从MCI到痴呆的变化。虽然在其他文章或书籍中，这种情况下可能会使用转换这个词。但我们看来，转换意味着事物本质的变化，也就是说，患者出现了之前没有的一些新的病理或疾病特征改变。进展意味着事情在量上发生了变化，患者之前有这种疾病，但只是疾病的程度增加了。有更强的证据表明MCI是"进展为"而非"转换为"痴呆。事实上，第1章介绍的新的MCI诊断标准更说明了这一点。无论使用哪个术语，重要的是要知道，并不是所有的MCI患者都会进展为痴呆，有些患者的认知症状不会有变化，有些则会恢复正常。

一、痴呆作为MCI可能的结果

MCI之所以在医学研究领域得到了如此多的关注，是因为MCI患者进展成为某种痴呆的风险较高。第3章介绍了其中一些类型的痴呆，本章将重点讨论MCI的预后。首先，我们重点讨论由不同MCI亚型进展而至的各类痴呆。框4-1展示了在第1章中所出现的相同分类，只不过在那个分类的基础上增加了另外一层内容。

如框4-1所示，MCI最典型的转归取决于其具体亚型。从另一个角度来说，这些转归也反映了临床医生对不同MCI亚型最可能的诱因的最佳推测。从第3章可知，有许多不同类型的痴呆，而有时会把MCI当作它们的非常早期的临床前阶段。由于MCI反映了不同类型痴呆最早期征象，因而MCI也有不同亚型。

框4-1　不同MCI最有可能的预后

认知域受损数量	认知域受损的类型	
	记忆损害	无记忆损害
单认知域损害	记忆障碍，单认知域 阿尔茨海默病 抑郁	非记忆障碍，单认知域 额颞叶痴呆
2个或2个以上认知域损害	记忆障碍，多认知域 阿尔茨海默病 血管性痴呆 抑郁	非记忆障碍，多认知域 路易体痴呆 血管性痴呆

（一）记忆障碍型MCI的最典型痴呆预后

　　大多数被诊断为记忆障碍型MCI的患者，无论是单认知域还是多认知域，后来都会被诊断为阿尔茨海默病。现在已经认识到，在患者诊断为阿尔茨海默病之前数十年就开始有大脑变化。颞叶特别是海马会出现萎缩或缩小，而这些区域对于记忆至关重要。对于这些患者而言，这些大脑变化足以导致记忆障碍型MCI的记忆问题，但还没有进展到影响日常生活能力。记忆障碍型多域MCI也可由血管性痴呆所致。

（二）从MCI进展到痴呆的发生率

　　对记忆障碍门诊或痴呆门诊就诊的记忆障碍型MCI患者进行长期的跟踪研究发现，每年有10%～15%的患者进展至阿尔茨海默病。这一比例远高于无MCI的老年人，他们每年患阿尔茨海默病的风险约2%。这个数字意味着什么？如果对65岁及以上一大组无MCI的老年人进行1年的随访，其中2%的人将在1年内患上痴呆，然而，如果对65岁及以上类似背景的一大组记忆障碍型MCI的老年人随访1年，其中10%～15%的人会在1年内进展至阿尔茨海默病。流行病学研究中，从社区而不是从记忆门诊招募的患者，记忆障碍型MCI进展到阿尔茨海默病的年发生率相当低，为5%～10%。这个结论是有道理的，因认知问题到记忆障碍或痴呆门诊就医的患者，相较于未去求医的社区中的患者而言，其MCI程度更严重些。对非记忆障碍型MCI进展至痴呆的进展率所知甚少，因为这些类型MCI不太常见，而且记忆以外认知领域出现问题的患者较少求医。

MCI进展至其他类型痴呆的研究非常少，但脑卒中后MCI患者较认知正常的患者更有可能发展为血管性痴呆。框4-2描述了一位有多认知域受累的记忆障碍型MCI患者，数年后进展为血管性痴呆。

框4-2 MCI进展为痴呆的案例

Cheryl，女性，73岁，除患有高血压和糖尿病，其他方面健康状况良好。她养育了4个孩子，丈夫Tony退休后7年内，他们一直在一起生活。大约5年前，Cheryl的女儿Anne开始注意到妈妈出现了记忆问题，Cheryl会一遍又一遍地告诉Anne同一件事情，并会忘记将要做的事情，如有一次Cheryl忘记了要去接Anne的孩子放学，因为Anne在看牙医。Cheryl做事情也有困难，安排活动（如节日聚餐）更显得力不从心。4年前，Cheryl去神经科医生那里看病，做了神经心理学评估和磁共振检查。检查结果表明，Cheryl的语言能力在正常范围内，但相较于她的年龄而言，记忆和执行能力受损，大脑影像学检查提示有数个小卒中的表现。从那时起，情况变得越来越差。Cheryl更容易犯糊涂，要问好几遍自己和Tony今天要做什么。Cheryl过去会处理家庭所有账单和付款，但Tony发现她总是错过付款日期，还有一次把支票给错了水电公司。此后，Tony开始自己做这些事情。上个月，神经科医生诊断Cheryl患有血管性痴呆，调整了她的高血压和糖尿病药物，并为她预约了营养师和理疗师门诊，以改善她的饮食和运动习惯。

（三）从MCI进展到痴呆的预测指标

研究发现，有多种因素有助于预测MCI患者是否进展为痴呆（框4-3）。阅读本书的读者会发现，其中有一些因素显而易见。例如，认知障碍较严重的患者更容易进展为痴呆，这很可能是因为在MCI到痴呆的连续过程中，患者处于距痴呆更近的阶段。随着时间的过去，认知功能下降的速度会更快，患者也就更有可能进展至痴呆。同样道理，与单认知域MCI的患者相比，多认知域MCI患者更有可能进展成痴呆，因为有更多大脑区域受累。对记忆功能很重要的海马和颞叶附近结构，如果萎缩较大或较快，其进展成为痴呆的发生率也会较高。与年轻的MCI患者相比，老年MCI患者更有可能进展成痴呆。除了这些较为明显的因素外，携带载脂蛋白E（apolipoprotein E，APOE）基因ε4等位基因的患者，更有可能从MCI进展到痴呆，特别是阿尔茨海默病所致痴呆。本书将在第5章更详细地讨论这一遗传风险因素。如存在较多的阿尔茨海默病相关病理变化，如脑部正电子发射体层成像（positron emission tomography，PET）中的淀粉蛋白和/或脑脊液中tau蛋白对特定淀粉蛋白Aβ-42高比例，患者从MCI进展到痴呆的概率较高（这些病理变化在第3章有更多的介绍）。最后，有心血管危险因素比没有心血管危险因素的MCI患者，其进展为痴呆的发生率要高。正如第3章中所提及，高血压、高胆固醇、糖尿病、吸烟和肥胖都是血管性痴呆的危险因素，但这些因素也可以增加由MCI进展成阿尔茨海默病的风险。

框4-3　增加MCI进展为痴呆风险的提示性因素

- 认知损害越重，认知下降的速度越快
- 多认知域MCI（与单认知域MCI相比）
- 颞叶内侧包括海马区域的较多和较快萎缩
- 有APOE ε4等位基因
- PET成像中有淀粉样物证据，和/或脑脊液中tau蛋白相较于特殊淀粉样蛋白（Aβ-42）的比值增高
- 其他脑血管病危险因素如高血压和糖尿病

二、MCI的非痴呆预后

正如在第1章中提到的，并非所有MCI的患者都会进展成痴呆，这是一个好消息。如框4-4所示，有些患者诊断为MCI多年，但却没有进展成痴呆（框4-4"稳定型MCI"），还有一些患者在重新评估时为正常范围（框4-4"MCI到正常"）。在本章接下来的部分，将讨论稳定型MCI和恢复至正常衰老的MCI。如前面所述，从MCI进展至痴呆的年发生率为10%～15%，在临床样本中调查结果较高，而在社区样本中调查结果较低，但平均为10%～15%。所以1年后，大组调

框4-4　正常老化的变化（实线）和MCI的3种可能过程（虚线）

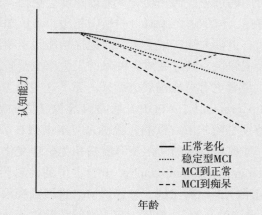

— 正常老化
‥‥ 稳定型MCI
- - - MCI到正常
—— MCI到痴呆

纵轴：认知能力　横轴：年龄

MCI过程的3个可能：①进展到痴呆的MCI（深色宽线）；②稳定型MCI（点状虚线）；③从MCI恢复到正常（浅色宽虚线）。

查的MCI患者中有10%～15%会进展成痴呆，2年后，这一组患者有20%～30%会有痴呆，3年后将会有30%～45%，以此类推。这是否意味着10年后，这一组患者所有人都会进展为痴呆？答案是：不。剩下的患者会是什么情况呢？一些患者仍符合MCI的标准，而另一些患者在后来的测试结果中属于正常范围。接下来将继续讨论这些结果。

（一）稳定型MCI

有些患者在首次诊断后多年仍符合MCI的诊断标准。其中的原因很难回答，但下面两种解释还是有比较大的可能性。

首先，像其他疾病或情况一样，某些MCI患者比其他患者要进展得快一些。例如，类风湿关节炎在某些患者进展很快，几年内就会失能，无法进行正常活动，而另一些患者的病情可以持续数十年而不恶化。MCI也可以如此，某些患者的认知障碍进展速度快于其他人。但原因目前尚不了解。

第二个很好的解释是，有些患者诊断为MCI多年，而没有进展成痴呆，可能是诊断上有问题。从第1章的内容可以知道，患者诊断为MCI需要有一个或多个认知领域的损害，即相较于年龄和教育背景所应有的表现要差。如何确定这一点呢？本书第6章中介绍如何诊断MCI时，会有更详细的说明，但通常情况下，患者的分数会与一组正常值进行比较，或与同龄人在某一测试中的分数分布进行比较。简单地说，已经给许多不同年龄的人进行了诊断性的认知测试，并建立了年龄和教育背景的正常值，患者所得的分数将与这些正常值进行比较。认知表现不好且长时间没有变化，会有与MCI或更重的痴呆无关的3个特别原因，即学习障碍、终生认知缺陷和医疗事故。

近几十年来，我们才开始认识到学习障碍并进行诊断。因此，现在60岁或以上的学习障碍患者基本上不太可能被诊断过。神经心理学家会询问患者学习经历，以发现未曾诊断过的学习障碍。即使没有明确的学习障碍，人们在认知方面的优势和劣势也不尽相同，几乎无人可以在所有的认知领域都表现良好，如因为某些原因，有人在记忆力测试中可能得分很低，记忆力从来没有好过。

一些少见患者，因为某些医疗事件会导致认知障碍。例如，缺氧（如开胸手术有段时间大脑供氧不足），可能会导致记忆困难（框4-5）；30年前因为车祸或从自行车上掉下来所造成的头外伤，特别是在受伤期间有过一段时间失去意识和记忆，这两个表现都是脑外伤的症状，也可能是造成认知障碍的元凶。

医生和神经心理学家通过查阅病历，以及与患者及其家庭成员进行深入交谈，尽量排除其他引起认知检查表现不好的原因。如果有上述情况，为了弄清楚目前得分低的情况，是不是反映在以前功能水平基础上具有真正意义的下降，最好的方法就是在一段时间后重复进行评估，一般是在 1～2 年后再重复进行评估。如果表现与之前相同，则更有可能是由非痴呆的原因造成的（如框4-5所描述的案例，在复杂的心脏手术过程中经历短暂的缺氧）。另外，如果在重复评估中，测查表现比第一次更差，那么更有可能是某种类型痴呆最早期阶段所表现的 MCI。

框4-5　稳定型MCI案例

　　Guy是一位62岁的已婚父亲，受过大学教育，是一位成功的印刷公司老板。与他父亲类似，Guy在50岁出头时患上了闭塞性心脏动脉疾病，7年前，心脏瓣膜也出现了一些问题。Guy接受了开胸手术。不幸的是，手术过程中出现了并发症，有几分钟时间Guy的心脏无法泵出和输送氧气到身体和大脑。Guy手术后恢复得很好，但发现记忆力已经不同以往了。术后2年，他进行了神经心理学评估，结果发现除了记忆低于同年龄正常水平，其他所有认知领域的表现都达到了同龄人的平均和平均以上高水平。医生说，他的记忆问题的原因尚不清楚，但可能是由于心脏手术期间缺氧造成的，因为对记忆很重要的大脑区域（如海马）对缺氧特别敏感，或者可能是早期阿尔茨海默病征象。神经心理学家建议他在1年半内进行重新评估。此后，每隔18个月，Guy都会重复一次神经心理评估，而每次表现与上次相同。最后一次随诊时，神经心理学家说，Guy的记忆问题很可能是由于心脏手术造成的，而且不太可能明显加重，这让他感到非常宽心。

（二）MCI恢复到正常老化过程

　　最初符合MCI诊断标准的患者，在后来重复进行的评估中，有很高比例表现为正常，不同调查显示的这个比例是不同的，但通常为25%。也就是说，大约1/4最初被诊断出患有MCI的人实际上可能是正常的。拟议的《精神障碍诊断与统计手册（第五版）》建议将MCI更名为轻度神经认知障碍，并将其归于神经认知障碍大类下。这个大类的疾病包括主要的神经认知疾病，如阿尔茨海默病和其他痴呆。同样，由美国国家老年研究所和阿尔茨海默病协会共同制定的修订标准，建议命名为阿尔茨海默病所致MCI。这样的建议也有不好的方面，很多患者可能自己直接下结论，或者被内科医生诊断为极轻微的痴呆，而事实上，后来检查患者为正常的机会仍相当大。需要强调的是，并非所有的MCI或轻微神经认知障碍都会进展为痴呆，这对于医务人员和机构（如阿尔茨海默病协会）来说很重要。有些患者因各种原因最初诊断为MCI，但后来症状有改善并且检查结果正常。对于一些诊断为MCI，特别是诊断为记忆障碍型MCI的患者，最后发现认知症状是由抑郁症引起的（框4-1）。抑郁症患者注意力很难集中，这就限制了他们将信息导入记忆的能力。调查发现，抑郁症患者海马较健康人群的平均值小，这种差异与某些激素（如皮质醇）的变化有关。抑郁症所致记忆障碍型MCI的表现类似这种情况。所以对医生而言，仔细评估患者情绪方面是否有抑郁症状是非常重要的。第5章将要详细描述这些内容。如果记忆问题是由抑郁症所致，通过药物、心理咨询和/或生活方式改变来治疗抑郁症，那么患者的记忆力就很有可能得到改善。

在研究中，社区比临床样本恢复到正常的概率要高，很可能是因为在大型的社区研究中，MCI的"诊断"往往严格按认知测试分界值，而在临床研究中，在确定诊断中占有更多的权重是患者的病史以及其他提示整体认知功能水平的测试。如第6章所述，测试少的研究中，MCI诊断错误的可能性更大。因为只是在单一的认知测试中表现差、但没有真正损害的情况并不少见。如果在评估前一晚没有休息好，难度较大的测试则可能会表现更差。如果患者担心测试分数，或想着晚上回去要吃些什么，测试成绩也不会太好。因此，重要的是诊断需要基于同一认知域内多个（2个或以上）测试的可靠性。此外，1年或2年后重复的医学和神经心理学评估对于进一步确定诊断至关重要。如果重复评估得分正常，则排除MCI的诊断，而得到的结果是认知问题一直存在甚至更糟，则表明很有可能一开始就是MCI。

进行认知测试可能会令人非常焦虑，即使是最好的情况，大多数人也不会喜欢被人评估或接受智力水平的测试，但担心自己可能有痴呆而进行测试时，这就更可怕了。如果生活中还有其他压力事件，进行思维能力测试只会增加患者的焦虑情绪，如框4-6所述。当我们情绪焦虑时，对于手头工作难以集中注意力，也很难有最好的工作状态。最后，因为焦虑或由于较长期的睡眠问题，患者经常在测试前晚睡眠不好，这也会影响测试表现。为了能在测试中表现出最佳水平，前晚需要有良好的睡眠。避免在傍晚和晚上喝咖啡或进行剧烈活动，尽量避免服用安眠药，因为有可能第二天早上仍然感到困倦。

框4-6　MCI恢复至正常的案例

Stephanie是一位65岁的已婚母亲，有2个孩子。第一次在记忆障碍诊所就诊时，正要从图书管理员的岗位上退休。虽然几年前取消了65岁强制退休，Stephanie却觉得无法继续工作。她说到自己经常犯错，而且工作力不从心。医生评估显示Stephanie的一般健康状况良好，她的体重在正常范围内，血压也很好，但她的甲状腺功能发生了减退。Stephanie还诉说，她刚开始戒烟，而且非常担心正在离婚的儿子。神经心理学测试表明，Stephanie的智力处于平均水平以上，她的语言能力很强。视觉空间能力在她的年龄段中处于平均水平。可是Stephanie的注意力和记忆力测试表现为受损的边缘。从医生反馈的诊断意见，检查结果提示Stephanie可能有多认知域记忆障碍型MCI。医生为她设计了甲状腺替代疗法，并告知她有助于戒烟的不同方法，并要求她1年后复诊。期间，家庭医生对Stephanie的甲状腺水平进行监测，并开心地知道了她成功戒烟。她儿子的离婚问题也已得到解决，生活似乎恢复正常。1年后的重新评估，Stephanie的注意力和记忆力处于她这个年龄段的平均水平。

让患者了解更多关于评估的性质，也可以很大程度减少患者的担心。本书第6章将深度介绍常用的医学和神经心理学评估方法。本章将会提及许多用于神经心理学评估的测试，这些测试对大多数人来说都很困难，或者开始时很容易，但之后会变得越来越难。这样的测试不是用来考验受试者，而是为了能够发现有认知问题的患者。如果测试太简单，谁都能做得很好，那么测试就无法识别有困难的患者。参加评估前，应让患者知道有些测试对所有人来说都具有挑战性，其目的只是为了激励患者尽力去做好测试。

还有很多可以治疗的疾病会影响认知，特别是记忆。在框4-7中列出了这些疾病，其中一些疾病可能会导致严重的认知问题，非常像痴呆。例如，如果严重脱水，患者会出现意识模糊和谵妄。然而，更为常见的是，这些情况引起的认知问题会较轻，仅仅是在正常和MCI之间。以睡眠呼吸暂停为例，患者在睡眠期间有多个短时相的呼吸暂停。睡眠呼吸暂停的风险因素包括肥胖、吸烟和年龄。近期研究显示，睡眠呼吸暂停患者的认知障碍非常像MCI。然而，让人开心的是，睡眠呼吸暂停是可以治疗的疾病，通常采用持续气道正压（continuous positive airway pressure，CPAP），在患者睡眠时强制空气进入气道。一旦睡眠呼吸暂停得到恰当治疗，认知症状通常会减轻。由此可见，有些患者的症状诊断为MCI并受到关注，从而发现了其他导致认知问题的疾病并进行治疗，使MCI恢复正常。重要的是，患者应该进行全面的身体检查，包括血液检查，并与医生讨论最近的生活压力源或情绪变化，以便医生能够较好地识别其他可能导致认知问题的疾病。

框4-7　能够损害认知（特别是记忆）常见的可治疗的疾病

- 酒精或药物中毒，包括巴比妥类药物或苯二氮䓬类药物（常见于安眠药）
- 未经治疗的甲状腺功能亢进或甲状腺功能减退
- 睡眠呼吸暂停
- 维生素B_{12}缺乏
- 抑郁和焦虑
- 脱水

三、小结

尽管框4-1中有相当正式和结论性的描述，本书仍强调预测MCI转归并不完全科学。大多数特定亚型MCI患者都会进展成框4-1中提到的痴呆类型，但有些患者也会进展为其他类型的痴呆。例如，语言或视觉空间功能等单领域非记忆障碍型MCI的患者，可能会进展成为阿尔茨海默病。因为疾病并不会在所有患者身上以同样的方式发病和进展。此外，正如本章所述，进展为痴呆并不是MCI的唯一结果。有些患者多年来MCI状态一直保持稳定，也从未有任何进展，而且有相当一部分MCI患者会恢复到正常的老年状态。

需要强调的是，所有关于MCI进展到痴呆的证据都来自于群组研究，没有人能够预测患者是否会进展成痴呆。即使知道患者的年龄、认知分数、APOE等位基因、海马大小等，并能利用这些信息得出患痴呆的概率，但也只是一个概率而已。任何在赌场或赛马场下过赌注的人都知道，根据赔率下注有多不靠谱。特别是在这种情况下，这种不靠谱会接近真实世界，因为它可能会对患者的生活产生不必要的影响。例如，如果计算出患痴呆的概率是75%，这对患者的影响是什么？患者是否会自暴自弃、变得抑郁、停止锻炼和社交？如果这样，患者的认知功能肯定会进一步下降。但发生的这一切也可能没有任何意义，因为由于各种因素，患者可能成为25%不会进展成痴呆的人。如果计算出自己有2%的风险患上痴呆呢？会不会觉得不太在意，然后开始不健康的生活方式？这些极端的例子说明，尽管对于科学家们而言，这些预测方法有助于了解哪些因素能够影响从MCI进展到痴呆以及发现最重要的干预因素，但对于个人而言，它们却不那么有用，甚至可能是有害的。

本章的讨论强调，你应告诉医疗团队任何可能相关的内容，包括全部药物清单、服用的任何非处方药或膳食补充剂、就学过程中的任何重要事件、以前的任何重大手术或事故以及是否注意到的情绪或睡眠方面的变化或问题。没有人能够预测MCI会以哪种路径进展，但希望这本书中的内容能帮助到患者，以最好的方式指导这个进程。

如果怀疑或确定自己或家人患有MCI，应向医生咨询的问题

1. 参照框4-1中的决策流程，并询问"您认为是什么原因引起的MCI？"
2. 咨询："您如何知道MCI是否在进展？如果有进展，我的保健计划将如何改变？"
3. 参考框4-7中的例子，咨询："其他还有什么疾病会加快进展？如何治疗这些疾病？"

第5章

第5章
轻度认知障碍和痴呆的危险因素

如果自己或家庭成员被诊断出患有轻度认知障碍（MCI），此时可能想到的是，"为什么是我/他/她？"在本章中，我们将介绍一系列影响MCI发病的遗传、健康和生活方式等风险因素。与大量有关痴呆风险因素的知识相比，大家对MCI的危险因素知之甚少。主要是因为MCI是一个相对较新的诊断，科学家对其进行研究的时间不久，不足以了解哪些因素可能导致MCI。但是，鉴于MCI通常是痴呆非常早期的临床前阶段，MCI和痴呆的危险因素会非常相似。本章会慎重地指出这些危险因素影响MCI的具体证据，或者这些危险因素中只对痴呆有影响的证据。

在开始之前，有3个重点需要进行强调。

首先，某个特定患者是否会进展成MCI是无法确定的。在医学上，危险因素是指影响医疗事件发生的概率。危险因素是通过对大组人群研究确定的，然后找出哪些因素与某特定疾病（如MCI）的较高发病率有关。如后文所述，脑损伤是危险因素之一，但这并不意味着每个有脑损伤的人都会患上MCI。因此，当阅读本章时，请记住，即使自己或家庭成员有几个甚至更多MCI的危险因素，这些危险因素只是增加了患MCI的可能性，但不一定就会发生。

框5-1中所描述的患者RR声名显赫，他就是美国前总统Ronald Wilson Reagan。分享这个非常好的案例，是用来说明谁也预测不了某人会不会患MCI或痴呆。无论政治倾向如何，大家都会同意，Reagan总统是一位受过良好教育的成功人士，他在自己的两个事业中都做到了极致。虽然关于他的健康状况（如他的遗传构成或心血管风险因素）信息并不公开，但看起来相当健康和健壮。尽管Reagan总统没有危险因素（据我们所知），他还是罹患了阿尔茨海默病。他的例子说明，尽管通过对危险因素的研究，已经确定了大组人群中导致MCI和痴呆较高或较低发病率的相关因素，但仍然无法具体到对某个人是否会出现这两种情况进行预测。

框5-1 一个无明显危险因素的痴呆案例

RR是一位83岁有过2次婚姻的父亲，有5个孩子，大学读的是经济学和社会学，并喜欢在大学足球队踢球和在学校戏剧节目中表演。此后，他继续电视和电影的演艺生涯近30年，也曾担任过电影演员协会的主席。在赢得美国共和党的领导权之前，他曾竞选并担任过两届加州州长。RR曾两次担任美国总统。离任5年后，他向世界宣布，自己被诊断患有阿尔茨海默病。

其次，本章要介绍的危险因素除了一个亚类外，其他所有都是MCI或痴呆的危险因素，而不是致病原因。也就是说，这里描述的大多数因素并不会直接导致MCI或痴呆。正如将要介绍到的，年龄和受教育程度是MCI和痴呆的危险因素，但年龄大或受教育程度低并不是直接的原因。本书的目的在有科学证据或理论的情况下，对这些因素如何影响MCI患病的风险进行解释。多数情况下，目前尚未发现有直接的致病原因。

最后要强调的是，有些危险因素是可以控制的，而有些则是无法控制的。可控制的危险因素称为可改变的危险因素。可改变的危险因素特别重要，因为其对应的另一面都是保护性因素。保护性因素与危险因素的定义相同：即影响医疗事件发生概率的因素，但危险因素与医疗事件发生的概率增加有关，而保护性因素则与医疗事件发生的概率减少有关。高龄是MCI的一个危险因素，而低龄则是MCI的保护性因素；高血压是MCI的危险因素，血压正常则是MCI的保护性因素；年龄是不可改变的危险因素（谁都无法阻止年龄增长），但高血压通常是可改变的。多数情况下，患者的血压可以控制或至少得到改善。本书希望大家了解这些可改变的危险因素，才能使自己有能力选择改变生活方式，以减少患病风险，并鼓励自己的家庭成员也这样做。接下来的章节将首先讨论MCI和痴呆的不可改变的危险因素，然后是可改变的危险因素（框5-2）。

框5-2 MCI和痴呆的危险因素

不可改变的危险因素
- 年龄
- 性别
- 遗传
- 先前脑损伤

可改变的危险因素
- 受教育程度和智力活动
- 血管和代谢因素
- 淡漠和抑郁

一、年龄

MCI 和痴呆的发病率随着年龄的增长而增加，先来分析一下一个至关重要的问题，MCI 或痴呆发生率是指什么？如第 1 章所述，科学家们对患病率和发病率进行了区分。患病率是指在某特定时间评估时，大样本人群中某种特定疾病（如 MCI 或痴呆）的患病人数。发病率是指在一定的时间内（如 1 年内），患 MCI 或痴呆的人数。

不同研究的 MCI 患病率差异很大，主要是由于诊断 MCI 的方法不同（即不同的检测方法、不同的界限值）和参与者招募的地点不同（社会和记忆诊所）造成的。尽管如此，MCI 一般患病率为 10%～15%，这意味着在 100 个未被诊断为痴呆的老年人中，有 10～15 人符合 MCI 的标准。由于同样的原因，不同研究的发病率也不尽相同，但平均约为 5%，这意味着在特定的 1 年时间里，每 100 个未被诊断为痴呆的老年人中，约有 5 人患有 MCI。

年龄是否会导致 MCI 或从 MCI 进展到痴呆？当然不是，如果是的话，每个人最终都会进展成 MCI 和痴呆，但我们知道的情况并非如此，随着年龄的增长，身体会出现一系列其他变化，这些变化会与 MCI 和痴呆的风险更直接相关。尚无充足的科学证据确定这些相关变化，但可能的元凶是神经元和神经元之间的连接丢失，大脑中斑块和缠结的堆积（见第 3 章中的描述），身体和认知活动的减少，以及与肥胖有关的常见疾病，如大腰围、高血压、高胆固醇和高血糖。虽然年龄本身不能改变，但希望大家注意到，在衰老与 MCI 和痴呆之间可能有诸多"联系"，却是可以改变的。稍后会分别进行讨论，治疗这些可改变的致病元凶，有助于减少患 MCI，或从 MCI 进展到痴呆的风险。

二、性别

有一个好消息，大多数研究未发现性别对 MCI 发病率有影响。这会挑起大家的好奇心，其实这句话的真正意思是，大多数研究的结果是，男性和女性患 MCI 的风险一样，但有一个研究例外，最近 Mayo Clinic 的一项研究发现，男性患 MCI 的比例高于女性。这是一个令人吃惊的研究结果，因为女性的阿尔茨海默病发病率比男性高（见后文），但作者表示，这一发现可能是由于男女首次患 MCI 的年龄不同，或者是由于其他风险因素在两性之间有差异。事实上，在法国进行的一项有趣的研究发现，女性和男性有不同的 MCI 危险因素。健康状态较差、有失眠症和社会关系少的女性比那些健康状态好、睡眠好、社会关系好的女性更有可能患上 MCI。超重、患有糖尿病或脑卒中的男性比起那些身材正常、没有糖尿病和脑卒中史的男性，更有可能患上MCI。这项研究很重要，它表明性别本身可能不是一个重要的危险因素，但特定的性别有关的健康和生活方式是影响患MCI风险的因素。提醒大家不要根据单一的研究就下结论，因为研究对象或研究方法的特殊性可能会影响研究结果。但希望有更多的研究以确定男性和女性共同和不同的MCI的危险因素。

性别对阿尔茨海默病发病确有影响，患有阿尔茨海默病的女性远多于男性，但女性寿命比男性长。在大多数控制参与者年龄的研究中，因研究的内容不同，80岁至90岁以下的组别中男性和女性的阿尔茨海默病发病率没有差异，但在超过这个年龄段的人群中，女性的发病率要高于男性。也有证据表明，男性和女性阿尔茨海默病的危险因素有区别。其中一个因素与雌激素有关。雌激素是一种性激素，女性体内的含量远远高于男性。雌激素有助于新树突的生长，树突是神经元的分支，接收来自其他神经元的信号，特别是对记忆最重要的区域——海马。此外，雌激素还与认知功能较好的状态有关。随着更年期的到来，女性的雌激素分泌量急剧下降，因此会出现潮热和情绪变化等不良反应。这些症状导致了激素替代疗法的广泛使用，直到2002年——在那一年，妇女健康计划研究报告称，联合使用雌激素和另一种女性性激素（黄体酮）与脑卒中和乳腺癌的风险增加有关（有关这项研究及其结果的详情，请参见http://www.nhlbi.nih.gov/whi/estro_pro.htm）。然而，自这些报告发布以来，还有其他研究发现，在绝经期开始后接受过数年的激素替代疗法的妇女，其痴呆发生率较低。不过，对于已经过了绝经期的老年妇女来说，使用激素替代疗法会增加其患痴呆的风险。毋庸置疑，在未来的几年里，关于痴呆和MCI之间多种相互影响的可能原因，以及这些原因中性别差异的重要性，将有更多的发现。

三、遗传

（一）阿尔茨海默病的遗传学

遗传肯定在阿尔茨海默病的发病风险中扮演角色（关于人类遗传学知识的小复习，见框5-3）。阿尔茨海默病的遗传风险有两个亚类：致病突变基因和易感基因。致病突变是常染色体显性突变，即如果父母中一方有突变基因，将遗传给下一代，那么父母另一方的基因是否正常就并不重要——突变将起主导作用并引起疾病。目前已经发现了3个致病突变，分别是位于21号染色体上的淀粉样前体蛋白、14号染色体上的早老素1以及1号染色体上的早老素2等基因。如果从父母中遗传了其中某个突变，肯定会患上早发性阿尔茨海默病，其症状通常在50多岁开始出现，有时还会更早些。然而，正如第3章中提到的，只有1%～2%的阿尔茨海默病患者是常染色体显性遗传类型。

已经发现了其他一些阿尔茨海默病的易感基因，某些突变会增加患病的风险，但并不一定会发病。其中最重要的是位于19号染色体上的APOE基因。这个基因的功能之一是生产能与胆固醇和其他脂肪结合的一种蛋白质，以在血液中起到承载的作用。APOE基因有ε2、ε3和ε4 3个不同类型或等位基因，每个人的基因都是2个等位基因的任意组合（如ε2/ε3、ε4/ε4）。其中ε3等位基因最常见，大多数人携带这个等位基因的2个拷贝，而且不太会改变阿尔茨海默病的患病风险。ε2等位基因最少见，但许多研究发现它与阿尔茨海默病的发病风险较低有关，因此，它被认为是保护性基因。然而，APOE基因受到如此多关注的主要原因是ε4等位基因，约40%的人携带1个或2个拷贝。ε4等位基因与患阿尔茨海默病的风险增加有关，有1个ε4等位基因比没有的人患阿尔茨海默病的可能性要高3倍，而有2个ε4等位基因的人患病的可能性则增高到9倍。这种程度的风险增加很可怕，但ε4等位基因仍然只是一个易感基因，记住这点很重要。许多有2个ε4等位基因的人从未患上阿尔茨海默病，而许多没有ε4等位基因的人也会患上该病。对于APOE基因类型会不会患阿尔茨海默病的提问，并不会有确定的答案。所以绝大多数中心不会为临床目的检测APOE基因类型。一个没有ε4等位基因的人可能错误地认为自己"没有问题"，而忽视其他可改变的危险因素或早期征兆，而有1个或2个ε4等位基因的人，则可能会觉得自己没有希望而放弃努力。

框5-3　人类基因学基础

- 我们的身体包含大约100万亿个细胞，而每个细胞都含有一个被称为脱氧核糖核酸（deoxyribonucleic acid，DNA）的长条形状分子
- 任何两个人之间大约有99%的DNA是相同的。然而，有差别的1%却是很重要的，因为它决定了从头发和眼睛的颜色到患某些疾病的风险，如MCI和痴呆
- 人类有23对紧密排列的DNA，称为染色体
- 每对染色体有一个拷贝遗传自母亲的染色体，另一个则遗传自父亲
- 第23对染色体决定了人的性别。女性有两条X性染色体，男性有一条X和一条Y性染色体
- 染色体包含基因，是编码生物体特征的DNA部分，人类总共有大约20 000个基因
- 人群之间某个特定的基因可以有不同的变异（不同组别的核苷酸），这些变异称为等位基因。通常某种特定的等位基因类型与某种特定疾病的高风险有关
- 一些等位基因类型是常染色体显性的，而另一些是隐性的。常染色体显性等位基因将决定一个特定特征、状态或疾病的存在，而不管变异是从父母哪一方遗传来的，对于隐性遗传的特征、状态或疾病的发生，需要有2个等位基因的拷贝的遗传
- 例如，棕色眼睛的等位基因是常染色体显性。如果一对夫妇之一有棕色眼睛的2个等位基因拷贝，他们的孩子肯定也是棕色眼睛。然而，如果父母都有一个显性的棕色眼睛的等位基因

（续）

> 和一个隐性的蓝色眼睛的等位基因，那么孩子们就有3/4的机会是棕色眼睛——只有遗传了两个蓝色眼睛的隐性等位基因，孩子才会是蓝色眼睛

相较于之前所提到的基因，还发现了一些与阿尔茨海默病相关性较弱的基因。然而，全面地进行论述会超出本书的范围。如果有兴趣了解这些基因的更多内容，可以浏览非常专业性的网站www.alzgene.org。

（二）其他类型痴呆的遗传学

除了一些非常罕见的形式外，如伴皮质下梗死和白质脑病的常染色体显性遗传性脑动脉病（cerebral autosomal dominant arteriopathy with subcortical infarcts and leukoencephalopathy，CADASIL），大多数类型的血管性痴呆没有已知的致病突变基因。许多额颞叶痴呆病例也是散发性的（貌似随机出现的疾病），但10%～15%的患者携带2个常染色体显性遗传基因突变的其中一个。这两个突变分别是微管相关蛋白tau和颗粒蛋白前体的基因突变，均位于第17号染色体。与阿尔茨海默病一样，有这些基因突变的患者会有一半的机会将其传给下一代。tau基因突变与脑细胞中tau蛋白的沉积有关，从本书第3章可以得知，这种沉积促进了阿尔茨海默病神经原纤维缠结这一病理特征的形成。颗粒蛋白前体基因突变导致其产生不足，而颗粒蛋白前体能促进细胞生长和伤口修复。有关额颞叶变性的更多遗传学知识，建议阅读额颞叶痴呆协会的网站内容，网址是http：//www.theaftd.org/。帕金森病和路易体病的患病风险与1号染色体上的葡糖脑苷脂酶基因突变有关。

（三）MCI的遗传学

一些为数不多的确定MCI与相关基因突变关系的研究发现，MCI患者中携带APOE ε4等位基因的比例，要多于没有认知障碍的老年人。这并不会太奇怪，因为MCI（尤其是记忆障碍型MCI）常常进展至阿尔茨海默病。事实上，虽然MCI不总是（见第4章），但也经常是其他类型痴呆的非常早期阶段。特别的MCI遗传风险因素似乎并不存在。笔者确信，未来几年遗传学会有许多新的发现，将有助于诊断MCI以及确定其可能的预后。

四、脑损伤

目前有大量的研究试图发现脑损伤和痴呆之间的联系，但涉及发病前脑损伤

对MCI发病风险影响的研究则非常少。脑损伤的发生有多种原因，但最受关注的是脑外伤和脑卒中两个原因。脑外伤最常发生在事故中（如机动车相撞或摔倒），但也可以在较轻的情况中发生（如碰撞）。这样的事故大脑不好处理，大脑基本上是在一包液体（脑脊液）中漂浮着的。例如，当我们的头被推向前，大脑则会滞后一些再与颅骨前部相撞，然后再向后碰撞，力度减少后再向前碰撞，如此反复。可能导致的结果是大脑撞到的地方出现挫裂伤（瘀伤），以及脑内神经元细长连接出现剪切伤（拉长并撕裂）。

在许多研究中，脑外伤与痴呆风险的增加有关。越来越多的证据表明，脑外伤也增加患MCI的风险。最近广泛关注的一个领域是体育比赛中反复碰撞（如职业橄榄球）与日后患MCI和痴呆风险之间的联系。脑外伤不会导致MCI或痴呆；也就是说，没有证据表明它们会导致淀粉样斑块堆积或神经原纤维缠结。然而，剧烈运动所引起的大脑损伤，使大脑更容易受到痴呆病理学的影响。如果脑外伤是MCI和痴呆的危险因素，那么我们首先要减少脑外伤的风险。一些安全措施，如使用安全带和头盔将不仅减少大脑受伤的风险，并且降低患痴呆的风险。

脑卒中是第二个脑损伤的主要形式，如第3章中所提到的，脑卒中是大脑出血或缺血的结果。脑卒中置人于血管性痴呆的最大风险中，但也会加快阿尔茨海默病和其他痴呆的进展速度。类似于脑外伤可能与痴呆相关联的方式，脑卒中使大脑更加脆弱，更无法承受与痴呆有关的大脑病理积累。脑卒中的危险因素和心血管病是一样的，而且是可以改变的。本章后面将讨论这些内容。

五、受教育程度和智力活动

痴呆和MCI有一个风险因素会让很多人吃惊：接受正规教育年限越长，患上这两种疾病的可能性就越小。毋庸置疑，中间有许多因素会对受教育程度与痴呆或MCI风险之间的关系产生影响。受教育程度较高的人平均收入更高，这往往使他们有更好的医疗保健、营养和一些娱乐活动的参加机会，而这些活动有助于缓解压力并进行身体锻炼。尽管许多研究都小心地对社会经济地位进行处理，但仍发现受教育程度或职业与痴呆患病风险之间存在联系，说明有脑力工作的生活的确有一定保护作用。对于受教育程度如何缓解认知障碍和痴呆，有一些耐人寻味的解释。众所周知，认知活动（即思维）可以增加神经元之间的联系，因此，花费较多时间主动学习可能会在脑细胞之间形成更多、更密集的联结网络，这些内容将在本书第13章中进行详细讨论。

有人也许会认为，受教育程度是MCI和痴呆的一个不可改变的危险因素，因为大多数人都是在十几岁到二十几岁之间就已完成了学业。但是，学习当然也不会在毕业后就停止了。事实上，正如第13章所详细讨论的那样，许多职业都需要在工作中继续学习，那些更复杂并因此更可能需要不断学习的职业，会与痴呆的较低发病率有关。此外，老年人花较多时间进行认知方面的休闲活动，也不太可能诊断为痴呆。本书想要说明的是，并不是进行心理锻炼就能预防MCI或痴呆，但它能起到将认知功能提高到一定层次的作用，使这些疾病的影响降到最低，这样就有可能推迟诊断时间，并延长积极和有活力的生命年限。

然而，有些研究报告了高学历的一个弊端，因为发现较高学历的患者一旦诊断为痴呆，认知下降会更快。读者可能会想："慢着！受教育程度可以保护自己不得痴呆，这个说法是不是不对啊，一旦自己真得了痴呆，不就会有认知功能下降更快的风险吗！"这个悖论有2个互相矛盾，但又相互靠近的解释。第一种解释认为智力水平较高的人勤于思考，因而大脑消耗得比较多。而第二种解释则更缜密且证据充分，智力水平较高的人本质上拥有更强大的大脑，因此，需要更多的大脑病变，才能出现记忆问题等症状。这表明，受教育程度（即学习）给痴呆提供了一个缓冲，或知识储备。患者虽然有潜在的疾病，但在较长的时间内没有症状，这是因为长期努力思考使大脑网络得到了加强。

加拿大多伦多Baycrest的Ellen Bialystok、Fergus Craik和Morris Freedman等研究者收集并整理出，支持这一观点的一个有力的证据。他们记录了患者诊断为非常可能的阿尔茨海默病的年龄，发现终生使用双语言的人，即一生中大部分时间每天都在说2种或2种以上语言的人，诊断为痴呆的年龄，要比那些一生中只说1种语言的患者要晚4年。Bialystok博士用很多其他证据表明，双语者比单语者有更好的执行功能（多任务处理，避免干扰）。这些结果共同表明，用一生时间来掌握2种语言，并再来回转换使用，会让大脑变得更强大，更能抵御阿尔茨海默病相关的大脑病理变化。

一些关于MCI的证据也与大脑或认知储备的观点一致。在一项研究中，拥有更多知识储备的MCI患者（受教育程度更高、更聪明、从事更复杂的职业、有较多的认知和社会活动），其大脑要小于储备较少的患者。与储备较少的患者相比，那些智力水平较高的患者患MCI的时间可能更长，出现了相应的大脑萎缩（缩小），但降低到相同认知水平所花的时间更长，因为他们有更多的储备。本书的两位作者Kelley Murphy和Angela Troyer、密歇根大学的Lynn Ossher以及前面提到的Fergus Craik和Ellen Bialystok都发现了双语能力和MCI诊断年龄之间有类似的关系：双语患者诊断为单认知域记忆障碍型MCI时的平均年龄要比单语者大4.5岁。有趣的是，这种模式在多认知域记忆障碍型MCI中并不成立。这表明，双语思维可能对阿尔茨海默病有特殊的缓冲作用，而对其他形式的痴呆则无此作用。有关受教育程度和脑力性职业、休闲活动的这些证据，为保持脑力活动提供了一个强有力的理由。本书第13章将为读者提供一些为保持脑力而参加的活动的建议。

六、血管代谢性因素

已经确定各种血管和代谢性疾病是MCI和痴呆的危险因素，包括高血压（血压高）、高胆固醇、吸烟（甚至过去有吸烟史而现在不吸烟的人）、体重指数高（体重与身高的平方之比）和糖尿病，当有上面3种或以上的情况时，称为代谢综合征。本书将这些危险因素归为可改变的，因为对大多数人来说，可以通过选择生活方式来控制这些危险因素。大家知道，有些人会有高血压、高胆固醇和糖尿病的遗传倾向，这种情况是无法改变的。尽管如此，了解它们如何增加MCI和痴呆的风险是非常重要的。高胆固醇会使脂肪堵塞动脉，吸烟会增加动脉壁的厚度，而糖尿病则降低了血管对血流变化的反应能力，所有这些会增加血压，因而引起连锁反应。首先，这些综合征与MRI扫描发现较多的高密度影或异常亮点有关，而这些亮点常常是由微小出血（小卒中）所致；其次，这些小卒中破坏了白质中神经元之间的联系纤维，即把信息从一个脑部区域传递到另一个区域的神经轴索；最后，神经元之间的联系中断导致了认知困难。这里带来一个好的消息，许多研究发现，药物治疗干预，即对高血压、高胆固醇和糖尿病给予药物控制，可以减少它们对MCI和痴呆的发病风险的影响。不好的消息是，有一些研究发现对这些疾病进行药物控制，并不能改变患MCI或痴呆的风险。这又是怎么一回事呢？最有可能的解释是，对这些疾病进行诊断并治疗时，只是在超过了某个界限值时才开始的，而并不是疾病一诊断就开始了。因此，此时疾病已经历了相当一段时间并已造成损害。无论哪个方式，如果能通过药物治疗、饮食（见第11章）和运动（见第12章）来控制这些疾病，以保护自己的大脑健康，都是非常值得的。为了控制这些可改变的危险因素，必须首先知道自己是否有这些因素！这就是为什么每年例行体检很重要，就像框5-4中描述的Theresa那样。

框5-4　Sylvie和Theresa的案例说明：危险因素经常而又细微的影响

Sylvie和Theresa是一对同卵双生姐妹，年龄为77岁，两人都已结婚，并有成年子女。因为是同卵双胞胎，所以她们的基因构成是一样的。Sylvie是一名退休的急诊室护士，她在十几岁时经历了一场严重的车祸，导致锁骨骨折和严重脑震荡，此间得到了非常优质的护理，为此她一直心存感谢并选择护士作为自己努力工作的职业。退休后，Sylvie在一家艺术博物馆和孙子的幼儿园教室做志愿者。她服用药物控制血压和胆固醇。

Theresa和她的丈夫拥有一家成功的餐馆，她负责食品订购、财务以及雇用和管理员工的工作。

有需要时也帮助照看自己的孙子。她还喜欢阅读，也打算减掉多年来增加的体重，但已经有4年没去看医生了，因为她认为自己的血压和其他一切都很好，只是记忆力让她有些担心。Theresa说，她似乎记不起自己把东西放在哪里了，她的丈夫也注意到她每天都重复很多遍地问同样的问题，丈夫最终说服她去看医生，最后诊断出高血压和记忆障碍型MCI。

　　Sylvie和Theresa都有混合的MCI的保护因素和危险因素，但只有Theresa诊断出MCI，有可能是因为Sylvie在退体后对她的健康进行了更好的管理，以及有更多的社会和智力活动，这为她增加更多的知识储备，保护她免受认知下降的影响。

七、抑郁

　　抑郁症是MCI和痴呆的一个危险因素，1%～5%的65岁及以上的老年人患有重度抑郁症，高达15%的社区居住的老年人有明显的抑郁症状，在所有的老年抑郁症患者中，有一半或更多的患者是在65岁以后第一次发病的（称为晚发型抑郁症），而另外一半或更少的是在年轻或中年时就出现的复发性抑郁症患者（称为早发型抑郁症）。目前仍不清楚早发型和晚发型抑郁症是否为同一个疾病，因为它们具有不同的风险因素、症状和预后。但是，无论哪种形式都是MCI的危险因素。对于抑郁症和认知能力下降之间的关系，有4种常见的解释。首先是抑郁症使患者更容易受到认知能力下降的影响，而健康的情绪和积极的愿景能为对抗认知能力下降提供储备。对抑郁症和认知能力下降之间联系的第二个解释是，抑郁症可能是极早期认知改变的反映，如果开始发现自己找不到钥匙或说熟人名字时卡壳，可能会有沮丧的感觉。第三种解释是，抑郁症是最终会导致MCI或痴呆的潜在的神经变性病的症状。致病元凶是海马受到损害，现在大家都知道它对记忆很重要，但它对糖皮质激素系统也很重要，该系统可以调节皮质醇等应激激素。抑郁症等压力源会使皮质醇水平升高，而皮质醇又会对海马造成进一步损害。另一个共谋者是血管病理学，因为有心血管危险因素如高血压、肥胖和高胆固醇的患者，作为一个整体，其抑郁症的发病率高于没有这些危险因素的人。第四种解释是抑郁症和认知能力下降有关联的遗传因素。某些与痴呆有关的遗传变异（如早老素1）也与抑郁症有关，而且可能还有更多的共同的遗传特性尚未被发现。不管抑郁症是如何或为什么会成为MCI和痴呆的风险因素，重要的是，如果患有抑郁症，无论轻度、中度或重度，都应该寻求治疗。为此，第一步是要承认自己有抑郁症，从另一方面，则需要摆脱病耻感。在大多数社会中，精神障碍性疾病仍然是禁忌话题，不能公开讨论。很难相信，仅仅在几十年前，癌症也是这种情况。那时，大家不会提到"C"（癌的首字母）字，更不愿意让别人知道自已患有癌症，而现在情况则不一样。抑郁症以及其他精神障碍性疾病和其他疾病一样，是一种疾病，并不代表患者有精神缺陷。

第二个要求是了解抑郁的症状，才能知道自己是否患有抑郁症。需要知道《精神障碍诊断与统计手册（第四版）》修订版对抑郁症有两个分类：重度抑郁症和心境恶劣。毫无疑问，大家对抑郁症都有一定的了解，但可能没有听说过"心境恶劣"这个词，它的意思是情绪低落。当然，大家都经历过情绪低落，甚至会在某个时间有过抑郁症的症状。这就是为什么仔细地使用诊断标准是非常重要的，因为这是为了排除正常的情绪波动，以及对坏的或不良事件的正常反应。重度抑郁症和心境恶劣的症状在框5-5中列出。

框5-5中所列的是一般性症状，可用于诊断任何患有重度抑郁症或心境恶劣的人，但研究表明，就一般情况而言，老年人的症状与年轻人有所不同。与年轻的成年人相比，老年人较少表达抑郁、无价值和负罪感，但更有可能表现出抑郁症的认知症状和躯体（身体）症状以及对日常活动失去兴趣。因此，年轻的抑郁症患者可能会向医生抱怨自己没有价值感或悲伤感觉，而老年抑郁症患者则更担心自己的记忆力、注意力以及睡眠或精力方面的问题。记忆力、注意力和睡眠都会随着正常衰老而发生变化，因此，如何区分这些问题是由正常衰老、抑郁症还是MCI引起的，是临床医生所面临的一个挑战。如何分辨这些情况确实相当棘手，但全面的神经病学、神经心理学和精神病/心理学评估，通常能为正确的诊断提供足够的信息。

框5-5　重度抑郁症和心境恶劣的诊断标准

重度抑郁症

情绪低落和/或对日常生活失去兴趣或乐趣至少2周，并且至少有以下5个症状，并引起社交、工作或其他重要的功能领域上显著的临床损害。

- 一天中大部分时间情绪低落
- 对所有或大多数活动的兴趣或乐趣减弱
- 显著的非意愿的体重减轻或增加
- 失眠或睡眠过多
- 其他人注意到的激惹或精神运动迟缓（行为迟缓）
- 疲劳或失去活力
- 无价值感或过度内疚
- 思考或集中注意力的能力减弱，或优柔寡断
- 经常有死亡的想法

心境恶劣

一天中大部分时间情绪低落，持续时间至少2年，并且存在2个或2个以上的下列症状，在社交、工作或其他重要领域造成临床上显著的损害。

- 食欲下降或暴食
- 失眠或睡眠过多
- 精力不足或疲劳
- 自我评价低
- 注意力不集中或难以做出决定
- 无助感

如果考虑自己有抑郁症或心境恶劣，需要去寻找专业帮助。自我治疗抑郁症的能力并不比自我治疗任何其他疾病的能力更强。由专业人员队伍和治疗方法来治疗抑郁症，依据抑郁症的严重程度和所能接受的治疗方式来选择最有效的治疗。最近对老年抑郁症但没有MCI患者的研究发现，集体心理教育计划（一项旨在让患者了解某一特定疾病和管理方法的教育项目）和认知训练与记忆力的显著改善有关。还有少数研究考察了抗抑郁药对MCI患者认知功能的影响以及对MCI向痴呆进展速度的影响。研究令人失望，因为研究结果显示这些药物几乎没有任何好处。然而，有一些令人鼓舞的证据表明，在同时患有MCI和抑郁症的人中，用于治疗痴呆症状的药物（多奈哌齐，见第7章）可以延缓痴呆的发展速度。无论最终结果是否能证实抑郁症的治疗有助于缓解MCI的认知问题或推迟向痴呆进展，为了感受情绪和健康的积极获益而寻求治疗，仍然是一个值得追求的目标。

八、小结

在本章中，我们描述了MCI和痴呆的一些危险和保护性因素。既然已经了解了这些因素，笔者希望读者更清楚地知道自己或家庭成员的危险因素，并因此受到启发，以解决自己的可改变的危险因素。在理想的状态，通过将年龄、性别、受教育程度、血压和所有其他因素输入到计算器，然后计算出患MCI或痴呆的风险。在其他的疾病已经有了这样的风险评估，如脑卒中、心脏病和某些类型癌症（见www.heartandstroke.ca、www.framinghamheartstudy.org/risk以及www.cancer.gov）。这些网站提供了有价值的信息，可以帮助读者积极地改变生活方式。事实上，公开提供这些信息，也可能是这些疾病近年来死亡人数下降的部分原因。然而，我们提醒大家只使用信誉良好网站上的计算器，这些网站由政府或全国性健康协会支持，如加拿大心脏和脑卒中基金会或美国心脏协会。使用这些工具的同时，你应与医生进行讨论，请他们帮助解释自己的患病风险。

除了这些脑卒中和癌症风险计算器，迄今为止，还没有一个有效的工具来计算患MCI或痴呆的个人风险。无论如何，希望在本章中获得的知识将有助于读者做出健康和生活方式的积极改变。即使已经被诊断出患有MCI，因为MCI的风险因素以及从MCI进展到痴呆的风险因素之间有很多重叠，所以现在做出这些改变仍然是一个有价值的目标。

许多人会问笔者："改变这些因素来保护我，是不是有点晚了？"这实际要问的是，可改变的保护性因素是否只有从年轻时做起并一生坚持才会有效。毋庸置疑，一生中保持健康的生活方式当然更好，但有充分理由相信，从现在做起也不会太晚。我们知道，人们可以通过锻炼改善血压和控制血糖，研究也表明，习惯久坐的老年人在开始步行锻炼项目后，其认知和大脑功能会得到改善。在本书的第三部分，作者将会谈到一些积极的健康和生活方式（饮食、运动、认知和社交活动，以及记忆策略），研究表明它们有助于改善认知功能。尽管这些生活方式对痴呆发病率的影响已成为许多研究的焦点，但现有的科学证据表明，这些行为减少MCI或从MCI进展到痴呆的风险，其作用强度并不会太大。对生活方式的改变影响发病风险的研究进行正确评估，需要大量的时间和资金，一些研究目前正在进行。无论如何，患者要被诊断为MCI或痴呆，必须有认知障碍的表现，因此，有助于改善大脑功能的任何事情，都应该有助于降低诸如MCI或痴呆等认知疾病的风险。笔者建议读者现在就做出这些积极的健康和生活方式的改变。

怀疑或确认自己或家庭成员患有MCI时，应向医生咨询的问题

1. 我的病史中哪些方面会导致我有患MCI或痴呆的风险？
2. 我的体重、血压、胆固醇和血糖情况如何，我是否需做些什么来改善它们？
3. 如果是到了更年期的女性，需要问："激素替代疗法是否适合我？"
4. 如果有血缘关系的亲属患有本章所述的常染色体显性遗传的某种痴呆，请考虑是否应该进行遗传咨询，并询问："您对此种情况有何建议？"
5. 如果你过去曾有过头部受伤或脑卒中，需要问："您认为这可能是我认知变化的原因吗？"
6. 我还能做些什么来减少血管和代谢性风险因素？
7. 如果因情绪低落而活动受限，请问："有什么治疗方案（药物或咨询）推荐吗？"

推 荐 阅 读

Stern, Y. (2006). Cognitive reserve and Alzheimer diesease. Alzheimer Disease and Associated Disorders, 20, 112-117.

Watch an interesting HBO video on cognitive reserve at http: //www.hbo.com/alzheimers/supplementary-cognitive-reserve.html.

第二部分

如何识别和处理轻度认知障碍

◆◆◆◆◆◆◆◆◆◆◆◆◆◆◆◆◆◆◆◆◆◆

第6章

轻度认知障碍的诊断过程

50岁以上的成年人会注意到记忆力与年轻时不一样，这并不是一件少见的事情。朋友之间会经常开关于记忆问题的玩笑，也会因为大多数人记忆不太完美而找回自信。正如框6-1所描述的那样，几乎每个人都会因为忘记某些事情而感受到些许沮丧。

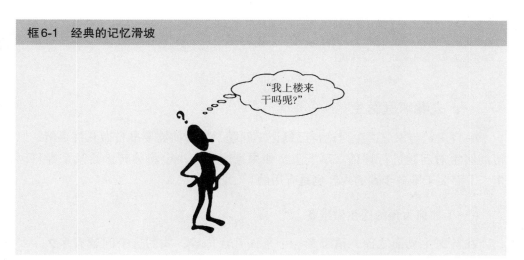

框6-1 经典的记忆滑坡

"我上楼来干吗呢?"

在第2章介绍了正常衰老和轻度认知障碍（MCI）之间的区别。如果有记忆方面的问题，很难分辨自己属于哪种情况。是属于杞人忧天还是这种担心真的有意义？问题是：从什么时候开始日常的记忆滑坡才会引起担心？为了探讨这个问题，读者应当考虑记忆问题的频率是否明显增加，以及这些问题是否有"真正的后果"。例如，如果忘了到商场停一下去送干洗衣服，不得不掉头再去商场一趟。如果忘了在商场停车去接看完牙医的朋友，那么朋友就会很不方便，甚至可能被冒犯。记忆问题增多所造成的后果，从烦恼的"再去商店"到更重要的"让朋友生气"，都可能引起担心。然而，这些并不表明这不是年龄相关的正常的记忆下降。获得答案的第一步就是去看家庭医生。

如果告诉医生自己记忆下降，并且发现有问题，有些人就会担心别人会觉得自己生活不能自理。他们不希望别人怀疑自己做决定或驾驶汽车的能力。如果是MCI，这些结果是非常不可能的，正如第1章所述，根据MCI的定义，MCI不会严重到影响管理日常生活的能力，包括驾车的能力（更多内容见第8章和第10章关于驾车的话题）。

所以确定是否真的患有MCI是对自己最为有利的事情，因为可以充分利用现有的治疗方法。最好的预防是早期干预，所以我们鼓励读者迈出第一步——看医生，并得到一些答案。例如，请看框6-2中所描述的Evelyn和Gerry的情况。

框6-2　一对有记忆障碍的夫妇的案例（第一部分）

Gerry和Evelyn是一对夫妻，都是60多岁的人，正在享受退休生活。在过去1年多的时间里，Gerry注意到Evelyn偶尔会问他相同的问题，时常也会把他们的日程搞混了。她一直是家庭中记忆力最强的人，而这些小失误并不是她的特点。他最近在《读者文摘》上读到一篇关于MCI的文章，他想知道如何跟Evelyn讨论此事。同时，Evelyn也认识到自己越来越频繁地犯记忆错误，在每年的体检中她向家庭医生提出了这一问题。

一、去看家庭医生

一旦决定与家庭医生讨论自己的记忆问题，就诊前需要准备做几件事情，以帮助医生对问题进行评估。事实上，如果家庭医生决定将你转诊给某个专科医生，下面关于准备步骤的内容也是有用的。

（一）如何为预约医生做准备

在与医生见面之前，请思考一下下面几点内容：我的这个问题有多久了？我是什么类型的记忆下降？在第2章中，讨论了常见的记忆下降的例子。回头再看看那一章，可能会有助于知道自己的个人经历，此外还有生活中的哪些事件会影响到记忆，压力、抑郁、过度担忧、睡眠不足，以及引起困扰或分心的生活事件，都可能是妨碍记忆的因素，有些因素医生是可以治疗的。如果能够的话，请与一些亲近的家庭成员交谈，如非常了解自己的配偶/伴侣或朋友，他们会注意或没有注意到自己的日常记忆的一些变化。无论这些人是否有相同的担心，如果能让他们陪同去看医生，对就诊都会有帮助，医生也希望问他们一些问题。这个人也可以帮到你，成为你的另一双耳朵，以记住医生的建议。他们还可以提醒你告诉医生所有的信息，并就计划提出的所有问题提问。写下所希望讨论的内容，并在见医生时带上，这样做非常有帮助。如框6-3所示，可以从www.baycrest.

org/livingwithMCI，下载一份调查表格评估自己的记忆问题，有助于为看医生做准备。

（二）医生办公室会发生什么

1. 采集病史　医生应该要采集记忆问题的主诉（卫生专业人员使用的一个术语，意指对症状的报告，并不是抱怨的意思）。在记忆门诊工作的各类医生都需要采集病史。因此，如果不止看一个医生，就有可能会发现自己在重复述诉的故事是同一内容。但这个故事非常重要，因为它有助于医生尽全力诊断出导致记忆问题的可能病因。医生会要你描述记忆发生了哪些变化，以及这些变化对你的影响。如果完成了框6-3中关于如何准备的调查，那就是做好了准备。有可能会被问到的一些问题的例子有：什么时候开始的？如何开始的？是逐渐起病还是突然发生的？到底有哪些变化？要准备好这样的关于记忆错误的例子。

接下来，医生想弄清楚的是这些认知变化是否对承担日常责任的能力有影响，确定在日常生活的工具性活动中的独立程度。这些日常活动是需要思考和解决问题的，如独立地在镇上走动、管理自己的日程安排、操作自己的银行业务、自己购物/做饭……你能明白这个概念吧。正如在第2章中指出的那样，尽管MCI患者可能会发现其中一些活动会很困难或无法做得像过去那样了，但是健康的老年人和MCI的患者都可以生活自理。医生只是在找出平时所做活动的任何变化，所以如果问及从未做过的活动（如处理银行业务）时，是不能用这样的活动来评估独立性的。然而，如果一直是你在承担银行业务，但现在需要配偶帮忙，那么医生就会想知道原因，特别是如果与所报告的这些认知变化有关时。

框6-3　帮助你为看医生做准备的调查

1. 我的记忆或其他认知（思维）问题的具体例子是_____

2. 这些问题始于多少年前：_____

3. 这些问题的起病方式（圈出一个答案）：逐渐、突然，或者不确定

4. 自这些问题出现以后，它们是（圈出一个答案）：改善、加重，或者没有变化

5. 我曾问过我身边的人，他们是否注意到我的记忆力或认知能力有任何变化，他们的回答（圈出一个答案）是或不是，（如果答案是，请向朋友或家人询问变化的具体例子，并在此列出：_____

_____

6. 在记忆出现问题的同时，（圈出一个答案）有或无明显的健康问题，如果有，请在这里进行描述：_____

7. 我有过明显的（圈出一个答案）压力、情绪或者无法确定的水平变化，如果有压力和情绪（划圈），请标明出现的时间：_____

8. 我的血缘亲戚（如父母、兄弟姐妹）有认知问题（圈出一个答案）：是或不是。如果是，请

（续）

指出与你的具体关系：_____

9. 我的病史包括（列出所有过去包括童年和现在的疾病）：_____

10. 这是我目前服用的药物清单（包括非处方药、维生素和其他补充剂），并附剂量：
_____
_____

2. 进行身体检查　医生要检查是否有明显的身体或神经系统体征，以找出认知能力下降的原因。例如，心音和血压是否正常，反射是否正常，两侧是否对称，手脚是否有水肿或变色的迹象，眼睛看东西是否清楚，瞳孔是否等大、它们对光反射是否正常，腹部是否柔软、无紧张感、无气胀感（无肿胀），体温如何。医生可以通过体检了解到患者的健康状况，并具备许多专业知识以发现和治疗各种疾病。然而，对于MCI而言，这些检查通常没有明显的问题，医生会很快着手评估患者不太明显的认知变化的原因。

3. 检视病史和可治疗原因　医生会审核病史，看是否有与痴呆发病相关的危险因素（持续性认知障碍导致功能性活动不能独立完成，已在第3章进行了描述）。正如本书第5章所讨论的，高胆固醇、高血压和糖尿病等疾病以及以前的脑损伤史和痴呆家族史都与痴呆发病风险有关。医生在评估记忆主诉的临床意义时，会考虑病史中的这些因素。事实上，如果存在一个或多个这样的风险因素，再加上主观的记忆主诉，会让医生考虑诊断MCI可能性更大一些。在确定这种可能性之前，医生还希望发现是否有明显可以治疗的原因。

正如第4章所述，有些认知能力下降的原因是可以治疗的，如药物不良反应、缺乏维生素等。激素调节问题、情绪的变化也可能影响记忆。医生要评估服用的药物出现的所有不良反应，需要确定是否正确地服用了处方药。药物都会有不良反应，对某些人而言几乎不存在或非常小，而在另一些人则较严重。服用药物来控制病情如高血压、高胆固醇和糖尿病等都很重要，因为这些疾病都与痴呆的风险增加有关，并引起心脏和大脑健康状态下降（第5章和第11章对这些疾病与痴呆之间的联系进行了叙述）。

严重的抑郁、焦虑或有压力也对注意力和记忆力有影响，所以医生会问及是否有这些负面情绪，以及为什么有。这是非常重要的，如果是情绪或压力问题导致的症状，那么当这些症状有改善时，思维能力也会有非常大的改善。在没有明显原因的情况下也可能会出现这些负面情绪，或者也可能与一些重大的生活事件有关，如最近搬家、离异、家庭成员离世、婚礼、财务压力等。需要强调的是，医生是治疗的关键，可以提供（或转诊）咨询支持、药物治疗或两者的组合，以治疗这些负面情绪及其对认知的影响。

4. **预约实验室检查** 需要进行实验室检查，以排除或确定一些导致认知症状的身体原因。例如，血液检查可以确定是否有硫胺素（维生素 B$_{12}$）缺乏症或甲状腺功能障碍，这两种疾病都可能导致记忆问题，通过治疗可以很大程度地减轻或逆转病情。这些"可逆性"的记忆下降的原因在第 2 章中已经提及，并在第 4 章中再次提到。医生可能会预约脑部扫描，又称神经影像学检查，来生成大脑及其内部结构的基础图片，用来除外记忆变化源自大脑异常，如未被发现的轻度脑卒中事件（由于血液供应障碍造成的脑损伤）或肿瘤（组织的异常生长）。扫描也可以确定是否有超出年龄预期的脑萎缩（特定或所有区域的大脑萎缩）或任何大脑血液循环下降的区域。家庭医生可能会要求做其中一项脑部扫描，或者可能会让专科医生来预约扫描。医生和专家最常预约的扫描类型见框 6-4。

框 6-4 脑部扫描（神经影像学检查）常见类型及其目的示例

检查	目的
计算机（轴位）体层成像（CT 或 CTA）	获得大脑结构的照片，以检查以前未被发现的脑卒中事件、肿瘤和/或超过年龄预期的萎缩（大脑萎缩）
磁共振成像（MRI）	与 CT 扫描相同，但分辨率要高很多，从而提高了检测脑结构异常的准确性
单光子发射计算机体层成像（SPECT）	检查大脑中的血流，发现血液供应不足的区域

5. **认知筛查** 医生会要求做简短的测试，包括回答问题、接受指令、画一个简单图形及书写，这些简短的筛选测试将检查你是否知道日期和位置，检查不同种类的认知能力（如注意力、记忆、语言和简单的空间绘画技能）。在筛选测试中，考察的是总的成绩，而不是单个思维领域的表现。大多数平均教育水平的人，以第一语言接受测试，筛查测试中的得分在正常范围内不会有难度。事实上，正如第 2 章所指出的，在认知筛查测试中，MCI 患者与划分到"正常"的同龄人有相似的表现。

（三）医生接下来会做什么

医生会对收集到的所有信息进行分析，并要安排与患者再次见面，并监测所报告的症状，看看是否有任何进一步的发展，或审核实验室检查的结果（如已预约）。尽管医学检查可以帮助排除或确定认知问题的可能原因，但没有任何实验室检查可以对MCI下结论。

二、MCI的医学实验室检测现状

目前没有任何医学检测可以明确诊断MCI，科学家们正在积极研究这种检测，所作努力似乎很有希望，用框6-4中描述的大脑结构扫描技术对MCI患者进行检查，结果常常是完全正常的。因此，正在研究其他类型的实验室检测和扫描，以检查MCI甚至对其分型。框6-5中介绍了这些检测中的一些实例。重要的是，虽然这些增加的检测可能会显示MCI患者大脑病理改变的证据，但科学家们尚不知道这些病理改变的程度是否在正常范围内。换句话说，我们还不知道老年大脑中"正常"和"不正常"的确切范围，因为人与人之间有非常大的正常变异。对生前没有表现出任何认知症状或功能下降的老年人进行尸检研究，结果会发现有明显的脑部病理学证据，使这一问题更加复杂化。

框6-5　科学家们正在研究作为发现MCI工具的一些医学检测实例

医学检测	检测目的
淀粉样蛋白正电子发射体层成像（PET）	通过向血液中注射示踪剂，这种示踪剂能被吸引到淀粉样斑块堆积的区域（淀粉样蛋白在脑细胞外堆积的区域，为疾病病理的标志），可以用来发现大脑病变的证据
氟代脱氧葡聚糖正电子发射体层成像（FDG-PET）	测量葡萄糖代谢（脑细胞利用循环血液供应中的单糖产生能量的效率），代谢减少的大脑区域提示存在病理改变
腰椎穿刺	脊柱穿刺检查脑脊液中第5章所述的蛋白质，其中低水平的β-淀粉样蛋白和高水平的tau蛋白是阿尔茨海默病和其他痴呆的大脑病理学标志

三、如果怀疑有MCI，接下来可能采取的措施

不要因为医学测试没有确定结果而气馁。如果怀疑是MCI，医生和患者可以进行多种选择，具体视各种不同因素而定。如健康照料提供者在地域上是否便利（是住在城市还是农村），以及患者是否有健康保险或经济能力。这些因素对进行特殊检测或照料的便利性是有影响的。框6-6列出了可能的流程，由初次就诊时和实验室检查（如果有的话）获得信息的性质来决定。如果医生怀疑是MCI，有可能会选择观察一段时间，并通过预约复诊来监测病情，以评估问题是否会随着

时间而加重。医生也可能会让患者特别注意可以改变的风险因素，更严格地管理疾病，如高血压和高胆固醇；如果没有这些情况，会建议如何进行预防，如果社区有专科医生，如专门看老年病的老年病专科医生、专门看精神疾病的精神病专科医生、专门看神经系统疾病的神经专科医生，或者专门评估认知功能和大脑健康之间关系的神经心理学家，也有可能会给他们转诊这些患者。另外，这些专科医生也会相互讨论，并复习有关记忆问题的病史、健康史，以及亲自进行检查。如果按框6-3所述做了准备工作，那么也就做好了看任何专科医生的准备。

框6-6 当怀疑有MCI时，家庭医生可能采取的行动方案

监测
- 追踪认知症状（症状是稳定、改善，还是恶化）
- 促进对可改变的风险因素的管理

实验室检查
- 血液检查（检查血液中激素和维生素水平）
- 脑部扫描（检查是否有脑卒中、肿瘤或脑萎缩的证据）

转诊给专科医生
- 老年专科医生（专注于老年人健康）
- 精神专科医生（专注于精神健康）
- 神经专科医生（专注于神经系统疾病）
- 神经心理专科医生（专注于认知和大脑健康）

（一）老年专科医生

老年专科医生的专业是老年医学方面，即老年人的身体健康和生活幸福。家庭医生可能要把患者介绍给老年医学专家，因为这一类专科医生非常了解老年人常见的疾病（如高血压、尿失禁和高胆固醇）是如何相互影响的、治疗这些疾病的药物如何相互作用的。老年专科医生还了解药物治疗、听力和视力下降（感觉丧失），以及神经系统疾病的早期征象是如何对老年人的认知能力下降有影响的。老年专科医生不治疗单一疾病（如高血压或咽喉痛）；如有这些疾病，患者要去看家庭医生。相反，老年专科医生的兴趣是把可能有的任何医疗问题当作整体健康的一部分来看待。

老年医学对健康采取整体处理方法。老年专科医生会对疾病（如果有的话）、药物和维生素摄入量（如果有的话）、生活方式（包括社会史，这是指生活中交往的人，消遣是什么，是否运动，饮食习惯是什么，现在和过去的药物使用如酒精摄入和烟草使用）、身体外观（疲劳征象，皮肤问题，循环不好的证据，特别是手足）、平衡、行走情况等开展全面评估。

如果正在服用药物，那么老年专科医生将评估药物一起服用是否合适。例如，一些药物在晚上服用，可能会干扰睡眠。药物也有可能在一起服用甚至单独服用时产生不良反应，影响晚上的安稳睡眠，从而影响记忆力。老年专科医生也通过一些筛选测试来评估精神和情绪状况，包括提问或填写简短的调查问卷。还将进行体格检查，以评估感觉缺失（特别是视力和听力），检查肌张力和反射是否正常，确定心脏和腹部的声音是否正常，检查神经系统功能（后面将描述），并评估日常生活的功能独立性水平，后者包括基本的身体活动（如洗澡、穿衣和自己吃饭）和工具性活动（如使用电话、在城里走动、服药、购物和管理日程安排）。

老年专科医生的关注重点是对老年人中比较常见，但不是正常老化的综合征进行评估和治疗，如超过正常的视力和听力损失、平衡和行走问题、抑郁症、营养不良以及认知功能下降。老年专科医生通常是较大的医疗保健团队的一部分（或至少知道如何获得其他医疗卫生保健专业人员提供的服务），包括护士、听力学家、眼科医生、营养师、物理治疗师、职业治疗师、药剂师、心理医生和社会工作者。这些卫生保健专业人员要求参与实现老年医学的总体目标，即帮助老年客户保持生活质量、活动能力和功能独立性。为了实现这一目标，老年专科医生也可以选择咨询其他专家，如精神专科医生（当怀疑有精神疾病时）、神经专科医生（当怀疑有神经疾病时）或神经心理学家（当内科、神经科或精神科的疾病不能解释患者的认知能力下降，而认知筛查检查灵敏度或特异度不足以做出MCI及其类型的诊断时）。

（二）精神专科医生

精神专科医生是专门从事识别和治疗精神疾病的医生。精神健康问题可能与人格、发育、情绪、睡眠、痴呆、药物成瘾和许多其他类型的疾病有关。MCI患者不太可能出现属于临床精神疾病范围的严重精神症状。然而，如果情绪、性格或睡眠行为发生变化，那么到懂得评估和治疗这些症状的专科医生那里看病是很重要的。不幸的是，有些人对精神健康问题会有病耻感。因为这个原因，转诊到精神专科医生看病会让他们感觉到不自在。但是不要因此而打退堂鼓，精神专科医生是经过专业培训的，对于患者和家庭医生而言是优秀的资源。精神病学涵盖了许多学科的知识，包括医学、心理学、神经科学、生物学和药理学。因此，精神专科医生会使用各种工具评估患者的精神健康，与患者进行深度交流以了解医疗、社会和发育历史。他们会安排认知筛查（在本章前面做过描述），这通常采取问卷调查，以筛查精神症状（如幻觉、睡眠问题、饮食问题、妄想和抑郁）。单独的精神症状可能与各种不同的精神疾病有关，但与其他症状一起出现时，就会具有诊断意义。精神专科医生可能要对患者进行身体检查，可能还要对前面所述的实验室检测进行预约。

　　一些MCI患者的确会有精神状态异常，如焦虑加重，而这会对认知功能有影响（本书第8章将阅读到更多关于这些精神健康变化的内容）。精神专科医生能够确定此类症状的严重程度。最常见的精神疾病治疗方法是药物治疗，或某种形式的谈话治疗，也可能是两者的结合。如果认知功能下降，不能用任何的精神疾病完全进行解释，那么精神专科医生很有可能会对认知能力进行长期监测。也可能会向其他专科医生进行咨询。如果怀疑这些变化是神经退行性疾病的早期表现，就需要咨询神经专科医生。如果精神专科医生想要进行深入的认知评估，以对认知变化是否由于精神障碍、神经退行性疾病还是由于两者的复杂结合进行区分时，那么就可能要咨询神经心理学家。

（三）神经专科医生

　　神经专科医生是专门识别和治疗神经系统疾病的医生。神经系统由中枢神经系统和周围神经系统组成，前者涉及大脑和脊髓，后者即除大脑和脊髓之外的所有神经，如与肌肉和脏器有关的神经。神经系统疾病有许多不同类型，它们与中枢或周围神经系统损伤或功能障碍有关，而神经专科医生则是识别这些特定疾病各种症状的专家。神经专科医生要做的第一件事是与患者交谈，全面了解症状是从什么时候开始的，以及是否随时间而有变化。从本书第4章中得知，不同的MCI类型与不同的疾病过程有关，而神经专科医生则要发现可能与其相一致的早期症状。神经专科医生还要询问患者的病史、血缘亲属的病史以及曾经或现在使用的药物和饮酒史。神经专科医生还会有兴趣了解患者是右撇子还是左撇子，因为对于大多数右撇子来说，语言能力常常是在大脑的左侧，而视觉空间能力（如能够辨识自己位置的能力）更多的是在大脑的右侧。关于大脑是如何运作的，还有一件有趣的事情，左侧大脑控制着身体右侧的运动，反之亦然。因此，在询问病史时，如果患者在一般性谈话中有找词困难，并且在神经系统检查时发现右侧触觉降低，那么神经专科医生会怀疑患者可能有未被发现的左侧大脑的轻度脑卒中事件。如框6-7所示，神经系统检查有几个步骤，包括以下内容：询问病史，评估目前精神状态、头部和颈部的神经、肌肉力量和运动、反射、感觉（嗅、视、听及感觉能力）以及平衡和行走能力。神经专科医生要评估任何神经系统检查是否有异常，以及这些异常是在身体的一侧还是两侧。神经专科医生可能会要求进行更多的实验室检查，包括之前描述的神经影像学检查（框6-4），以排除某些神经系统疾病。他们综合神经系统检查与实验室检测结果，并做出诊断。当这些变化非常小时，神经专科医生可能不能确定是否为某种神经退行性疾病的早期阶段，如阿尔茨海默病、导致血管性痴呆的脑血管疾病或者两者重叠。

框6-7　各种神经科检查

检查领域	行为检查
神经科病史	报告症状的起病时间及过程，个人或家族疾病史，利手
目前精神状态	意识水平，知道自己在哪、是谁、日期；认知筛查，如注意、记忆、语言、视觉空间功能；检查有无精神症状，如幻觉和妄想（错误信念）
脑神经（头颈部的神经）	眼、面、舌及颈肩部活动，感觉能力（视、听、味、嗅及触觉）以及瞳孔功能，如会要求患者上下或左右运动眼球或者耸肩
肌肉或反射功能	肌肉的肌力或张力、姿势、震颤或其他不正常运动，叩击或触摸膝、手臂、足和面部的反射
感觉功能	上肢、腿、手和脚对精细触觉、温度、振动和位置感觉的感知能力
小脑功能（参与运动协调的大脑区域）	指鼻试验（来回碰自己的鼻子和检查者伸出的手指），足跟挨足尖行走，正常行走，起立坐下及坐下再起立，眼球运动（随检查者手指移动眼球），语言协调性，随意运动肢体确定有无震颤

神经专科医生可能会怀疑患者得的是MCI，但不能确定类型。如果有这种情况，神经专科医生可能会把患者转诊给神经心理学家，对患者的认知能力进行更深入的测试，这会非常有帮助，因为认知功能检查评估方式及结果，在不同神经系统疾病中具有不同的特点。对这些方法进行研究会非常有助于鉴别诊断（区分可能的不同疾病原因导致的认知下降）。

（四）神经心理学家

神经心理学家拥有心理学（研究行为和心理过程的学科）博士（哲学博士）学位，并在神经心理学领域有专长。神经心理学研究大脑功能和行为之间的关系。不同类型的认知能力由大脑的不同部分（大脑系统）协同管理。神经心理学家可以检查认知强和弱的模式，从而了解参与不同认知过程的大脑功能区域。这样就能从另一方面发现神经系统疾病并帮助诊断。神经心理学家使用的测量方法通常是纸笔测试（有些可能通过计算机），与本章前面部分以及第1章中描述的认知筛查检查类似，但更加深入。每一认知域，如注意、思维速度、记忆和语言等，都是单独而不是整体评估。每个认知领域测试的表现如何（表现水平），要与其他被检查的领域表现以及基于年龄和受教育程度的预期进行比较。对每个认知域的评估都应该使用一个以上的能力测试。这是因为研究表明，任何一个人都有可能因为偶然因素，在神经心理学测试中的表现低于预期。因此，在两种或更多的特定思维能力测试中发现表现不佳，可以让神经心理学家更加确信患者的认知损害是确实存在的。当怀疑MCI时，进行全面的神经心理学评估（稍后描述）是很重要的，原因如本章前面所讨论的这样，目前还没有任何医学检测可以确定MCI诊断。MCI是一种认知障碍，因此，只有通过全面认知评估才能充分判断。这就是神经心理学家要做的事情，下面将详细介绍神经心理学评估。

四、神经心理学评估

神经心理学家会在患者就诊时，首先让患者了解评估的性质和目的并同意参与。接着会进行交谈，获得年龄、受教育程度和利手等信息（可见神经专科医生这一部分），并了解健康状况、发育和社会史及记忆问题的历史。对于患者而言，应准确评估其测试表现，并与年龄和受教育程度相近的同龄人的表现进行比较，以及确定是否有其他可能影响测试结果的因素，如情绪或睡眠问题。一系列的认知测试任务将由神经心理学家（或由受过专门培训的人员在神经心理学家的指导下）完成。这些测试将有助于全面了解患者的认知能力。测试要评分，由神经心理学家对测试结果进行评估，并写出一份解释结果的报告给转诊医生。神经心理学家要确定患者的记忆或其他认知方面的问题是否与客观测试的结果一致。通过转诊医生的随诊，或者神经心理学家的复诊，患者可能获得检查结果。

（一）神经心理学评估前要做的准备

在见神经心理学家之前，请复习一下准备初次就诊时所填的调查表（框6-3）。特别要多花些时间想一想发育史，幼年时是否患过疾病，学习走路或说话的时间是否较晚，在学校时是否有任何学科的学习困难，或者有注意力不能集中的问题。对神经心理学家而言，任何发育问题都很重要，因为这可能会对某些认知测试的表现产生负面影响，也不至于把这些表现错误地当成MCI导致认知下降的证据。如前所述，测试中的表现将与类似年龄和教育水平的人进行比较。神经心理学家要看的是，根据年龄和受教育程度，在哪些认知领域，患者的表现是在预期之内、高于预期或低于预期。对于思维能力而言，人与人之间互有短长。基于患者认知能力的强和弱特征，神经心理学家寻找其在作为同一认知域内和跨认知域间有意义的证据，以确定是否存在MCI；如果有，属于什么亚型。患者将做很多复杂的认知测试，而且这些测试有一定难度也是正常的。重要的是，测试要足够复杂，才能对认知变化较灵敏。如果测试太容易，则每个人都会做得很好，识别有困难的患者就会用处不大。在知晓"没有人在所有的测试中都表现得完美"之后，患者就会很有信心，测试时也会尽力而为，看看到底会有什么结果。

为了在神经心理学评估当天能保持最佳状态，尽量在前一天晚上睡个好觉。但是，如果前一天晚上没有睡好，也不要担心。通常情况下，人们确实对这类事情会有点担心，只要不是太极端，实际上有点焦虑可以让测试表现变得更好。神经心理学家会尽力让患者感到轻松，因为其目的是在最佳状态时进行测试。神经心理学家特别有经验，能在测试期间识别受试者是否出现过度焦虑或疲劳，并能在解释测试结果时考虑这些因素的潜在影响。

（二）神经心理面谈

整个面谈过程可能需要30～60分钟，神经心理学家希望对前面提到过的所有个人和疾病史信息有所了解。他们还想知道测试当天患者的感觉如何、是否有抑郁、是否有担心、目前生活当中有什么感到压力的事情、是否感到疲劳。神经心理学家特别对患者如何管理日常活动感兴趣。如果有一个亲密的家庭成员或朋友同来，也会要求他/她证明患者日常生活独立程度的自我报告是否有误，因为得到熟悉患者的人的看法和意见也很有帮助。但是，认知测试期间，是不能让他/她同时呆在房间里。原因有二：首先，测试的具体项目只能让接受测试的人知道，以防止这些项目成为公共知识，从而降低对认知障碍的检测能力；其次，同伴可能会干扰测试，如发现没有做好题目会感到不自在，或提问打断测试过程，或提供答案。

（三）神经心理学测试和解读

1. 给予测试并评分　框6-8中列出了各认知领域（思维能力的领域）的典型神经心理学测试。可以在任何地方给予测试，根据计划测试的范围不同，需要2～4小时进行测试。在简短的神经心理学评估中，所使用的测试数量可能较少。但在评估特定的认知领域的能力时，总是要使用一个以上的测试。多个测试是必要的，因为研究表明，用单一的诊断性测试来评估一个认知领域，会增加MCI患者错误诊断的可能性。

框6-8　神经心理学评估时行为检查的类型

认知域	行为检查类型示例
注意	读一组数字，让受试者按照同样顺序、颠倒顺序，或按从低到高顺序重复一遍（反映听觉注意广度）。检查者可能会对阅读、临摹形状或扫描图案以找到目标形状或数字等活动计时（反映思维或处理速度）
记忆	阅读一段故事或单词列表，或研究图片或线条画，然后，立刻以及在20分钟或30分钟后对刚才听到或看到的信息进行记忆测试
语言能力	要求描述单词的含义或单词概念之间的关系，物体图片命名，或在1分钟内说出尽可能多的以特定字母开头的单词，或属于特定类别的举例
物体及空间关系的视知觉	按照形状、大小和类别来识别或对物体归类（如工具、蔬菜或花卉），对具有相同角度和方向的线条进行匹配，对线条或圆圈的位置进行区分，对熟知或新的物体画结构图（如表盘、简单形状或抽象线条）
感觉运动能力	检测身体的左右侧视觉、听觉或触觉感知能力是否同样完好。与精细运动控制有关的手动技能（如用示指尽快敲击键盘），协调性（快速将一系列小钉子装入洞中的灵巧能力）以及强度，随意的面部和手部运动协调能力（表演使用钥匙、摆手再见或闻闻花香的动作）
执行功能	要求进行复杂认知操作，与其他所有认知领域有关。例如，在分心时集中注意的能力，做测试时灵活地交替分配注意力，在内心对信息再组织，如按倒序或升序重复随机数字，如何解决新的实际问题，按指令轨迹测试以及测试期间过去操作，均要进行评估

　　用于评估这些认知领域的每个测试都是标准化的。这意味着如何进行测试和评分会有特别的操作说明。如果正确地按照操作说明去做，那么得分就可以与同年龄段的常模（有代表性）组群进行比较，这个组群的人与患者具有相同的年龄和教育水平。常模组是一个大样本，由参加过测试的健康人组成。对于大多数测试来说，这个大样本已经根据年龄和教育水平进一步细分，这使得神经心理学家能够确定患者的表现是否与他的同龄人相当，或者是否低于或高于基于年龄和受教育程度的预期。除了在面谈中回答的问题外，也可能采用自我报告的问卷方式对情绪做进一步评估。这些问卷能让神经心理学家确定患者目前是否有与抑郁或焦虑有关的症状，以及这些症状是否在正常范围内，或是否属于轻度、中度或严

重异常。对情绪的评估很重要，正如前面所述，在评估测试结果时也必须考虑情绪的影响。

2. 评估结果模式　框6-9中的图表显示了Evelyn的测试结果，她是本章开始时在框6-2中描述的案例。图中每个条带表示为每个认知领域的总体表现水平。本书第1章（框1-3）描述了记忆障碍型MCI的诊断标准，而下图中看到的情况与这些标准一致。其中只有客观上的记忆力得分低，图表的底部是量表分（一种将不同认知测试的分数转换为通用量表分的方法），使用量表分可以比较各认知领域的表现水平，以了解表现水平是否相似，或者一些人比其他人好很多或差很多。量表分的平均范围是8 ~ 12分。可以注意到，在其他认知域Evelyn没有损害（界定的量表分少于5分），但记忆力分数低于平均值（量表分是7分），并且与在其他认知域高于平均分的能力不一样。

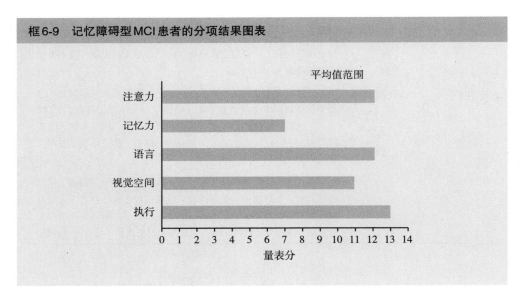

框6-9　记忆障碍型MCI患者的分项结果图表

在评估开始时，Evelyn表示非常担心她的记忆力，特别是担心在记忆力任务中表现不佳。那么，Evelyn在记忆力测试中表现差是不是因为这个原因造成的呢，Evelyn是不是只是一个高智商而记忆力较差的人呢？客观地说，对记忆力的特别担心会对表现水平有一定的影响，然而，尽管担心记忆力，但有一些相当难的测试，她还是成功地应对了。此外，还要考虑她的病史，其中包括她和她的丈夫都觉得她的记忆力发生了变化，比以前的水平下降了。

Evelyn的情况较为复杂，因为她在任何一个认知领域都没有明确的损害。的确，当她去家庭医生和神经专科医生那里看病时，认知筛查方面正常，所有实验室检查也没有问题，也没有找到身体原因来解释她的记忆力下降。深入的神经心理学测试客观地证实了Evelyn（和她丈夫）关于她的记忆问题的报告，因为从框6-9中的图表中可以看出，她的记忆力明显弱于其他认知领域表现出来的能力。那么，下一步该做什么呢？首先，将介绍如何解读神经心理学测试结果，然后再回到Evelyn这个具体的案例来进行分析。

3. 解读报告　神经心理学家会写一份报告，其中包括进行神经心理评估的原因、相关社会和医疗史、认知问题的发生和过程、认知测试结果、对结果的解释、MCI的分类（如果存在）和可能原因（如果确定MCI或其他认知障碍），以及给予建议。如果确定为MCI，可能的建议包括：进一步实验室检查（如果尚未进行）；转诊给社区支持服务系统（如果有的话），如果MCI是认知进一步下降的危险因素，继续监测认知状态；神经心理学检查随访（可能1～2年）；以及具体认知策略的内容，通过实施这些策略，可以尽量减少认知问题对日常生活的影响，甚至可能改善功能性思维能力。神经心理学家可以直接向患者解读报告的内容，或者转诊医生将这些报告内容传达给患者。患者也可以要一份神经心理学报告的副本个人保存。拿到报告的患者要记住，这是写给医疗保健专业人员（家庭医生或专科医生）的报告，因此它可能包含普通人不熟悉的术语。由于报告包含个人健康信息，所以最好私人保存。回到框6-10中Evelyn的故事，可能会让读者更好地理解，神经心理学测试结果为什么只在相关专业人员中交流沟通和掌握。

框6-10　一对有记忆障碍的夫妇的案例简介（第二部分）

神经心理专家告诉Gerry和Evelyn检查结果，他们对此并不感到意外，因为记忆一直是Evelyn的弱项。然而，他们还感到欣慰，她的记忆力并没有直接受损。相反，只是相对于其他较强的认知能力，她的记忆力下降了，这可能是她的记忆力变化没有真正影响到日常生活管理能力的原因。他们被告知，Evelyn的病史和认知测试结果符合MCI，其亚型为单认知域记忆障碍型MCI。这对他们来说是需要重视的消息，正如本书第一部分中所介绍的那样，这种亚型MCI的可能病因是阿尔茨海默病。他们希望有药物可以让Evelyn服用，但神经专科医生说，目前没有证据表明，MCI患者服用治疗认知能力下降的药物会有益处。目前最好的做法是监测认知能力变化，确定是否随着时间的推移而进一步下降（也许可以在1年半后重复进行神经心理学测试），选择能促进大脑健康的生活方式（规律的体育活动、健康的饮食和做一些对思维有挑战性的活动），并养成良好的记忆习惯，以尽量减少发生日常记忆滑坡。神经心理学家提供了一些实用的如何去做的信息，但是，开始时夫妇俩对此还是感到沮丧。服药要容易得多。然而，在进一步的讨论中，他们了解到有证据（本书第三部分将介绍）表明，选择的生活方式对健康有明显作用，可以推迟甚至防止痴呆症状的发生。当下，记忆障碍型MCI对Evelyn而言是一个危险因素，他们夫妇需要采取行动，他们知道该怎么做了。

五、小结

一旦确定MCI，立刻就需要考虑一些因素，即有哪些治疗方法（第7章）、MCI会如何影响自己和家庭成员的生活（第8章）以及可以采取哪些措施应对MCI和未来（第9章和第10章）。这些是本书第二部分的剩余章节中要关注的因素，要知道早期注意这些因素会有许多好处，即使怀疑MCI但未被证实的情况下，也一定需要专家和家庭医生合作，积极主动地管理患者的健康和未来。

对我们所有人来说，随着年龄的增长，对已经知道会带来风险的疾病进行良好的管理（通过治疗或预防）以及选择健康的生活方式是降低痴呆风险的最好办法，因为预防痴呆的最佳办法就是早期干预。在本书的最后部分，将详细介绍可以采取哪些行动来优化认知健康。如果想老年过得好一些，这些行动对所有人都有用，而对MCI患者来说尤其重要。研究表明，生活方式的选择可以对身体和认知健康产生真正的影响，对危险人群而言，可以防止或推迟痴呆的发生。

如果怀疑或确认自己或亲人患有MCI，应向医生询问的问题

要问医生的问题

1. 如何管理MCI。例如，我要多久来看病？我需要转诊到专科医生那里去吗？我需要做脑扫描吗？

2. 我需要在您的办公室进行认知筛查检查，以确定认知能力在我这个年龄是否正常吗？

3. 我需要转诊到神经心理学家那儿去做进一步认知检查吗？需要哪些程序？

要问神经心理学家的问题

1. 相较于与我背景类似的正常人而言，如何评价我的认知能力呢？

2. 什么时候或如何告诉我神经心理检查结果呢？

3. 会给我的医生寄一份报告吗？如果寄的话，什么时候？

4. 根据测试结果，考虑到我的好的和差的认知领域，我应该使用什么样的具体认知策略？

5. 如果我有MCI，属于哪个类型？

6. 我的认知问题的原因是什么？

7. 我的预后怎样？我的MCI会进展成为痴呆吗？如果是，会是什么类型？

推 荐 阅 读

See the Mayo Clinic website www.MayoClinic.com and the Alzheimer's Association www.alz.org for reader-friendly descriptions of MCI diagnosis and treatment approaches.

第7章

轻度认知障碍的治疗

现在对什么是轻度认知障碍（MCI）大家已经有了相当多的了解，相信你一定很想知道对此可以做些什么。在本章中，我们将正式介绍药物治疗和心理教育治疗的正反两方面。本书的第三部分（第11～15章）描述了许多生活方式的改变和策略，也有助于最大限度地减少MCI的影响并改善功能。我们鼓励考虑这两种方法：由医生或其他卫生保健组织专业人员推荐的正式方法，以及自己可以做的非正式方法，以使自己的获益最大化。

首先，本章讨论MCI和阿尔茨海默病的药物治疗方法，其中包括专门针对这两种病况的药物，也包括为其他目的研发、但已在阿尔茨海默病患者中试用的药物和补充剂。本章还将描述药品被批准用于临床前的漫长过程，描述一些在临床试验中失败的药物，并介绍一些目前正处于临床试验最后阶段、有可能在未来几年内上市的药物。虽然这些药物试验几乎完全集中在阿尔茨海默病患者身上，但仍值得关注；因为毫无疑问，一旦找到治疗阿尔茨海默病的成功方法，未来将研究这些治疗方法对MCI的有效性。

本章第二部分将介绍非药物干预，特别是对MCI患者有帮助的心理教育小组。最后，本章的第三部分将描述如何发现可以参与的研究，以帮助科学家寻找预防、治疗和治愈MCI和痴呆的方法。

一、MCI和阿尔茨海默病的药物治疗

首先要知道的是，目前还没有治疗MCI的药物。在本书第3章讨论了不同类型痴呆的药物治疗。下面将要讨论的一个话题是关于少数已经被批准用于治疗阿尔茨海默病症状的药物（框3-7）。这些药物包括多奈哌齐（商品名为安理申）、加兰他敏（商品名为Razadyne或Reminyl）、卡巴拉汀（商品名为艾斯能）和美金刚（商品名为易倍申），前3种是胆碱酯酶抑制剂，即它们有助于防止乙酰胆碱的分解，而乙酰胆碱是一种与注意和记忆有关的大脑化学物质。第4种药物美金刚，是一种谷氨酸受体阻滞剂，也就是说，它可以防止神经元之间的谷氨酸摄取。当神经细胞死亡时会释放谷氨酸盐，如果浓度过高时会有毒性。而美金刚通过防止

过多的谷氨酸盐吸收，来帮助保护细胞。

普通大众把这些药物称为"记忆药"，目前尚没有被药物监管机构批准用于治疗MCI的药物。第4种药物美金刚，被批准用于中度至重度阿尔茨海默病患者，也就是在MCI的最后阶段，因此不太可能用于MCI患者。不批准对MCI患者使用这3种胆碱酯酶抑制剂的决定，主要是基于这3种胆碱酯酶抑制剂用于MCI患者的临床试验结果，试验显示这些药物对预防MCI进展为痴呆没有效果。另一个不推荐这些药物广泛用于治疗MCI的原因，与2个伦理问题有关。首先，正如我们在第4章中所描述的，MCI可能会有数年的病程，而服用这些药物很多年，其效果是难以确定的；其次，正如在第4章中也提到过的，有相当一部分最初符合MCI诊断标准的患者，在后来的认知测试中会转为正常。对没有因痴呆临床前期乙酰胆碱减少的患者来说，处方这些药物可能产生的不良影响也是难以预估的，因此，许多医生不选择给MCI患者开这些药物。

然而，医生在给患者开哪些药物方面是有一定的自由裁量权的，有些会选择给MCI患者开这些药。理由之一是MCI和痴呆之间的界限并不清晰。对于诊断为MCI的患者，如果医生发现其在认知测试中的表现比最初就诊时要差，就会选择给患者处方胆碱酯酶抑制剂。有2个不能服用胆碱酯酶抑制剂的常见原因，是胃肠道疾病和某些类型的心律失常。因此，如果患者服用胆碱酯酶抑制剂加重这些症状，医生就可能不会建议服用这些药物。

本书作者询问了国际知名的老年病学家和伦理学家——多伦多Baycrest医院的Michael Gordon医生——有哪些因素和观点会影响他给MCI患者开或不开"记忆药"。Gordon医生除了在照顾老年患者方面多有建树外，还撰写了关于老年和照料伦理问题的书籍。

在框7-1中，Gordon医生描述了许多医生可能非常熟悉的一个场景：某人被诊断为MCI，病情已经稳定了一段时间；但这个患者（或者患者和家庭成员）希望尝试所有办法来治疗这种情况。此时，医生可能（或可能不）会试着使用胆碱酯酶抑制剂。

那么，为MCI患者开出的药物中可能有哪些？框7-2看起来有点面熟，它显示了MCI亚型的4种分类，然后列出了每种MCI亚型的可能预后。需要提醒的是，每个亚型的另外两种可能结果没有在该图表中显示，即目前的认知问题保持稳定（稳定型MCI）或恢复到正常衰老状态。本书第4章中详细描述了所有这些可能性，作者此处为图表添加了最后一层，列出了医生可能开出的药物类型。本书作者已经提到，如果有不断增加的记忆力恶化和处理复杂日常生活活动的困难，怀疑病情可能朝着阿尔茨海默病的方向发展，医生会给患者处方胆碱酯酶抑制剂；如果患者有抑郁症的症状，则很可能会被给予抗抑郁药，或转诊去接受咨询或认知行为治疗（一种认知问题-解决的治疗方式，由治疗师帮助患者识别和处理自己的问题）。如果患有高血压（血压升高状态）、高脂血症（胆固醇高）或糖尿病，则很可能会分别开具抗高血压药（降压药）、他汀类药物（降胆固醇药）或降血糖药（帮助降低血糖的药物），而且医生也会建议患者改变饮食和运动习惯。要注意，如果有单认知域记忆障碍型MCI或单认知域非记忆障碍型MCI，以及高血压、高脂血症或高血糖，也会推荐这些治疗。也就是说，如果有这些情况之一，即使医生认为血管性痴呆不是患者认知问题的潜在原因，仍然会对这些情况进行治疗。目前还没有发现治疗额颞叶痴呆或路易体病的特殊药物，但抗抑郁药似乎对这些类型的痴呆患者有所帮助。因此，如果医生怀疑这些疾病是认知障碍的原因，可能会使用抗抑郁药来帮助患者。

框7-1 采访老年病专家 Michael Gordon 医生

问：哪些因素会影响您对MCI患者开具或不开具胆碱酯酶抑制剂处方的决定？

答：是否为明显患有MCI患者开具胆碱酯酶抑制剂，可能是一个具有挑战性的决定。患者对自己的状况多少会有些"焦虑"，患者可能有明显或不太明显的家族史，或对身边患有痴呆的人多少有点了解。患者或家人也许读过相关文章。这些文章在互联网上有很多，也容易查到。他们或多或少会有寻求药物干预的意向。我的方法是首先对患者进行全面和仔细的评估，以了解他们在正式认知测试中所处的阶段。此外，如果他们说明自己对这一类资源感兴趣，还可以进行一些需要操作、集中注意和回忆信息的能力的补充认知测试。当然，对患者总体功能进行评估是关键，也是做出诊断的标准之一。如果他们符合MCI的诊断标准，而不是"早期痴呆"，在考虑使用胆碱酯酶抑制剂方面，这通常是做决定的关键地方。我把这些情况向患者进行解释。如果患者理解这个过程，我通常会在3～4个月内做一次随访，看看他们的临床和认知方面是否有任何客观或主观的变化。根据第二次评估，通常还要进行一些检查，以评估可能的代谢影响以及可能影响患者认知能力的任何药物变化，我会建议进一步定期评估，以确定变化的方向（如有）。

当我以更深入的方式了解患者，并与患者和/或其家人一起感觉到，虽然病情稳定无恶化，大家希望"能做的都已经做了"。我可以考虑使用药物治疗，我会向患者或其亲人解释：尽管并没有证明胆碱酯酶抑制剂对MCI患者有效，假如患者（通常他也会参与做决定）有强烈的意愿要求药物治疗，我也会考虑使用这些药物。如果决定这么做，我会使用治疗轻度至中度痴呆患者相同的方案，从非常低的剂量开始（通常是推荐最低剂量的一半），并试用2周。如果可以耐受，就增加剂量，并安排在3个月后随访患者，进行重新评估。根据评估结果，我通常建议继续用药，并进行3～4个月的持续随访。有些时候，尽管最初的评估是某种类型MCI，但患者或家属会感觉到药物对其临床症状有细微的改善，特别是在那些"反应灵敏性"和参与能力方面，而不是单纯的认知症状。

需要提醒的是，除了用于治疗已经诊断为抑郁症患者的抗抑郁药之外，没有药物能直接对患者潜在的脑部病理改变起作用。胆碱酯酶抑制剂对阿尔茨海默病的潜在脑部病理改变（即斑块和缠结）的影响仍不清楚。一些研究发现，它们能

减少斑块（即β-淀粉样蛋白的堆积）的产生，或减少其对大脑的毒性作用，但其他研究未能证实这些作用。抗高血压药、他汀类药物和降糖药分别针对潜在的高血压、高胆固醇和糖尿病都有肯定疗效。但对这些疾病已经造成的大脑损害不起作用。而且，可以肯定的是，抗抑郁药并不对额颞叶痴呆和路易体痴呆有直接的治疗作用。

框7-2　MCI不同亚型的可能药物治疗方法		
认知域受损数量	认知域受损的类型	
	记忆损害	无记忆损害
单个认知域损害	记忆障碍，单个认知域 阿尔茨海默病 （胆碱酯酶抑制剂） 抑郁（抗抑郁药）	非记忆障碍，单个认知域 额颞叶痴呆（抗抑郁药）
2个或2个以上认知域损害	记忆障碍，多个认知域 阿尔茨海默病 （胆碱酯酶抑制剂） 血管性痴呆 （降压药、他汀、降糖药） 抑郁（抗抑郁药）	非记忆障碍，多个认知域 路易体痴呆 （胆碱酯酶抑制剂，抗抑郁药） 血管性痴呆 （降压药、他汀、降糖药）

　　与MCI和痴呆的这些间接治疗方法相反，研究人员正在热衷于寻找安全和有效的药物治疗，希望其能够直接地对这些疾病的潜在大脑病理改变起作用。不幸的是，目前还没有获得任何成功，但为了让大家知道科学家们有多努力，请看框7-3。这个数字来自2010年发表的一篇综述文章，其中描述了当年正在开发的大量治疗阿尔茨海默病的药物。不要担心看不懂图中的药物名称，它们对本书后面所要描述的内容并不重要。我们只想给大家留下一个印象，目前对大量和不同的药物正在进行评估，并希望有朝一日这个巨大的努力能够开发出安全、有效治疗阿尔茨海默病的药物。对此进行描述之前，本书作者认为首先要讨论药物是如何开发出来的，应该让大家对科学家们开发新药时的漫长历程有所了解。

框 7-3　2010 年正在开发的治疗阿尔茨海默病的药物大队列

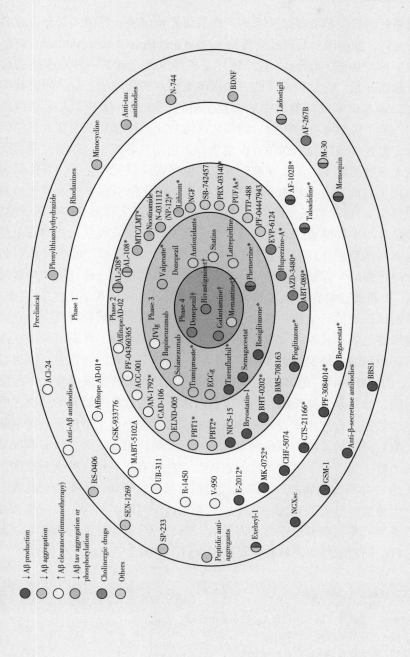

请注意，这里针对的是各种病理机制，由圆圈的阴影标识。靠近圆圈中心的药物更接近于批准使用。Mangialasche F, Solomon A, Winblad B, Mecocci P & Kevipelto M. (2010) Alzheimer's disease: clinical trials and drug development. Lancet Neurology, 9, 702-716.经 Elsevier 许可。

（一）药物是如何开发的

任何新药的开发都要经过一系列严格的研究或试验。其中大部分由政府监管机构进行监督，如美国食品药品管理局（Food and Drug Administration，FDA）和加拿大卫生部。如框7-4所示，这个顺序是科学家基于对某一特定疾病的病理学认识，从预测开始，尝试用不同的方法来改变疾病的病理学。这类研究被称为临床前研究，是在试管或培养皿中的细胞上进行，或在小鼠等非人类动物身上进行。例如，某个科学家有种药物，她认为可以防止β-淀粉样蛋白在大脑中聚集或结成斑块，需要将该药物加到含有β-淀粉样蛋白的培养皿中，以确定是否能防止聚集。绝大多数的此类尝试，在药物开发的临床前阶段就停止了，要么是因为药物没有作用（对病理改变没有影响），或因为它有其他不想要的效果（如健康细胞也受到影响）。极少数研究能够通过临床前阶段，进入受监管的临床试验阶段。Ⅰ期试验是在一小群健康的志愿者身上试用新药。科学家观察药物的安全性和耐受性（患者对药物的作用及不良反应的耐受程度）、药代学（检查身体对药物的作用、如何代谢的）以及药动学（检查药物对身体的作用、研究药物剂量与作用的关系）。Ⅱ期试验将在更大规模健康人群以及目标疾病患者身上试用该药物，以进一步测试该药的安全性和有效性。在失败的受监管的药物研究中，在这个阶段失败是最常见的，其原因与临床前研究失败的原因相同。Ⅲ期试验是在许多地理学上不同地域的大规模患者人群中进行的，以确定药物的有效性；如果目前有"金标准"的治疗的话，通常与之进行比较。由于Ⅲ期试验规模较大，因而需要很长的时间，如果是少见疾病，则需要耗时数年。通过Ⅲ期试验的药物，监管机构要对试验数据进行彻底审查，最终通过批准后才会允许上市销售。Ⅳ期临床试验是对上市后药物的监测，以检测罕见的或长期的作用，或确定没有参加早期研究阶段的人群（如孕妇）的安全性和有效性。总而言之，将一种新药推向市场可能需要长达12年的时间和数百万美元的费用。虽然这种长时间等待会让很多人感到沮丧，但重要的是要认识到，之所以需要这么长时间，是为了在向患者提供药物之前，必须反复证明其安全性和有效性。漫长的等待会让所有人放心，即医生处方的、我们同意服用的药物有可能帮到我们，而不至于造成严重伤害。

框7-4 药物临床试验分期

- 临床前：在试管、培养皿或非人类的动物中进行
- Ⅰ期：在小规模健康人群中进行
- Ⅱ期：在大规模健康或患者人群中进行

- Ⅲ期：在地理位置不同的大规模患者人群中进行
- Ⅳ期：上市后追踪罕见的或长期的不良反应

（二）失败的治疗阿尔茨海默病药物

对那些已经失败的抗阿尔茨海默病药物进行思考是值得的，尽管这些药物在治疗阿尔茨海默病方面并不成功，原因可能只是患者使用这些药物时为时已晚。在阿尔茨海默病试验中失败的药物可能治疗MCI有效，因为MCI的大脑病理改变和临床症状没有那么严重。什么样的药物已经开始走上临床试验之路却失败了呢？

大多数研发的治疗阿尔茨海默病药物都在阻断β-淀粉样蛋白的发展方面进行尝试，这个蛋白会在阿尔茨海默病患者大脑中堆积（见第3章）。其中一些药物研发基本上已经失败。最近，美国礼来制药公司停止了一种名为semagacestat的药物临床试验。很不幸，随机分配到semagacestat的患者与服用安慰剂（无效干预，如糖丸）的患者相比，认知症状恶化并且患皮肤癌的风险增加。这个例子也清楚地表明，药物试验中有可能发生意外事件，框7-2的数据转自2010年的评论文章，当时认为这种药物是非常具有前景的。

降胆固醇药物或者他汀类药物，也被当作抗阿尔茨海默病的潜在药物进行研究。其部分原因是基于晚发型阿尔茨海默病的高易感性风险有关的主要基因——APOE——能帮助身体处理胆固醇（见第5章）。早期的研究带给人们希望：服用他汀类药物降低胆固醇的人群与不服用他汀类药物的人群相比，痴呆的发病率较低。然而，最近的一项荟萃分析，即对其他已发表的研究结果的综合分析，还没有发现有足够的证据推荐他汀类药物用于治疗痴呆。但这并不意味着把胆固醇水平保持在健康范围内是不应该的，而是当然应该这样做，因为我们知道大脑健康与心脏健康密切相关。然而，关于他汀类药物是否能阻止MCI进展为痴呆尚无定论。

银杏叶制剂是一种从银杏树上提取的植物药，已经证实不能治疗阿尔茨海默病，甚至对健康人的认知功能也没有明显的好处。这让许多人感到失望，因为临床前期试验显示，银杏叶对大脑血流会产生影响，能减少β-淀粉样蛋白沉积，也能起到抗氧化剂的作用，更不用说银杏叶是非处方药，并且是"天然"和"安全"的。可是，银杏叶有稀释血液的作用，因此，即使该药很容易获得，但对于有出血风险或凝血能力下降的人来说，应该慎用。

（三）处于临床试验后期的药物、营养物质和补充剂

目前有两种淀粉样蛋白破坏性药物处于Ⅲ期试验阶段：solanezumab 和 bapineuzumab。到目前为止，这两个药物避免了诸如 semagacestat 等前代药物的缺点，并有望在未来几年内能够获准上市（译者注：solanezumab 和 bapineuzumab 两个药物的Ⅲ期试验未通过，另有 3 个同类药物获 FDA 批准上市，本文中未列出）。

免疫球蛋白是存在于我们体液内的抗体，它是为了应对细菌、病毒、真菌甚至癌细胞而产生，以帮助我们保持健康。研究人员正在实现这个想法，即免疫球蛋白也可能有助于对抗阿尔茨海默病的大脑病理改变（斑块和缠结）。目前在美国进行的一项Ⅲ期临床试验，即静脉注射从健康人的血浆中提取的免疫球蛋白 G（IgG），可以阻止阿尔茨海默病患者群体的认知能力下降和大脑萎缩，这一积极发现目前正在持续观察中。

目前有 3 种保健品是对抗 MCI 和阿尔茨海默病的热门目标。第一个，有研究表明，阿尔茨海默病患者的二十二碳六烯酸（docosahexenoic acid，DHA；一种 ω-3 脂肪酸）水平低下。关于阿尔茨海默病患者补充 DHA 的Ⅲ期临床试验结果不一，其中两项研究显示认知功能有所改善，但第三项研究则显示没有变化。正在进行Ⅲ期临床试验的第二个补充剂是白藜芦醇。白藜芦醇是葡萄和葡萄酒中的一种化合物，特别是红葡萄品种。有人认为这种化合物可以保护大脑免受一系列疾病的影响，如心血管疾病、癌症和阿尔茨海默病。白藜芦醇对抗阿尔茨海默病的具体方式尚不清楚，但它已被证明可以降低 β-淀粉样蛋白的水平，并促进抗氧化和 DNA 修复。

最后，维生素 E 有资格成为对抗阿尔茨海默病保健品的希望。维生素 E 和维生素 C 是抗氧化剂，可以对抗自由基对神经元的破坏作用。关于维生素 E 补充剂的早期临床试验结果不一，有些试验显示对阿尔茨海默病患者的认知能力有积极作用，但也有一些试验没有发现有任何效果，甚至更糟糕的是，发现有增加的死亡风险！相比之下，最近对老年人饮食的研究显示，维生素 E 的食物摄入量与阿尔茨海默病风险之间存在一个有治疗希望的联系。为什么试验结果会发生冲突？事实上我们所说的维生素 E 是由 8 种不同的天然化合物组成的家族，在食用绿叶蔬菜、坚果、某些油类食物时，会摄入所有或大部分的维生素 E。相比之下，在补充剂的临床试验中，补充剂严格限制为只含有一种维生素 E 化合物。关于健康饮食如何帮助保护大脑健康和减少 MCI 和痴呆的患病风险，本书第 11 章提供了更多信息。

值得一提的是，一些常见的补充剂、维生素和矿物质可能与某些药物相互作用，产生潜在的危险。维生素 D 和一些心脏病治疗药物、镁或钙剂和一些抗体、亚麻籽和一些治疗糖尿病药物都不宜共服。在每天常规服用补充剂、维生素、矿

物质之前，强烈建议患者与医生或者药剂师讨论服药情况。

二、记忆干预项目

另一种对抗MCI的方法是心理教育项目，或教育、咨询和实践相结合的项目，教授记忆干预策略。在本章中，推荐Baycrest开发的MCI项目，在框7-5中也列出其他已知的项目。笔者与每一位发表过研究报告的作者进行了联系，这些作者研究了小组干预对MCI患者的影响；也联系了每一个联邦和许多地方的阿尔茨海默病协会的分会，得到了框7-5所示的内容，它包括了在本书出版这个时段笔者获得的每一个回复。本书的所有更新都将在这个网站上公布：www.baycrest.org/livingwithMCI。

框7-5　MCI患者记忆干预项目列表

位　置	介　绍	联系方式
1. 多伦多（加拿大安大略省）	8节小组课程形式 题目：认知，影响记忆的因素 实践：记忆策略 对象：MCI患者＋同伴	Dr.Kelly Murphy Kmurphy@baycrest.org 1-416-785-2500 ext.2445
医护人员可以通过联系Kelly Murphy医生 Kmurphy@baycrest.org 1-416-785-2500 ext.2445来学习如何管理这个项目。该项目也在以下地方提供：		
伦敦（加拿大安大略省）		Jennifer Fogarty医生 Jennifer.Fogarty@sjhc.london.on.ca 1-519-685-4000，ext.42557
香港（中国）		Flora Leung女士，leunglt@ha.org.hk
2. 慕尼黑（德国）	20周小组课程形式 题目：认知，感兴趣的话题（如音乐、烹调） 实践：记忆策略 对象：MCI患者	Dr.Katherina Buerger katharina.buerger@med.uni-muenchen.de
3. 罗切斯特（美国明尼苏达州）	10天小组课程形式 题目：记忆支持，情感，快乐，练习	Dr.Glenn Smith 1-507-266-5100

（续）

位　置	介　绍	联系方式
4.蒙特利尔（加拿大魁北克省）	咨询：内科医生 对象：MCI患者＋同伴 8周小组课程形式 题目：认知 实践：记忆策略 训练：速度、视觉想象，执行控制 对象：MCI患者	Dr.Bridget Gilbert brigitte.gilbert.iugrn@ssss.gouv.qc.ca 1-514-340-2800 ext.4108

医疗保健专业人员可以学习如何管理这一项目，联系人：Dr.Sylvie Belleville，sylvie.belleville@umontreal.ca，1-514-340-3540 ext.4767，这个项目也在下面地址提供：

魁北克市（加拿大魁北克省）	Dr.Marie-Claude Bédard 或 Dr.Carol Hudon rnclaudebedard@hotmail.com　Carol.Hudon@psy.ulaval.ca	
5.蒙特利尔（加拿大魁北克省）	4周小组课程形式，之后如需要可单独课程 题目：认知，影响记忆的因素 实践：记忆策略，放松 对象：MCI患者	Dr.Nora Kelner 或 Dr.Lennie Babins nora.kelner@gmail.com psych104@hotmail.com

　　Baycrest的MCI项目是为MCI患者和他们的家庭成员提供的免费项目。小组课程每周1次共6次，另外还有2次长期随访（在6周课程结束之后1个月和3个月），每次课程持续2小时。每次课程的前1小时由一个多学科的专业团队主持，包括神经心理学家、营养学家和社会工作者，他们提供关于什么是MCI，以及影响记忆的各种生活方式因素的教育，包括饮食、焦虑和抑郁、体育锻炼和社区活动。本书的第11～14章对这些问题进行了更详细的讨论。在每次课程的第2个小时里，指导MCI患者进行实用的日常记忆策略练习，同时他们的家人则分到另一个小组进行学习，指导他们通过教育、支持和策略与MCI患者共同有效地生活。每星期所有参与者都会获得家庭作业（记忆练习），给每次课程学到的记忆策略提供机会进行日常练习。学友项目为结业人员提供了与该项目保持联系的机会，并提高他们的技能。

这样的心理教育项目有效吗？在2008年，我们发表了MCI项目的初步研究结果，发现该项目成功地改变了MCI患者的日常记忆行为，他们对记忆方法的认知以及如何在日常生活中应用这些方法的能力，证据显示有所提高。例如，患者会得到一份场景清单，如学习一个新认识的人的名字，然后写下用什么样的记忆方法来帮助自己。在参加该项目之前，参与者更有可能列出无效的或不具体的策略，如"我会注意"，而在参加该项目之后，参与者列出了有效的、具体的方法，如"我会思考这个名字的含义，并把这个含义与她脸上的具体特征联系起来"。在项目结束后，参与者在实际测试中也使用了比之前更好的方法。事实上，现在有一些已发表的研究表明，至少与等待名单上的对照组（即一组没有接受任何特殊干预的MCI患者）相比，这一类项目会对MCI患者的即时和延迟回忆有显著改善。请注意，此类项目的目标不是要"治愈"MCI，而是要提高功能水平，让患者具备有效的方法，以获得更有效、更有活力和更充实的生活。框7-6综合描述了研究人员的经验，是他们帮助制定了Baycrest MCI项目。

框7-6 参加MCI项目的案例简介

Charlene对参加Baycrest的MCI项目较犹豫。数周前她正式诊断为MCI。对此，她和丈夫Peter仍在调整心态。两人都注意她对Peter讲话内容细节的记忆能力在逐渐下降，并且她发现自己的生活条理性较之前变差了。与陌生人谈论此类问题，Charlene会感觉不太舒服。尽管如此，Charlene和Peter还是决定，这个项目值得一试，而且他们同意，如果前两次课程感觉不太好，就不再进行下去。

当Charlene和Peter知道在课程上会与类似情况的患者在一起时，他们都对自己的放松感到吃惊。当然，记忆下降的具体类型因人而异，但对他们来说，一旦知道还有很多人跟自己一样，会让他们感到非常宽慰。他们都觉得学到了很多有用的信息，了解到记忆是如何工作，以及在日常生活中如何提高和支持Charlene的记忆力。Peter特别感谢社会工作者进行的关于未来规划的真诚和详细的课程。最后，Charlene和Peter对日常生活做了一些调整。他们现在确保每天晚上都能一起出去散步，他们在晚餐后花时间协调日程表，并共同运用他们所学到的记忆策略，将他们需要记忆的新信息巩固在记忆中。在这个过程中，他们也结识了一些新朋友。

在全世界范围内，针对MCI患者的心理教育项目数量仍然很少，部分原因是卫生保健机构和宣传团体才刚刚开始了解MCI，并不是所有人都能充分地认识给MCI患者提供帮助的必要性。有人认为："在MCI阶段，患者没确定诊断，可能不会加入这样一个支持小组。"但是，等待加入Baycrest MCI项目的名单越来越长，以及发表的研究结果显示了此类项目的积极效果，说明事实并非如此，这也鼓励我们继续在世界各地的城市倡导建立更多的项目。事实上，由加拿大阿尔茨海默病协会2010年发布的《涨潮》（*Risng Tide*）报告（该报告可以在网址：http//www.alzheimer.ca/en/Get-involved/Raise-your-voice/Rising-Tide下载），强烈倡导这样的

心理教育项目，指出这是有助于推迟痴呆发病的一个重要方法，可降低痴呆发病率及患者经济和心理负担。

三、参加研究

为了保持精神活力，并有望成为下一个意义重大的治疗方案的接受者，参加研究是另外一个好方法。让患者参加研究是开发新的医疗和认知干预措施的唯一途径，这样能让科学家确定正在开发的治疗方法是否有效。事实上，Baycrest MCI项目的前48名参与者都是自愿参加临床研究的个人。而本书3位作者都在维护这个积极的研究项目，以推进对衰老有关的大脑健康问题进行了解，从而能够对MCI患者有所帮助。多数研究由大学、各个医院（尤其是大学附属医院）以及一些独立的制药公司等进行。当地大学和医院的心理学、老年学或老年病学、神经病学和精神病学部门，是找到目前正在进行的研究的最佳场所。网址www.clinicaltrials.gov和www.controlled-trials.com/isrctn提供了所有当前正在进行和已完成的临床试验目录，包括药物和非药物的临床试验，如记忆训练或体育锻炼试验。这个网站会告诉大家是否仍在为该试验招募参与者、试验在哪里进行、参加该试验的标准是什么以及与谁联系。联邦的或地方阿尔茨海默病学会或协会也可能保存着所在地区正在进行的研究名录。联邦协会的名单可在www.alz.co.uk/associations网站上找到。应确保所参加的任何研究都得到了当地研究伦理委员会或机构审查委员会的批准。在发达国家的大多数地区，研究必须经研究伦理委员会或小组对研究设计进行审查，以确保参与者的安全和权利。要特别注意对潜在的危害和获益进行综合考虑，避免胁迫和利益冲突。例如，尽管一项药物研究可能会有意料之外的不良反应，但研究者必须证明药物使用的剂量和给药方式（如片剂、注射剂型），相对于药物期望获益，其危害最小。不能让受试者有必须参与这项研究的感觉，参加还是不参加研究永远由受试者自己决定。即使在研究开始后，受试者也永远可以有停止参加的选择。研究伦理委员会还要确保对参与者的补偿金额（如果有的话）不会太高，以避免有些人可能仅因为需要钱而同意参加一项并不真正想参加的研究。最后，做出是否参加的决定不会影响从医生或其他医护人员那里应该得到医疗及护理。通常情况下，研究伦理委员会会确保"第三方"，即患者的医疗圈以外的人，知道有关该研究的情况，并记录患者是否有兴趣参与。

几乎所有经伦理学或机构审查委员会批准的研究，也都必须让受试者有知情同意过程，即需要告知受试者研究的性质、所需的步骤（阶段数量、任何干预的性质）、撤出的权利以及研究的主要研究员的联系方式。知情同意通常要以书面文件的形式进行，但在提供书面或口头同意之前，也必须让受试者有提问的机会，并有充分的考虑时间。希望本书这一章关于研究的内容，能够激励患者走出困境，有助于推动知识发展，以帮到他人和患者本人。

四、小结

期待科学家们能拿出一种药丸，让自己恢复到之前的状态，对于患有疾病的患者而言是一件非常自然的事情。然而，我们和其他专业人士一样，不太相信有治愈或预防各种类型痴呆的单个药丸。阿尔茨海默病以及大多数其他类型的痴呆是极其复杂的疾病，有许多不同的潜在生物学机制，共同导致了疾病状态。因而，不太可能有单一的"神奇药丸"来治疗各种类型的痴呆。框7-2中处于不同开发阶段的治疗阿尔茨海默病的各种药物，对其进行总结的作者也警告说，不要采用一种疾病一种药物治疗的传统模式，更有可能的是，需要采取多管齐下的方法，用两种或多种药物来治疗痴呆。即使如此，当服用这些药物的患者，同时改变生活方式为健康的，并从他们的家庭成员，以及健康保健专业人员（如咨询师和社会工作者）那里获得恰当的支持时，治疗才是较为有效的。作者强烈提倡，采用全面的健康管理、一个具有美妙前景的药物干预，与努力学习较好认知习惯及做出生活方式的积极改变结合起来，将最大限度地提高自己大脑健康和享受生活的最大乐趣。

推 荐 阅 读

www.clinicaltrials.gov and www.controlled-trials.com/isrctn/are registries of clinical trials for all types of conditions, including MCI and various forms of dementia. There you will find information on ongoing and completed trials of drugs, supplements, and psycho-educational interventions occurring in your region.

The site http: //www.alz.co.uk/associations lists Alzheimer's associations in many countries from around the world.

第8章

轻度认知障碍的个人影响

轻度认知障碍（MCI）的确是家庭事务。现在，大家已经熟悉了MCI是如何影响记忆和思维能力的。无论是MCI患者，还是他们的家庭成员和朋友，了解这些变化对于患者日常生活意味着什么是非常重要的。我们将不再单独介绍记忆功能的客观影响，因为在前几章中已经花了不少笔墨对这些影响的特点进行描述。但是，我们要谈一谈轻度记忆衰退对日常生活的影响。

一、MCI影响概述

本书在前几章中反复强调，根据定义，MCI不会明显地损害患者管理日常职责的能力。这里的关键词是"明显"，因为MCI特征性的认知能力下降对功能的独立水平还是有非常小的影响，特别是一些依赖于记忆的复杂思维能力，包括财务管理、活动计划和在不太熟悉的道路上辨识方向等任务。此外，与正常老化的同龄人相比，更多的MCI患者会出现负面的情绪变化、轻度的感觉丧失，如听力下降，有时睡眠质量也较差（见第2章论述正常老年相关的认知变化部分）。简而言之，MCI会带来认知和非认知方面的影响，其中一些在之前的有关痴呆的风险因素中提到过（见第5章）。

这一章将讨论这些变化对MCI患者的影响，同时还将探讨对其家庭成员的影响。是的，虽然变化非常小，但即使是很小的变化，也会影响到周围的人。事实上，越来越多的研究表明，与从未与MCI患者一起过生活的同龄人相比，那些与MCI患者生活在一起的人，较容易出现与抑郁和焦虑情绪有关的症状，整体身体健康状况也较差。

二、对MCI患者的影响

MCI会在几个方面影响患者的生活，它可以影响如何进行任务管理、情绪、自己的感觉、与他人如何相处，甚至可能影响睡眠和听力，本书将逐一讨论这些影响。

（一）日常生活的工具性活动

如第1章所讨论的，MCI的诊断标准之一，是认知下降对执行复杂的日常任务的能力没有影响或影响很小。这些工具性日常生活活动英文缩写为IADLs（instrumental activities of daily living），包括管理自己的日程安排、做家务、旅行计划、银行业务、购物以及逛街等。本书第6章提到过，在评估MCI时，医生会收集有关日常活动的信息，以便判断患者在完成这些任务时是否打了折扣，如果有，医生则需要判断患者受损的程度。不幸的是，即使患者和家人认为一切都没有问题，但如果细心去观察，还是可能发现一些蛛丝马迹的。美国马萨诸塞州的一组研究人员非常有说服力地证明了这一点，即使MCI患者在详细问卷中没有发现日常活动有问题，在"真实世界"里遇到新的或不太熟悉的任务时，其管理的有效性是下降的。这些研究人员评估了患有和未患有MCI的老年人，如何有效地处理不是常规类型的真实生活任务（如计划度假或查找和拨打一个服务商的电话号码，以处理一个模拟的维修问题）。MCI患者可以承担这些任务，但整体而言，患者经常遗漏一些步骤，如忘记了一些用于度假的物品，在管理这些任务方面，总体上不如没有MCI的同龄人。

（二）驾驶

大家可能记得在第6章提到过，通常MCI不会对安全驾驶的能力有明显的影响。所以，不要因为担心驾驶权利可能受到影响，而不愿意进行记忆问题的检查。现在，笔者就这个非常敏感的话题做一些澄清。的确，有越来越多的研究表明MCI确实影响了驾驶技能。例如，一项研究检查了在各种道路情况下的驾驶技能（如改变车道），并将患有MCI与没有MCI的老年人进行了比较，发现虽然MCI患者没有严重的驾驶障碍，但与没有MCI的老年人相比，MCI组的总体得分不高。这意味着应该对驾驶安全性进行监测，特别是患者认知能力下降有可能进一步加重。第10章将详细讨论如何评估驾驶安全性、什么情况下患者不应再开车以及生活如何不受影响。

（三）情绪和性格的变化

并非每位MCI患者都会出现情绪问题和/或性格变化，但较之同年龄人，其出现的机会还是要多些。医生和研究人员把这个称为神经精神症状，因为发现这些症状，如抑郁程度增加，是由与MCI有关的大脑病理改变引起的。这些症状通常并不严重，换句话说，MCI患者通常不会表现出足以诊断为精神疾病的明显症状。然而，尽管没有达到临床抑郁症或焦虑症的标准，但是，MCI患者确实报告了与这些负面情绪相关的较多症状，此外，患者家庭成员经常会发现患者在情绪和性格上有变化。

最近的一项荟萃分析（把一些独立研究结果综合进行统计学分析的方法），为我们提供了MCI患者出现的神经精神症状类型的信息。与MCI相关的最常见症状是抑郁、情感淡漠（缺乏兴趣或情感）、焦虑和易怒。当然，这些研究结果会受到所使用的调查方案的影响。然而，不同的研究中，这些症状普遍存在，而且在不同的文化背景和洲际间似乎都相当一致。

很难确切知道神经精神症状患病率情况，但许多研究结果似乎一致，即至少一半的MCI患者会有这些方面的变化。仍然有一个需要注意的问题，因为也有证据表明，情绪障碍会增加MCI患者进展至痴呆的风险。抑郁、淡漠及焦虑已经证实有这种风险。如果患者出现了情绪问题，采取一些治疗措施就很重要。需要告诉医生这些问题，并进行检查和治疗。

（四）对自我评价和与他人关系的影响

既要知道MCI对管理复杂生活任务的效率水平会有较小影响，也要知道MCI会对行为举止产生影响，但究竟是什么样的影响？要了解这个问题的答案，就需要直接去询问患者。在这方面只有很少的一些研究，也就是所谓的重点讨论组，即简单地把所有MCI患者聚集起来，询问一些开放式的问题，在讨论中看看会得出哪些共同点（想法）。

最近，我们与其他机构合作，开展了重点讨论组活动，旨在了解MCI患者如何感受到认知衰退对其日常生活的影响。结果存在两个共同点，分别是自信心下降和休闲活动（指娱乐活动，如打高尔夫球、参加聚会、打网球或阅读一本好书等）减少。据参加我们的记忆干预项目的MCI患者反映，他们对自信心下降和休闲活动减少这两个共同点特别有共鸣。我们这个项目自2003年开始，专门提供给MCI患者及其家人。框8-1列举了一些实例，是参加这个项目的MCI患者对记忆衰退如何影响自己与他人的关系描述。案例中的名字是假的，但对话是真的。

框8-1　MCI如何影响患者（第1部分）

Antoinetta，69岁，曾经是学校教师，两年前诊断为MCI。"我很少说话了。当我与大家在一起时，我不太说话，只是听着。"

Abdullah，72岁，仍在做兼职律师，去年被诊断出患有MCI。"我喜欢讲笑话，但最近有几次，别人告诉我已经给他讲过这个笑话了，太让人尴尬了。我不再讲笑话了，我真的很怀念以前，那时才是我。"

Pierre，70岁，退休会计师，4年前诊断为MCI。"妻子和我商定，当我重复问一个问题时，她给我一个手势。起初我想这是个好主意，但现在我觉得这太粗俗、太伤人了。"

Consuela，80岁，家庭主妇，几个月前诊断为患有MCI。"我的竞技桥牌水平大不如前，思路很容易被打断，而且不想让我的搭档失望。我正在考虑不打了，压力太大，面对这些问题很难受。"

从框8-1所列举的自我评价中可以看出，记忆力下降确实会影响到自我感觉、与他人的互动以及各种休闲活动。因为我们对提供有效的MCI行为治疗特别感兴趣，而在重点讨论小组中的MCI患者的休闲活动参与度下降，这让我们特别震惊。因为研究表明，更多地参与休闲活动，实际上可以减少痴呆的风险。MCI患者应该增加休闲活动，但实际上却在减少。在本书的第三部分，大家会读到更多的研究内容，证明各种不同的休闲活动对于大脑健康和降低痴呆风险有着积极的影响。从重点讨论小组中获得的结果，在为MCI患者提供的行为干预项目中可以直接进行运用（具体内容在第7章中可以阅读到）。这个项目的内容着重强调休闲活动对健康和幸福的重要性。研究找出障碍并提供解决方法，从中发现并参加有意义和愉悦的休闲活动（这将在第10章中进一步讨论）。在这里再重复一遍，我们从项目参与者的态度和感受中学到了很多东西，尽管MCI可能有负面的影响，也可能有积极的影响，这与MCI患者的态度和看法有关。框8-2收集了一些评论，表明了参加者在一些情况下，会感到MCI对他们的生活产生了积极的影响。

框8-2让笔者想起了一句话，"艰难之路，惟勇而行"。在第9章，笔者将展开讨论观点和态度对与MCI患者相处能力的积极影响。

框8-2 MCI如何影响我们（第2部分）

Richard，61岁，承包商，6个月前诊断出患有MCI。"它让我反思生命中重要的东西。我更感谢家人，我的太太。我现在努力地学习用手机安排和落实一些事情（指的是他的手机上安装的电子记事本），我比以前更能掌控工作中发生的事情，大家也清楚——他们总是来找我核实接下来的步骤，因为他们知道我在掌控。"

Lee，78岁，退休奶农，2年半前诊断为MCI。"我喜欢阅读，但无法记住前面几章的内容，阅读再没有乐趣了。我改读短篇小说。非常令人满意，我都不知自己有这方面的能力。你可以在一个下午读完一本，每次都是一种享受。"

Stephano，70岁，退休物理学家，4年前诊断为MCI。"发现自己患有MCI后，婚姻得到了改善，真的，我没有通过遛狗减轻体重，现在做到了，我现在知道锻炼能保持健康，现在我健康了，我的太太为我开心，狗也一样，此种乐趣，夫复何求？"

（五）感觉的变化

众所周知，阿尔茨海默病患者早期阶段可能会出现嗅觉和听觉下降。由于嗅觉减退，味觉也会受到一些影响，但疾病早期基本的视觉、触觉（触摸）和温度觉仍然较好。目前一些研究显示，与没有MCI的同龄人相比，MCI患者的听力受损的发生率也较高，就我们所知，仍无证据表明其他感觉有明显损害。而且，最近一项针对MCI患者的研究发现，有听力损失的MCI患者，比听力完整的患者进展至痴呆的时间更快。听力的变化，即使是极小的变化，也至少从三个方面影响参加社交的能力。首先，听觉困难者在吵闹环境中，如在聚会中，甚至是在开着收音机或电视时进行交谈，辨别语言较为困难；其次，如果不能正确地听到谈话的内容，那么准确记住的机会就非常有限；最后，MCI患者需要花更多力气来记住事情，再加上还得分散一部分力气来正确理解听到的内容，他们每天所面临的困难就可想而知了。

大家可能碰到过这样的情形，开车时为了搞清楚方向，需要关闭收音机或停止说话一会儿。大家也可能发现更喜欢在安静的环境做需要复杂思考的任务，如报税。仅仅是为了做这么简单的事情，就会让人知道，即使是小小的听力下降，都会给认知加上一个沉重的负担。现在大家已经知道了听力下降可以使患者社交能力下降，但大家是否知道，即使在最安静的地方，整体来说，有听力损失的老年人与没有听力损失的同龄人相比，在学习和记忆的测试中表现得更差。即使他们的听觉条件仍然非常好，能确定信息可以正确地听到，这种情况依然会发生。该观点认为，对于听力损失的人来说，需要更多的注意力去接收听觉信息，而用于学习和记住信息的注意力更少。笔者希望这部分内容能增加进行听力检查的动力，并听耳科专家的建议，尽最大努力去改善听力（例如，如果有听力下降，就要安装一个合适的助听器）。这样做会对参加社会活动时的记忆和快乐有好处。

（六）睡眠行为改变和鼾症

随着年龄变老，睡眠周期会改变。典型的睡眠周期包括浅睡眠和深睡眠阶段，每个阶段的时长称为睡眠结构；随着年龄变老，睡眠会更加片段化，总时长缩短（称为持续性睡眠减少），每个睡眠阶段时间长短变化（睡眠结构）和睡眠周期的时间也会发生变化。在阿尔茨海默病患者中，睡眠持续性和睡眠结构受影响更多（即与正常老化相比，患者的睡眠更加片段化和整体睡眠减少）。最近的研究表明，处于正常衰老和痴呆之间的MCI患者，他们的睡眠障碍也很明显。这个并不奇怪，MCI患者常常会报告有睡眠相关的症状。

从第2章可以得知，适当的睡眠对于记忆非常重要。这是因为当我们睡眠时，实际上是对白天形成的记忆进行巩固（这是一个神经生化过程，会让记忆痕迹变得更为持久）。睡眠不好会破坏这一过程，结果是记不住原本应该记住的最近获得的信息的具体内容。对信息的追踪和再组织以及学习新的信息等都会有问题。如果是因MCI引起记忆问题，肯定不希望睡眠有困难而加重这个问题。好的消息是，一些方法有助于提高获得高质量睡眠的能力，这些将在第9章进行论述。另一个好消息是，不同于情绪和听力问题与痴呆危险因素有关，睡眠行为异常则无关。然而，睡眠障碍的情况却并非如此。

随着年龄的增长，睡眠障碍也更加容易出现。睡眠呼吸暂停是其中一种情况，即在睡眠中出现呼吸异常，停止呼吸数秒或数分钟，或者是呼吸次数非常少。这就意味着在睡眠期间患者得不到足量的氧气，在自己不知道的情况下，影响了睡眠周期。睡眠呼吸暂停是一个可以治疗的问题，通常可以利用设备有效地帮助患者在睡眠中保持正常呼吸。如果白天感到疲劳，则可能与夜间呼吸出现问题有关。出现这种情形，特别是患者有MCI时，告诉医生是非常重要的，为了改善记忆或其他思维能力，要尽可能减少其他健康状况的影响。

三、对家庭成员的影响

MCI相关的行为变化，如财务管理的轻微变化或情绪低落，要比痴呆轻得多。不管怎样，这些变化会影响到家庭成员，特别是关系最近的家庭成员。

（一）动态关系中的角色转换和变化

MCI患者的家庭成员与痴呆患者的亲属照料者并不太一样。但是，在动态关系中，最为密切的家庭成员与MCI患者之间确实有角色的转换。不动声色地暗中观察患者是否有不妥的地方，或者更加进一步地检查患者的日程以及患者是否及时地补充了药物。

我们早期的一些MCI项目为MCI患者的家庭成员提供非正式会议，让他们有机会与一些相同经历的人一起，共同讨论关心的问题。在其他合作研究中，研究者对这些家庭的非正式会议的性质进行分析发现了几个主题，包括新的角色（如财务帮助）；未来的不确定性；期待了解对MCI、记忆系统以及随年龄而有的变化；MCI患者配偶情感变化（如易激惹）的处理困难、对配偶记忆丢失的自我挫折感、对熟悉事情无感以及期待情绪支持等。谈到情绪支持，他们正在寻找应对策略以及分享经验和解决方案的机会，这与其他有关MCI患者家庭成员的需求研究所确定的主题非常相似。基于此项工作，我们现在已经制定了一个更正式的对家庭成员进行干预的项目。该项目包括有关记忆和衰老的教育以及培训如何识别和有效管理MCI患者的有关问题。其目的是要积极主动地解决已发现的问题，并发现参与者在面对MCI患者的变化时的情绪反应，以防止这些参与者将来出现负面的健康问题。在框8-3中，列举了一些家属在应对MCI患者对自己的影响时最常提到的问题。

框8-3　MCI患者如何对家庭成员产生影响

- 当妈妈总是问同样的问题时，我感到很累
- 当老公记忆出错时我会很担心；我害怕事情会不会变得更糟，该怎么办呢
- 我太太在忘记一些事情的时候会很失落，她这样让我很难过，但我又不知道该如何帮助她
- 我想与爸爸讨论我对他的担心，但又不想让他不开心
- 我对承担更多的责任不太高兴；过去总是太太处理账单，现在她要我来做，虽然她也能做
- 我老公开车时常常会转错方向，虽然最后也能找到路，但我担心他会迷路或迟到
- 当妹妹忘记去做她答应的事情时，我很不耐烦，我不知道她是真的忘记了，还是事情对她来说不够重要，所以没有记住

我们对有助于家庭成员发现与患有MCI的亲人相处的积极方面也进行了关注。认识到这些积极的方面与我们能感知到这些“问题”是非常重要的，因为这对提高我们对生活的满意程度、有信心承担责任以及为自己和至爱亲人带来积极影响至关重要。家庭成员报告了一些积极的成果，包括学会更有耐心和更珍惜对待患有MCI的亲人。我们目前正针对这些项目的有效性开展研究，以帮助参加的家庭在面对患MCI亲人对他们日常生活的影响时，能够更加有效地应对。

（二）照料者有负担的症状

再次强调一下，MCI患者的家庭成员并不是“照料者”。这是因为，根据MCI的定义，患者仍能较高程度地独立处理日常事务。然而，如大家所知，家庭成员会注意到患者在处理日常活动的熟练程度上会有轻微变化，并为之受到影响。当使用“照料者”一词时，仅指护理痴呆患者的家庭成员。重要的是，与MCI患者一起生活的家庭成员，和与痴呆患者一起生活的家庭成员（照料者），都会报告受到相同的影响。

1. 情绪、压力水平和认知产生的负面影响　现在有许多研究表明，家庭成员在为MCI患者提供更多的支持时，会出现健康状况变差和/或更多的抑郁和焦虑症状。同样地，大家都知道痴呆患者的家庭照料者也表现出心理和生理健康的下降，包括焦虑和临床抑郁症的发病率上升。本书第2章描述了负面情绪和压力

会对认知产生影响。研究也表明，痴呆患者照料者本身会有一定程度的认知能力下降，但并不知道MCI患者对家庭成员会有多少影响。框8-4表明MCI患者记忆力的变化如何导致配偶的压力和担心增加。

2. 健康问题增多　很多研究表明，压力会对健康产生负面影响。本书第2章中也简略谈到了压力如何影响记忆。压力也会对血压和睡眠产生负面影响。MCI患者的家庭成员所报告的情绪和压力的影响（前面论述过），也极有可能对身体健康产生影响。很多研究非常明确地表明，痴呆患者的家庭照料者有免疫系统功能、血压甚至提前死亡等健康问题的增加，这就是为什么要针对MCI患者的家庭成员进行早期干预，目的同样是预防出现医疗情况和促进健康。

框8-4　记忆下降的隐藏作用及对MCI患者配偶的影响

Lily，58岁女性，与Ted结婚30年了，Ted，67岁，2年前诊断为MCI。Lily对自己的经历做了如下描述："难以估摸的记忆力下降特别让我担心，我不知道自己什么时候该参与、参与多少，而且不能指望他能懂。可能是一些不重要的事情，如记得在回家的路上去买牛奶，或者是重要的事情，如记得及时还清信用卡账单。我总是要反复检查或者提醒他，这让他很生气，要么是他已经记住了，要么是他因为忘记了而生气。说话也总是直来直去的，天天也是这些小事情，相当烦人，也要提防自己是不是太唠叨。"

四、对家庭成员的支持

在第7章描述了在加拿大多伦多的Baycrest医院制定的MCI项目，其中包括一个专门针对如何解决MCI患者家庭成员需求的部分。越来越多的人认识到为家庭成员提供干预的重要性。从既往的研究中得知，痴呆患者的家庭照料者会出现精神和身体健康问题，这给卫生保健系统和社会带来了额外的负担，更不要说患者本人了。了解到这一点，这会给我们所有人一个提醒。解决MCI患者家庭成员的需求，为这些人提供早期支持的机会，以预防健康问题。

有证据表明，家庭成员与MCI患者一起参加干预项目会对情绪有积极的影响。初步调查显示，Baycrest家庭成员干预计划的有效性与积极的预后一致。例如，家庭成员会报告自己对处理一些问题的能力比较满意，这些问题是在参加项目之初发现的。他们还报告说，对未来的担心减少了，并感到与MCI患者一起生活时，更有能力处理目前和未来的生活。这些结果表明，痴呆高风险的MCI患者，对其家庭成员进行早期干预可以使他们得到技巧、支持和知识资源，以防止照顾痴呆的家庭照料者出现较为严重的负面健康结果。这个影响具有实际意义，因为研究表明，与那些没有进行过干预的家庭照料者相比，进行干预有助于痴呆患者家庭照料者能更长时间去照料痴呆患者，最重要的是，主要的家庭照料者自身健康状况并没有因此而下降。

五、小结

如何处理MCI对生活的影响，将是本书其余部分的重点，读到这里，读者已经非常透彻地了解到什么是MCI、MCI是由什么原因引起、MCI的诊断和治疗以及MCI如何影响到人们的生活。在这一部分的后2章中，我们将深度探讨如何积极主动地管理MCI带来的影响。

既然读者已经知道了一些健康问题可能影响人们应对MCI，那就可以采取措施来防止这些问题。知而后行，本书希望MCI患者及其家庭成员能从行为干预所带来的积极成果中受到鼓舞（在本章前面部分和第7章有描述）。之前提到过，没有"灵丹妙药"，需要付出努力，但是这都是值得的。

好消息是你能够选择，可以选择采取有效的行动，以减少MCI对生活的任何负面影响，并阻止这些加快疾病进展的影响。在本书的其余部分，将介绍如何控制MCI进展。

如果怀疑或确认自己或家人患有MCI，应向医生咨询的问题

1. 如果自己或伴侣注意到任何不寻常的睡眠问题，如入睡困难、睡眠维持困难或过度打鼾吵醒自己或伴侣，就需要告诉医生，并咨询医生这些睡眠问题是不是需要进一步检查。

2. 如果自己或伴侣怀疑有视力或听力下降，请咨询医生是否要进行视力和听力检查。

3. 如果觉得自己需要更多的情感支持以应对MCI对生活的影响，请向医生或健康专业人员了解所在社区提供的咨询服务或支持团体，这对MCI患者和其家庭成员均有用。

4. 如果自己无法获得正面情绪，请告诉医生，并询问治疗方案。

推 荐 阅 读

Greenberger, D & Padesky, C. A. (1995). Mind over mood: Change how you feel by changing the way you think. New York: The Guilford Press.

Silberman, S. A (2010). The insomnia workbook: A Comprehesive guide to getting the sleep you need. Oakland, CA: New Harbinger Publications.

Please also see recommended readings at the end of chapter 9.

第9章

有效应对轻度认知障碍

有效应对轻度认知障碍（MCI），就是做出选择或改变，以持续促进自己的身体、情感和认知健康。第8章描述了MCI可能对患者和家庭成员产生的影响。本章将重点关注幸福感，让读者对自己的存在和相应的快乐水平、健康状况，以及对生活事件的掌控能力，有一个合理的满足感。我们将从能够有效地处理导致生活压力的原因开始，继而探讨心情管理、良好睡眠的影响以及培养良好的记忆习惯的重要性。每一个主题时，我们将指出如何利用这些信息建立一个"缓冲"，亦即即使面对生活的挑战时，也能提高健康和记忆状态。

一、压力

在第2章以及第5章，我们已经讲明白了压力会对记忆产生不良影响。压力即对某种情况或事件缺乏控制感时的一种体验。无论应对的压力源（产生压力的条件）有多少，持续时间长还是短，以及无论是正性的（如获得奖励）还是负性的（如要做根管治疗），均无关紧要，关键是要理解压力之所以能对健康产生负面影响，是在于身体对压力的反应，换句话说，即身体如何应对压力。

压力反应是一种天生的应对机制，一旦遇到压力源时就会自动激活，其功能是通过释放激素（如皮质醇）和葡萄糖到血液，提供额外的能量和警觉性，以便对压力源做出相对应的反应。一旦处理好了压力源，压力反应就会关闭，身体就会恢复到相对平衡的状态。如果压力源处理不好，或要面对太多的压力源，那么身体就较难达到它所需要的相对恒定的内部环境，因而不能有效地工作。可以把一段时间内必须处理的压力源数量，类比为身体所要承受的负担，当这个负担一直很重时，结果会导致身体健康出现"磨损"，疾病也就趁虚而入，从而增加了这个负担。在生活中，如果不能对压力源带来的情绪反应进行有效的管理，也会加重这个负担。

斯坦福大学的生物学家Raymond Sapolsky用斑马和狮子这个有趣的比喻，解释什么是适应性的和非适应性的压力反应。他在《为什么斑马不得胃溃疡》一书中进行了详细解释（本章结尾推荐读物之一）。本书对此进行简要的小结，斑马不得胃溃疡的原因是，当它遇到狮子威胁时，就会喷出气体来（换句话说，就是压力反应激活了），然后发了狂似地逃走。如果它们成功地逃脱了狮子，而且周围也没有狮子了，它们也就不再紧张，压力反应也就关上了。这就是适应性。不幸的是，人不像斑马。我们会担心下一次狮子再出现。我们的担心是心理性的，没有狮子，也没有威胁，但是因为担心，压力反应就一直存在，这就是非适应性的。

（一）压力的急性和慢性作用

对压力的急性反应是适应性的。但是慢性反应，如由于焦虑和担心，会一直开启压力反应，则是非适应性的。这是为什么？对健康意味着什么？主要与压力有关的激素是皮质醇，它的水平增高，导致压力相关疾病的发展，包括身体和精神健康问题。与慢性压力有关的一些疾病如高血压、心脏病、肿瘤、关节炎、糖尿病、胃溃疡、结肠炎以及头痛就是例子。其他与慢性压力有关的例子是一些精神卫生问题，如抑郁、焦虑、惊恐发作以及创伤后压力疾病（既往创伤性经历如车祸所致的明显和持续性的焦虑）。

皮质醇也会对大脑结构和功能产生直接的作用，特别是和记忆相关的结构。需要指出的是，这个激素对于调动活动所需要的能量是非常关键的，不管是早上起床还是去跑步。只有慢性升高，皮质醇才会对大脑健康产生负面影响。为什么在这些情况下皮质醇会影响记忆功能，因为对记忆非常重要的大脑结构海马，有许多亲和皮质醇的神经细胞。当中枢系统长期存在过多的皮质醇时，这些细胞就会像被洪水淹没一样，不能正常发挥其支持记忆过程的功能。过多的皮质醇也会影响海马中新细胞的发育，并导致现有细胞的萎缩。血液中皮质醇水平长期升高者，与没有升高的人相比，其海马较小，在记忆测试中表现也较差。

知道了皮质醇长期升高会对记忆和海马有影响，如果知道患阿尔茨海默病的老年人血液中皮质醇水平高于健康老年人，应当也就不会感到惊讶了。这意味着患者身体保持激素平衡的方式发生了变化，也是该病有诸多复杂性因素的又一个例子。到目前为止，还没有研究发现MCI患者的血液中皮质醇水平升高，也有人说这些研究结果尚无定论。针对这一方面，目前有更多的研究正在进行。

（二）调节压力对身体健康影响的方法

1. 一切都在掌握中 有时我们保持压力反应处于"打开"状态，是因为我们容易停留在烦心的事情上面，而且不允许自己有采取措施更好地管理压力源的机会。换句话说，心理因素（如心态）可以影响生理压力反应。完全相同的压力源所诱发的压力反应可大可小，取决于自身的感觉。想象一个司机在你前面强行并线，并截停你，对这种突然的危险，大多数人都会有同样的"行为"反应，即做出防御性驾驶动作以避免碰撞。然而，从这样的压力源中如何恢复，受自身感觉的影响，正如框9-1所述，对这种情况的"心理"反应不会完全一样。

框9-1　心理反应影响从压力源中恢复

状况：在高速路上被其他司机别了一下车。

反应A：喊着"混蛋，会不会开车啊！"握紧拳头，想象与那个司机对峙，并对他叫喊，驾驶过程中对此事充满怒火，非常气愤地到达目的地（压力反应持续＝适应性不良）。

反应B：喊着"哇塞！"琢磨着这个司机究竟想些什么呢，这么开车，希望其他人也不会气恼，并感谢上帝让他躲过了撞车。很快就不再想这件事情，心情良好地到达目的地（压力反应恢复较快＝适应性良好）。

---

2. 运动对于压力的影响　一般认为医学上的健康问题，如高血压、高胆固醇和糖尿病是压力相关疾病，即压力可以引起或加重的疾病。第12章将深度介绍运动如何通过预防或有助于更好地控制这些疾病，对身体健康产生积极的影响。运动也会对情绪产生积极的影响，如它可以减少与忧虑或沮丧有关的症状。从本质上来说，运动可以起到一个缓冲作用，可以防止长期压力对生理和情感健康产生负面影响。例如，在压力发生后，运动多的人心率恢复正常的速度比不经常运动的人要快。这在许多方面有相似性，拥有积极的态度或特定的"视角"，有助于更快地从负面事件（如被别车）中恢复过来。

3. 正式和非正式的放松技术　有正式的放松技术，如冥想和呼吸练习，也有非正式的放松技术，包括简单地进行自己觉得放松的活动。正式的放松技术需要一些练习，冥想是一种"意念放松"，其间要入境，把注意力集中到自己的呼吸，并进入一个内心平静的状态。祈祷也是冥想的一种形式，因为有助于通过静思得到内心安宁。还有一些把注意力完全集中到自己呼吸上的放松方法（框9-2）。有些活动，像瑜伽和太极等，将呼吸和缓慢而有控制的身体运动结合在一起，特别有助于达到放松的状态。

框9-2　现场深呼吸放松技术

- 注意自己如何进行呼吸（呼吸节律和快慢）
- 逐渐开始加深和放慢呼吸
- 当深慢吸气时，将腹部向外鼓起
- 慢慢呼气，如同对着一勺热汤吹气一样
- 呼气时，让肩膀和下巴垂下

（续）

- 持续做数分钟

一些贴士

- 如果感到头晕，则停下来正常呼吸数分钟，然后再重新开始深呼吸
- 如果思绪飘忽，属于正常
- 只要通过注意吸气和呼气之间的停顿，并在吸气和呼吸时计数，就可以重新集中注意到呼吸上

放松技术之所以能减少压力，是因为身体对它们的反应方式。身体不能同时有放松和紧张的感觉。当你感受到压力时，身体的反应是心率增加、血压升高、呼吸加快以及压力相关激素释放增多。当放松的时候，就会出现截然相反的情况，身体的反应包括心率、血压、呼吸频率下降，以及压力相关激素的释放都会减少。如果一些"心理压力源"，即一些问题让你难受，虽然不可能通过放松技术让问题消失，但可以改变身体对它的反应方式。例如，放松虽然不能治愈家庭成员的疾病，但却有助于用健康的方式来应对这一问题。通过改变身体的反应方式，来改变心理的反应的方式。例如，如果进入牙医诊室前感到紧张，候诊时通过深呼吸放松技术能够有助于让自己平静下来。可以尝试一下框9-2描述的"现场"深呼吸，这是一个很棒的小技术。在尝试这个技术时，闭上眼睛可以有助于把注意力集中在呼吸上。如果不想闭上眼睛，则可以在深呼吸时让眼球下视以及让视线变得柔和。按照下面的步骤去做，通常很快会产生一种放松的感觉。如果这种情况没有发生，可能需要更多地使用这种放松技术来进行练习。经常去做，这个技术就会有效，可以说是值得收藏的一个很好的小技术。使用时不受场地限制——不论是在医生的候诊室、等待发言前还是没有特定原因紧张时都可以使用。

在Baycrest MCI项目中，我们用到了上面描述的深呼吸技术，并且，参与者反馈的信息一般都是积极的。大多数参与者报告称，在进行深呼吸练习时得到了放松。偶尔在我们面前甚至还会有人睡着了。在学会深呼吸技术后，有些人晚上会用它来帮助入睡。有人甚至告诉我们，还可以有助于缓解疼痛，这种说法并不令人惊讶，因为放松技术通常也会用做疼痛管理。

没有必要以强迫、安静或单独的方式来进行放松。举例说，放松活动可以是在阅读、听音乐或演奏音乐、散步，或与让自己感到轻松自在的人在一起时进行。重要的是要找时间来做放松练习，即使一天只做几分钟也没关系，一样可以让自己去放松，产生积极的影响。如果这些活动成为日常生活的一部分，也就能充分感受到放松对健康的益处。例如，我们大多数人都能找出几分钟来进行深呼

吸，以此来让身心得到休息，因为不需要特殊设备或场地，只要花费几分钟，谁都可以随时随地通过深呼吸来放松。推荐大家每天花几分钟时间做框9-2中所描述的深呼吸练习。

如果有兴趣进一步了解这里描述的各种放松活动，建议先在当地图书馆、礼拜场所、社区中心或健身俱乐部进行咨询，了解这些地方是否有冥想小组或其他形式的放松练习组织。框9-3描述了一些善于应对压力的人的特征和习惯，这与Pelletier的著作一致。从中可以得知，他们的习惯之一就是每天进行放松活动；相应地，他们也拥有了积极心态（下文详述）。

框9-3　具有较好抗压能力的人的一些习惯

他们能够：

● 预知压力源，并能安排好如何处理
● 相信自己能够对事件及自身反应施加影响（自我效能感）
● 进行日常放松
● 保持有益健康的养身调理（如良好的睡眠习惯、运动、健康饮食以及社会关系）
● 挖掘和培养自己的生活目的和意义
● 与人为善
● 使用即刻紧张缓解技术

二、注意自己的感受

注意自己的感受有助于更及时地解决引起烦恼的问题，虽然无法改变这些问题，但运用这些方法，有助于面对问题时更好地管理自己的感受。在第2章、第5章和第8章中，我们谈到了诸如抑郁和焦虑等负面情绪导致的症状，以及这些症状为何在MCI患者中发生率更高、如何影响记忆以及如何促进病情进展到痴呆。如果负面情绪的症状会导致所有这些问题，那么积极的心态会起到什么作用呢？

（一）积极心态的作用

许多研究已经证明积极的心态对认知有益。特别是积极的心态能提高关注环境变化的能力，还能对更有效地处理不利情况的能力产生有益影响。如前所述，拥有积极的心态甚至可以加快压力事件后身体的恢复，如心脏和呼吸节律更快地恢复到正常。事实上，强有力的证据表明，积极的心态对健康有很多好处，如提高心脏健康、免疫系统功能、癌症生存期和寿命。

这里并不是说，需要一直都快乐才能感受到积极心态对健康和保健的益处，只是建议要注意到任何负面的想法和情绪的存在，并做出相应处理，不要等着它们自动离开。采取行动，参与让人愉悦并使自己感觉良好的活动。下面告诉大家一些具体并且是公认有助于改善心态的方法。其中一些是对每个人都有用的，因为大家都会有情绪波动的经历。而另一些方法有助于处理更为持久的负面情绪，这些情绪与精神疾病有关。

（二）可提高积极心态的活动

可以参与的活动有很多，能帮助自己获得一个较为积极的心态。这些活动大体分为三类，有个体意义（如具有目的性或成就感的活动）、有社交意义和能锻炼身体的活动。

参加有个体意义的活动，可以对个人的幸福感产生积极的影响，甚至可以预防痴呆！例如，芝加哥的Rush记忆与衰老项目，对900名社区居住的老年人进行了长达7年的跟踪调查，并观察了一些具体事项，发现这个特质能促进形成积极心态，即人生目的，指的是有目标和意愿来对行为进行指导，并能够从生活经历中发现其意义。他们发现，在"人生目的"的幸福感方面得分较高的人，其患阿尔茨海默病的风险明显较低。

人生目的这个理念与自我效能的概念非常相似，后者是相信自己具有完成某些事情的能力。感受到人生目的和自我效能均与积极心态有关。同样，用健康的观点看待事情和境遇的能力也是如此，如前面所提供的示例（框9-1，被其他驾驶者别车时B的反应）。

与他人互动似乎也能促进积极心态。通过选择与他人互动的方式，以及有他人一起活动的性质来获得社交的好处。当给予别人帮助时，或者为共同的事业而与别人一起工作时，常常会让人感觉很好。例如，参加食物募捐活动或社区清洁活动。与朋友一起分享快乐时，也会让人感觉良好（本书第14章将有更多关于社会活动如何促进积极情绪和减轻压力的内容）。

最后，已经证明运动可以促进积极心态，事实上，运动对情绪、压力管理能力以及痴呆风险的降低均有非常大的好处。如前所述，第12章中将介绍运动对健康如何产生有益影响。

刚开始时可能不容易发现能产生积极心态的活动，因而建议你思考一下身边的事情：别人做的事情有没有让你感兴趣的；是否有曾经感兴趣的活动，但从来没有机会参与过（如跳交际舞）；或者曾经参加过的活动，但因时间或条件限制而放弃（如打网球）；也可能你很喜欢孩子，愿意作为志愿者在学校担任教师助手。有无限的可能性，鼓励读者们花时间去发现和想一想什么样的活动会有回报。

如前所述，生活中有起伏是正常的。尽管大家确实可以控制自己，以及选择如何去应对生活低谷，但生活事件及境遇可能会差强人意。如果参与改善心态的活动并无帮助，并且负面想法和感受仍持续存在，那么就要与医生谈谈，探讨正规的治疗方案。

（三）正规治疗方案

咨询或正规的谈话疗法常常有助于改善情绪。药物治疗，以及谈话治疗联合药物治疗都是一种选择，都可以与医生进行探讨。谈话治疗方法可以单独进行，也可以在一组有类似症状的患者中进行。

对于焦虑、抑郁或两者兼而有之的患者，有一种特别有效的谈话疗法——认知行为疗法。通过这种类型的治疗，患者能对自己在面对生活中的问题、境遇和事件时所采取的无益的行为和思维方式，产生新的认识。例如，有位女士不邀请一个新朋友到自己家吃饭。之所以做出这样的决定，是因为她不知道这位朋友喜欢吃什么，而且在内心深处认为她可能不会喜欢自己的厨艺。通过认知行为疗法，她会学到如何避免这种负面思维模式，并想出一个能令自己放松的解决方案。例如，她可以问一下这位新朋友最爱点什么外卖，并邀请她一起吃不那么正式的晚餐。尽管认知行为疗法并不对每个人都有效，但对于大多数适合这类治疗的人来说会是成功的。这就意味着，一些患者的情绪问题可以不需要用药就能够得到有效的治疗。正如我们在第8章中提到的，关于MCI患者的小组认知行为疗法，最近一项研究显示，有一些初步证据表明这个疗法的有效性，参与者的接受程度和婚姻满意度都得到了提高。

在第5章，本书讨论了抑郁症的药物治疗，其他可以用药物治疗的情绪问题包括焦虑（担心）和淡漠（缺乏情感或兴趣）。在治疗老年人的抑郁症方面，药物治疗和谈话治疗（单独或联合使用）对于改善情绪非常有效。重要的是，要与医生一起探讨，看看哪个治疗方案最合适。

三、睡眠

良好睡眠对积极心态的感受能力也非常重要。本书第8章介绍过，睡眠模式会随着年龄的增长而改变，MCI患者经常主诉很难入睡或保持睡眠，并且容易早醒；此外，睡眠对身体和运动功能及记忆功能至关重要。鉴于睡眠对健康和生活幸福的重要性，需要让大家知道改善夜间睡眠质量的一些简单方法。框9-4给出了改善睡眠习惯和睡眠卫生的指导方法，也见于第8章由Silberman所列的推荐读物，包括通过对环境和行为的控制以影响睡眠。为了使这些技术起到作用，需要按照要求去做，做的时候不能只图方便。如果做了这些简单的改变，很快就会发现晚上睡得更好，醒来时感觉更轻松。

框9-4 良好睡眠习惯的注意事项

- 如果饿了，睡前可以吃点小点心，不可以在睡前吃大餐
- 睡前不可以饮酒，酒精可能会诱导睡眠，但会扰乱睡眠节律
- 规律做运动，但入睡前几小时内不要做运动
- 卧室不要太热，也不要太冷
- 就寝时卧室要安静，光线要暗
- 如果是吸烟者，睡前1小时不要吸烟，半夜醒来时也不要吸烟
- 如果睡眠有问题，那么下午以后不要喝咖啡，特别是要避免在晚餐时喝咖啡
- 尽可能地保持规律睡眠时间，即特定时间睡觉和特定时间起床

成人推荐的睡眠时间是每晚不少于7小时，虽然有些人会睡得多一些，而有些人会睡得稍微少一些。问一问自己，好的睡眠到底能带给自己什么？太多了。当睡着时，身体会进行很多功能的恢复，包括修复细胞损伤的蛋白质的生产和化学物质的生产。化学物质如褪黑素（具有调节睡眠周期和免疫系统功能的作用），5-羟色胺（一种具有多种功能的激素，最重要的作用是神经细胞之间的联络功能，但也能调节情绪状态，5-羟色胺水平下降与抑郁情绪有关）。如果没有足够的睡眠，身体会有压力（不得不增加的负担），因为没有足够的时间来对日间的劳累进行休养。当身体感受到睡眠缺乏带来的压力时，许多与压力相关的激素会释放出来，如皮质醇，造成调节血压和胆固醇、情绪，以及应对压力的失效。第8章介绍过当睡眠不够时，记忆力也就不能有效地发挥功能了。睡眠不足会降低身体功能恢复的效率，让人易于患上一些疾病如心脏病、脑卒中，还会引发情绪问题如焦虑和抑郁。总而言之，不论白天经历什么，睡眠像缓冲器一样，有助于身心功能达到最佳状态。

四、养成良好的日常记忆习惯

另一个方法是培养良好的记忆习惯，用于有效地管理生活中问题。这个习惯的重要性就是要依靠它。当到卫生间刷牙时，可以明确地知道牙刷放在那里。不管今天过得好不好，牙刷都会在那里，为什么？因为总是把牙刷放在那里。这个位置合理，把它放在那里是一种习惯，所以不用琢磨去找。习惯的另一个好处是，一旦建立，就很容易保持。当你养成良好的记忆习惯并从中受益的想法时，请记住我们举的这个牙刷的例子。在本书第15章中，将介绍具体融入日常生活中

的实用记忆策略。

（一）MCI患者能够学会的实用记忆策略

第7章介绍了本书作者自己的研究，Baycrest MCI项目的参加人员能够学到很多不同的记忆策略，并将这些策略付诸实践。重要的是，其他的研究者也证明了MCI患者可以学习并使用新的记忆策略。这并不奇怪，因为MCI并不意味着患者不能学习新的技能，而只意味着在培养新技能时可能需要多下点功夫。

这里所要表达的是，如果你一直在使用第15章中详细描述的行之有效的记忆策略，那么就会注意到记忆问题的数量有所减少。框9-5是第15章内容的简单预告，其中描述了一个真实案例，说明应用新的记忆策略如何能真正帮助解决令人烦恼的日常记忆问题。

框9-5　一位女士克服与乘坐地铁有关的记忆问题的案例

Rose，73岁，女性，近期诊断为MCI，发现自己乘坐地铁时总是走错站台，把东向搞成了西向。这种情况发生了很多次，每次发生时都让她难受，并不是因为多走了一趟自动扶梯到另一侧去让她难受，而是这种情况一次又一次地发生。我们教会她一个非常简单的策略，帮助她记住自己是要到东向站台。在离开家去坐地铁前，需要停下来想一想，在脑海中看到站台去东向的标志，并对自己说："我要去东向的站台。"这个小方法是"看到并说出来"，特别有助于注意并记住自己的想法，这也确实对Rose有用。她采用这个策略后获得了巨大成功，并且一直在使用，此后她没有再犯此类错误。

从Rose的案例来看，成功的记忆策略可以真正地增强信心。一旦学会了采用记忆策略来处理特定的记忆问题，就会很容易地应用于其他记忆问题。

（二）自我效能和改变记忆行为

正如本章前面所描述的，自我效能感是对完成某件事能力的自信。一项大范围的专门研究发现，自我效能可以促进工作顺利完成。认知康复界普遍认为，行为改变（例如，采用特别的记忆策略）的关键因素是对问题的认知。然而，最近一项关于MCI的研究让我们进一步认识到，自身记忆缺陷并不是MCI患者使用认知策略的动因。我们认为，相信有成功的实际可能性和成功经验才是关键的因素。换句话说，在使用记忆策略时，相信一个策略有用和使用起来确实有用相结合，才是MCI患者或正常人使用记忆策略并做出行为改变的重要动力。在框9-6中，Rose学到了一种记忆策略，得到了成功的经验，才有了在地铁站找对方向的自我效能感。在做事情时做出一点小改变，结果却不同。

框9-6　评估改变行为的获益和代价

写下需要改变的行为（要具体）。

我不爱运动，我要进行改变，因为我读了许多运动在各方面有益健康的文章。

	改变	不改变
获益	我的心脏会更好，我的感觉会更好还能够减轻体重	我会有更多时间来做我更喜欢的事情，如读报纸
代价	会让我做别的事情的时间减少，我要找出时间来做这些事情	我的血压在需要服药干预的边缘状态，如果不经常运动，就可能得高血压

　　常规记忆可以对日常烦恼（如特别忙碌的一天或者处理不太开心的事情）所产生的情绪或者所感知的压力水平进行缓冲。采用好的策略将最大限度地减少记忆问题的机会，即使是因为疲劳、担心、不痛快或其他原因所致的心情不好所引起的。好的记忆习惯就像是位好朋友，可以依靠。

五、小结

　　如果改变行为是一件容易的事情，那每一个人都会成为完人。做出改变并坚持下去并不容易，但这并不是强人所难，只是鼓励你去考虑一下，改变和不改变对自己的影响。如果企图一次做出许多改变，则会让人无所适从。因此，只要找出一件对自己的健康和幸福有益的事情。如果想让关注的内容更加明了，请阅读本书的第三部分，该部分内容涉及了如何改善MCI的预后。框9-6可帮助我们思考改变的获益和代价。想要改变自己的行为，因为它与睡眠习惯、处事风格、饮食习惯或休闲活动有关。如果发现改变的风险少于不改变，那么希望本章和本书的其余部分能够激励并指导读者实现最佳的健康状态。

需要咨询医生的问题

1. 如果担心自己的情绪或压力水平，问一下医生是否可以进行筛查，并跟进。
2. 如第8章所推荐，如果无法获得积极心态，请咨询治疗方案。
3. 是否有社区资源可以通过锻炼、冥想或支持小组来减轻压力。

推 荐 阅 读

Edwards, P. , Lhotsky, M. , & Turner, J. (1999). The healthy boomer: A no-nonsense midlife health guide for women and men. Toronto, Canada: McClelland & Stewart.

Sapolsky, Robert M. (2004). Why zebras don't get ulcers (3rd ed.). New York: Henry Holt and Company.

Davis, M. , Eshelman, E. R. , & Fanning, P. (2008). The relaxation and stress reduction workbook (6th ed.). Oakland, CA: New Harbinger Publications.

Please also see the recommended readings listed at the end of chapter 8.

第10章

管理轻度认知障碍

常言道，"抱最好的希望，作最坏的打算"。作为一个轻度认知障碍（MCI）患者，未来将是什么样？在本书第4章，作者给出了MCI患者的3个可能的转归：有些人会逆转到正常的老化，有些人会保持稳定，而有些人会进展到痴呆。未来不可能预测，但这并不意味着只能袖手旁观，任其发生。要成为积极的参与者，在变老的过程中，尽可能长时间地管理好MCI以保持健康和幸福。本章介绍了一些可以对未来进行掌控的方法，将从下面4个主题进行重点介绍：MCI对驾驶的潜在影响；规划当前和未来的支持需求及其对如何和在何处居住生活的影响；法律事务；获取信息和资源的途径。当然，这并不是为未来做计划，而是一份所要考虑的所有事项的详尽清单。我们希望这份清单能够提供一个有良好的开端。尽管大多数人在年轻时并不关心这些问题，但本章的内容确实适用于所有成年人，而不仅仅是MCI患者。

一、驾驶

在第8章介绍过，大多数MCI患者可安全驾驶。然而，MCI患者确实需要注意驾驶行为，因为许多MCI患者会表现出轻微改变，他们的驾驶技能已经不像从前那样"好"了。了解道路规则和如何驾驶机动车在这里并不作讨论，因为MCI患者在这些方面不太可能有改变，相反，是认知上是否发生了变化，而不是在道路上行驶和应对多种信息的能力有多好。前面提到的技能只在以下情况才用得到：①能够对突发情况做出快速反应，并能发现其他车辆、自行车骑行者和行人的动向；②能够有效地注意驾驶，同时遵从指令；③能够随机应变，例如当遇到行人横穿马路、路政人员施工或者救护车闯红灯时能及时刹停车辆，即使是在绿灯的状况下。

判断驾驶技术的最佳人选可不能是MCI患者本人，原因有二：一是，如果开车对自己来说真的很重要，就很难想象没有驾驶的生活，停止驾驶就可能会失去生活的独立和自由，因此即使MCI患者注意到自己对于安全驾驶所需的认知技能有一些变化时，也可能不会要求对驾驶能力进行评估，也有可能是因为不能确定如何去做或者是过于忙碌而放弃评估；二是，随着认知能力的下降，患者会意识不到自己驾驶能力的变化，可能记不起经常会出现的一些警示信号（后面会详细描述）提示驾驶技能已经下降。最好询问患者身边的人，他们是否对患者驾车和乘坐患者开的车有担心。如果有的话，那么建议按框10-1中列出的警示征象与这些人或其他熟悉患者的人进行讨论，并且很郑重地建议患者去做一次正式的驾驶评估。

框10-1　考虑停止驾驶的警示征象

- 快要撞车的次数是不是增加了
- 是不是有轻微撞车的直接责任
- 开车通过十字路口、判断距离或看到行人、路标或其他车辆时是否有困难
- 开车时是否难以集中注意力
- 在熟悉的道路上是否有过迷路或搞不清方向
- 手足协同动作时是否有困难
- 视力是否有问题，特别是在夜间的时候
- 跟车时是不是特别紧张
- 其他车辆是不是经常冲我鸣喇叭
- 家人是不是担心我的驾驶能力

经http://www.mto.gov.on.ca/english/pubs/seniors-guide/part2.shtml.同意转载。

（一）评估是否需要停止驾驶

1. **警示征象**　要发现自己的变化，这些变化提示需要对驾驶习惯做出相应的调整。年轻人和老年人之间最突出和最强烈的认知差异之一就是反应速度。随着年龄的增长，我们的反应速度没有那么快了，但这并不会让驾驶技术变得更差。除了反应速度外，随着年龄的增长，还有其他一些常见的变化会影响驾驶能力。可能需要戴眼镜才能看清远处的情况，或者迎面而来的车灯会干扰视力。适应这些变化很重要，并且需要改变自己的驾驶习惯。加拿大交通部有一个非常好的网站能帮助老年人评估驾驶能力，网址是：http://www.mto.gov.on.ca/english/pubs/seniors-guide/part2.shtml。框10-1中的列表为这个网站提出的驾驶警示征象。

如果对框10-1中任一问题回答"是"，那么就要考虑与自己所信任的人讨论驾驶问题，并确定需要采取什么行动以保持安全驾驶。这些行动包括减少一些驾驶行为，有可能只是在熟悉的路线或一天中的某些时间（如非高峰时段或白天）驾驶，或参加一个驾驶课程，以恢复良好的驾驶习惯。有专门的老年人驾驶提高课程和适合所有成年人的防御性驾驶课程。在本章的后面，将谈及如何在社区获

得这方面的资源。另一个选项是安排一次正式的驾驶评估，以确保在驾驶中自己（和他人）的安全，这个评估并不是为了评估是否了解道路规则，因为通过道路规则笔试并不意味着可以安全驾驶。如果认为自己通不过驾驶评估，那么应该考虑根据自身条件不进行正式评估，而自愿放弃驾驶。

2. 正式驾驶评估　根据居住的地方，可以让政府机构或私人公司来进行驾驶评估。评估驾驶技能过去由执照颁发机构负责，如省级交通部门或机动车管理局。但是，现在有许多私人公司为那些因病不宜驾驶的人提供驾驶技能评估。这些公司多数与政府机构有正式协议，协议要求他们向政府机构报告受试者的所有驾驶问题。如果公司有这样的协议，受试者应当知情同意。如果不清楚有可能带来的后果，可以直接询问。

这些正式的驾驶评估包括视力测试，其中包括使用电脑屏幕检查视觉注意力（不需要计算机操作技能），也包括在封闭道路或公路上进行的路考。路考中，可能会有两个人参加，即驾照考官和职业治疗师（医疗专业人员，其专业知识包括评估疾病如何影响诸如驾驶等生活技能）。职业治疗师可以在现场进行支持，以确保受试者以较好的身体情况来进行路考。

如果对参加驾驶评估确实感到焦虑，那么通过一两节课的准备以恢复自信心，也是一个好的方法。有些公司会提供驾驶课程，而且，他们还可能允许在考试路线进行练习，如果路考的车不是自己的，还需要使用该车进行练习。

3. 驾驶成本　如果还是拿不定是否要停止驾驶，可以想一想其他的影响因素。如果考虑拥有和驾驶一辆汽车的花费时，有些人可能会觉得放弃驾驶在经济上是划算的。在框10-2中，按每年行驶约15 000英里或18 000公里为基础（译者注：1英里＝1.61公里），对拥有和驾驶一辆小型轿车的年平均成本进行了分析。当然，这些数字只是一个估计，实际花费可能会更高或更低一些，取决于买汽车的花费和燃油效率以及驾驶频率。考虑到这一点，采用搭出租车、公共交通和搭家人和朋友的车等组合的出行方式，会节省一大笔钱。

4. 替代的交通资源　如果把车钥匙交出去了，那么需要想一想如何出行了。不希望这种改变会妨碍参加正常的活动。在评估自己的选择时需要对下面一些事情进行考虑。检查一下以前的驾驶习惯，列出在1周内通常会开车去的所有地方的清单，以及去每个地方的频率。注意到每个地方的距离，并计算出真正需要前往的频率。研究是否可以为一些活动制订一个常规安排或时间表（如买菜日、电影之夜、参加运动班、赛马场或读书会等）。变成一个常规会使一些定期的交通组织安排更容易一些，包括乘坐出租车或公共汽车，或者与一些参加活动的家人或朋友一些出行。有一些社区，会为老年人提供驾驶服务，带他们去看病和其他

框 10-2　美国汽车协会（AAA）和加拿大汽车协会（CAA）2011年对驾驶一辆小型汽车成本的统计

年驾驶费用类目	AAA统计成本（按15 000英里）	CAA统计成本（按18 000公里）
汽油（如果是加拿大含税）	1508 美元	1818 美元
保养和轮胎	717 美元	828 美元
保险	951 美元	1913 美元
执照和注册（美国含税）	438 美元	119 美元
贷款支出	584 美元	699 美元
折旧	2560 美元	3515 美元
总计	6758 美元	8885 美元

基于美国汽车协会和加拿大汽车协会的网站数据进行估算，数据获取日期为2011年11月14日，网址分别是www.aaa.com 和 www.caa.ca。

预约安排，只需付少量费用或者免费。请询问当地老年人中心、社区中心或图书馆，所居住的地方是否有这些服务。如果某些日子气候恶劣，乘坐公共交通会感到不适，那么可以考虑乘坐出租车，这样就不会错过计划中的活动了。有些东西，如杂货或药品，有可能还会发现社区会有派送服务。另外，还要考虑是否想或可以搬家到有较多设施的地方，甚至是在步行距离内的地方。

（二）放弃驾照

对于许多老年人而言，失去执照是一个非常大的打击。当这个决定是由家人、医生或者因为在驾驶评估中没有通过而强加时，尤其如此。即使当这个决定是自愿的，也会是一个打击。即使其他交通选择非常方便，或者可以节省一些钱，但对某些人来言，其对生活独立性方面的改变，是无法真正弥补的。需要承认这种变化和对这种变化的感受，并且有理由为此感到伤心。如果无法处理好这种失去驾照的感受，可以去与医生沟通，他们会提供帮助或者会推荐给能够提供帮助的人。也可以与其他有此经历的人交谈，了解他们是如何应对这种变化的，本章的最后一部分将提供建议，如何获得可能有所帮助的资源。

二、规划当前和未来的支持需求

如果你本人或家人患有 MCI，这对未来的规划意味着什么？有时更容易想到的是因身体问题需要得到支持，如背部不适需要雇用铲雪工或草坪维护服务，或家居保养服务。如框10-3和框10-4所描述的，MCI患者的认知问题所需要的支持有时不会太明显。当给予MCI所致认知变化很小的一点支持，就会对患者保持生活自理的能力产生很大的影响。通常，并不需要长期的支持，而只是偶尔一次喘息的机会，以让那些需要计划的日常活动得以继续进行，如在框10-4中所列的示例。

框10-3　一对夫妇交出报税表管理权的案例

Asmita是一位68岁的退休注册会计师，去年诊断为MCI。她喜欢数学，喜欢作预算，并且一直负责直系亲属和大家庭的纳税申报。退休后，她慢慢从大家庭的报税工作中抽身出来，但继续为自己、丈夫和两个儿子报税。她的丈夫Harilos怀疑她不能再做这些事情，特别是因为他们的报税都非常复杂。他注意到太太每年整理所有材料所花的时间要比平时更长，也让她感到有压力，尽管她从不承认。他知道她没有出过错，但也宁愿她把事情交给其他专业人员来处理。Harilos向Asmita表达了自己的担心，庆幸的是她很快同意了，看起来如释重负。尽管认识到参加活动以保持思维活跃很重要，但也知道，这些活动应该是轻松的，而不应有压力。也不应有任何"高代价"的错误。现在，夫妇两人在纳税季都没有压力，因为已经聘请了专业的会计师来处理报税。

框10-4　女儿和患MCI母亲的案例

Aga，83岁，数年前诊断为MCI。她住在一个宽敞的共管公寓，4年前她60岁的离婚女儿Eada搬来与她住在一起。与妈妈不一样，Eada从来都不太会做饭，Aga喜欢做饭，而且总是准备晚餐，但她发现，按照自己过去的标准来安排和完成一顿饭，整个过程要比过去更费劲了。Eada注意到妈妈的不对劲，所以找到了一个解决办法，每个周日她们计划1周的用餐，Aga做3次饭，Eada做1次饭，然后叫3次外卖，她们还对做饭做了安排，这样Aga就不用连续2天做饭了。有了额外的时间，她重新对烹饪产生了兴趣，并报名参加了当地社区中心的意大利烹饪班。Aga与Eada一起安排烹饪计划时很开心，现在还希望成为女儿的厨师。

（一）优化日常安排

人们所选择的生活环境，不管是独立别墅、公寓还是有更多支持的居住环境（如退休公寓），对MCI的生活效能都会有直接的影响，这是因为对于参与改善预后的活动，居住地的不同提供了各种便利以及可能的挑战，如健康饮食及参加体育和社会性活动。

1. **居家养老**　大家可能听说过"居家养老"这个词，想当然地会认为这个词指的是在自己家住的时间尽可能长，而不管自己所需要的支持程度。而其真正含义是通过提供必要的支持，如社区家庭照护和护理支持，帮助人们在家中居住的时间尽可能长，直到养老机构照料（长期照料）成为最佳或唯一的选择。在加拿大和美国的一些地区，已经有了促进居家养老项目，在是否能有效地满足老年人需求方面则取得了不同的结果。本书并不讨论其中的政治问题，然而，当讨论居家养老时，需要明确的是，我们所指的是在社区而非养老院的生活安排，是尽可能地促进生活自理。其中的意思是，即使从自己家搬到一个有更多支持性的生活环境，也属于居家养老。

居家养老需要考虑的重要因素是生活环境能否提高有可能改善预后的行为能力。换句话说，居家养老是否能提高安全性、获得医疗的便捷程度、较好的用餐能力以及具有对认知和身体健康很重要的休闲活动参与度？对此进行评估时需要考虑一些因素，如哪些对你很重要、你的价值观、你的家庭成员和朋友所能提供的支持、社区所能提供的支持、你的支付能力、你还有多少时间去做决定等。

2. 原地不动还是搬家　　首先是可以选择留在原地，继续按目前的方式生活。对于记忆而言，原地不动有一定好处。因为熟悉的环境有助于记住东西的位置以及如何完成日常事务。例如，你会知道咖啡机的位置，知道如何用自己的咖啡机做咖啡。但在自己女儿家里如何去做咖啡，可能就会较为困难（这是因为熟悉的环境能提高记住如何做事情的能力）。无论是留在原地还是搬家，还是需要对目前的生活环境做一些改变，如对家居进行改造，使其更加安全。通过移除地板上有绊倒危险的小地毯/垫子，或者在浴室里安装扶手，可以减少跌倒风险。如果不太确定如何使家居更安全，职业治疗师可以为居住环境做评估，并根据需求提出建议。

选择搬家也有很多理由。有时是从大到小，由独立屋搬到公寓或共管公寓里，以减少房屋保养责任。通常，人们搬家是因为想离市政设施或家庭成员近一些，或归属于一个社区，有相同兴趣的人会有机会相互认识。作为MCI患者，随着时间流逝，可能需要更多的帮助来安排搬家和适应新的生活环境。因此，如果已经想好要在未来搬家，到另外一个地方生活，那就在MCI病程中提早一点着手去做，以避免将来可能认知下降时，搬家遇到更多困难。

（二）有支持的生活

无论是原地不动还是搬到另一个住所，如果需要较多支持，慎重的想法是应当有计划地去做。需要弄清楚什么可以接受，并且在预算范围内。与家庭成员或好朋友讨论也很好，这样他们可以更好地理解你对这个问题的想法，也许可以帮助找到可接受的短期和长期方案的关键点。其中一些需求是可以预知的，如帮助安排交通、做饭、管理约会、支付账单或服药等需求。可以想一想：对于刚才所描述的活动，是否开始需要一些帮助？此外，目前的生活状况有什么可以改变的地方？这样有助于更好地应对这些挑战。

1. 居家的家庭/个人照护支持　获得所需支持的一个方法是考虑让其他人到家里来，帮助做较复杂或困难的事情。有时也可以请家人或朋友帮助购物、做饭、看病和其他计划的事情。社区或者私人渠道（如私人陪护）也会提供这一类帮助。例如，如果进出浴缸有困难时，可以请社区的协助人员来到家里帮助洗浴。也可雇请一些人来帮助做房屋清洁或者准备餐食。通常情况下，如果有一个紧急响应系统，可以在需要时启动该系统，将紧急服务送到家门口，这样就会让独居生活更有安全感。这一类的帮助也包括在支持性居住环境之内。

2. 支持性居住环境　支持性居住环境从退休公寓（这是需要居住者付费的）开始，到长期照护机构（通常由政府资助和监管，通常会给居住者补贴费用）。当社区服务不再能够支持"居家养老"时可以入住。许多退休公寓提供一系列的服务和生活安排，并根据住户需求变化进行调整。例如，住宿设施可以从公寓单元房到共用房间。此外，还可以选择餐饮、保洁、洗衣、用药管理服务以及私人照护等不同水平的相关服务。支持的水平可以较低（如提醒服药），也可较高（分发药物的服务）。确实也有一些退休公寓在内部提供长期照护设施（护理单元）。当住户最终需要更多照料时，不用有太多的搬动。对于夫妻而言，这有很大的区别，既使夫妻有一方需要更多的照料时，他们还能一起继续留下来。

多数情况下，人们不会认为住养老院度过晚年是一个很理想的途径。无论是否能花得起钱买到最好的服务，只有到逼不得已的时候才会去做。一般来说，需要24小时护理的老年人，是因为他们有严重的身体和/或认知障碍，需要专门的护理和日常个人护理。仅仅是因为正在变老和应对MCI，并不意味着未来就需要住养老院。尽管如此，着手制订计划是很重要的，这个建议适用于所有成年人，无论是否患有MCI。如果难以做出所有与健康或财务有关的决策，那么采取步骤以确保最能代表自己愿望的决定都是明智的。

三、法律事项

把事情安排得井然有序，并不只是老年人的专利。相反，它是所有成年人都应该做的，无论其年龄或健康状况如何。但是，人们常常把这一类事情搁置起来，只有当面临健康问题或记忆变化时，才会意识到这一点。他们在未来应该做而又无力去做决定时，非常希望有人能代表自己做出选择。与可信赖的家庭成员或朋友讨论自己老年时财务或潜在的健康需求是一个好的开端。如果决定签署"授权委托书"或订立"遗嘱"时，鼓励寻求专业的法律意见。碰到这些问题时，如果自己有能力来主导，要确保按照自己的决定和愿望来进行处理，这样不会让自己的家庭成员和朋友承受压力。

（一）授权委托书

授权委托书（power of attorney，POA）是你指定委托某人在自己无法做出决定时代表自己做出决定。可能需要此受托人对你的医疗照护、安全和生活安排（个人照护），或者对你的财产和财务如何处置做出决定。根据所处辖区（省或州）的情况，可以指定一个以上的人担任这个角色。换句话说，你可能指定某人对个人照护做出决定，另一个人对财产和财务做出决定。例如，你妹妹最了解你个人护理方面的愿望，但你的表妹更能处理财产和财务相关的决定。如果辖区允许，并且确实要将受托人的职责分开，那么指定他们一起工作就很重要。如果首选的或选择的受托人本身因某种原因无法履行职责，指定一些后备人员也不失为一个好主意。人们常常担心，指定某些人担任这些职责会造成家庭内部矛盾。为了避免这些矛盾，可以向家人解释所选择的原因，指定多人或者外人承担这些任务，或者让所有家庭成员知情，并让受托人告知任何决定的有关细节，这些做法都是会有帮助的。

1. 个人照护　你的个人照护受托人应该是一个或多个你所信任的人。同样，可以指定一个以上的人负责这项任务，在这种情况下，他们共同代表你来工作。虽然困难，但在你自己不能对任何个人护理做出决定的情况下，对你的意愿进行讨论是非常重要的。这些个人护理情况可能涉及有关医疗的决定，如希望住在哪种类型的照护机构或地点；如果在移动、进食或个人卫生如洗浴和穿衣等方面需要帮助，愿意选择哪种类型的个人援助。

拿医疗方面举例，在自己身患重病且无康复希望时，你会有何打算？如果呼吸停止，是否希望尽一切努力进行抢救？是否愿意上生命支持系统？只要经济状况允许，只要是安全的选择，你会希望在自己家里得到照顾的时间尽可能长一些。如果确实需要进入照护机构，那么要找一个符合一定标准的机构，可能能提供额外的照料选项，位于某一特定地点或者收住特定类型的患者。例如，你可能需要一个离你的家庭成员尽可能近的位置，或者你可能想住在一个住户年龄与你相仿的照护机构。如果你具备一定的行动能力（自己行走或借助助行器行走，或能够驾驶，或自己推轮椅），你可能就不愿意入住大多数患者不能自己走动的照护机构了。

关于做出个人支持的决定，可能会涉及诸如食物、卫生、衣服甚至娱乐活动。例如，你喜欢穿什么样的衣服、如何剪头发、中意什么样的餐食、音乐或者消遣活动。让大家知道你的偏好，为你在患病期间准备最优质的环境至关重要。这也有助于确保个人照护受托人能够适合自己，代表你做出的决定能特别接近你自己的选择。

2. 财产和财务　财产和财务受托人可以与个人照护受托人是相同的人，也可以是不同的人。可授权一个可以信任的人，能为你的最佳利益、负责任、有隐私保护地行事，并有能力处理财务问题。类似于个人照护受托人，这个角色也需要做大量的工作，要确保承担责任的这些人愿意花时间，并且有必要去做这些事情。例如，这个人需要去处理银行账户、支付账单、税务准备和申报，并要求代表你的意愿，做出是否购买或出售财产的决定。你要选择一个确信不会滥用信任的人，特别是当自己的财产资源可能会用于安排生活和照护时。要确定这个人会尽职尽力，这样你所拥有的财产和金融可以按照需要支持得足够长时间。一些银行有专门的申请表，填写后才能允许他人进入你的银行账户。希望你能询问这方面的情况，以方便受托人在将来必要时尽职尽责。

（二）合法的遗嘱

遗嘱是意愿的法律记录，将在你离世的情况下执行。一般来说，遗嘱包括以下指令，金钱和财产（私人财产和土地）将分割给谁，你的所有受抚养人（孩子和其他你要承担责任的人）及照顾人的名字，以及所指定的遗嘱执行人的姓名。遗嘱执行人要确保你在遗嘱中留下的指示得到正确执行，这个人可以是家庭成员、你的律师或财务顾问。你也可以起草一份生前预嘱，这个文件包含的内容有，如果你病了，并且自己不能做决定时，你的个人照护意愿是什么。生前预嘱可以或不可以包含你指定谁作为个人照护受托人的具体信息。生前预嘱和授权委托书只在生前适用，而遗嘱只在去世后适用。框10-5复习了每一个法律术语的一般性定义。

框10-5　与授权委托人和遗嘱相关的法律术语的一般性定义

受托人：当你因疾病或不能到场而无法做出决定时，代替你做出相应决定的一人或数人

1. 个人照护受托人：代表自己对有关医疗、安全、生活安排（护理场所）以及所需要的任何个人援助（食物、衣服、休闲活动、卫生）等做出决定的一人或数人

2. 财产和财务受托人：代表自己对有关财产（私人物品和土地）和财务等做出决定的一人或数人

如果你并未罹患疾病，而只是不能到场，也可指定一名受托人

（续）

遗嘱：仅在去世时生效的法律文件，其中规定了自己的金钱和财产（个人物品和土地）如何在自己所指定的接受者之间进行分配，如何为自己所抚养的人提供照顾，并指定由谁来执行这些指令

生前预嘱：仍然在世，但不再有能力对自己个人照护做出决定时生效的一份法律文件，包含了自己希望如何得到照料的指示

（三）指定受托人和订立遗嘱的渠道

为了指定受托人或订立遗嘱，大多数人都会求助于律师。律师具备专业知识，知道所有需要的步骤。为了准备与律师的会面，第一步应该是收集更多信息。可以在互联网上搜索信息，建议在收集资料和信息时，应选几个不同的网站作为来源，因为互联网上的信息并不总是准确的，或在你所居住的辖区未必适用。也可以在当地图书馆、书店或通过省或州政府机构查找信息。这是一个很好的准备过程，如果下一步是要请律师准备正式文件，就会知道问什么样的问题了。有些人不愿意承担法律费用，自己准备这些文件，但可能会遗漏一些步骤或不太完善。可以从前面所列出的信息来源（如书店、政府机构和互联网）中得到一些表格，用以创建这些文件。本书作者还是主张从法律专业人士那里获得建议，他们了解当地省或州的法律规则和条例，以确保没有遗漏任何重要事项。向朋友和家人询问是否知道你所在的社区有没有好律师，这也很有帮助。那些与自己关系密切的人，也可能愿意分享他们在指定受托人和拟定遗嘱等问题上的经验，并可以告诉你考虑哪些因素有助于指导做出决定。如果担心有人会对受托人或遗嘱质疑，那么可以申请一份报告（可能由医生提供），确认自己有做出这些决定的能力。

四、如何获取信息和资源

在本章和本书的所有章节中，对于在哪里可以找到正在讨论的主题或专题的更多的信息和资源都做了推荐，希望这些对你有所帮助。可是，我们认识到，从哪里获取信息是一回事，而知道如何获取信息则是完全不同的事情。对于如何知道是所要的信息，如何找到这些信息，以及之后如何采取行动，将在本章最后一部分提供一些实用内容。这个做法是让你能够回到这一部分，并作为指导，以帮助你在获得所需资源方面找到好的途径。框10-6将提供一些示例以说明笔者的意图。

框 10-6　想知道什么、怎么找到、找到所需资源后如何行动等具体示例

想知道什么	怎么找到	如何行动
想了解如何更好地控制血糖，因为医生说自己有患糖尿病的风险	你记得一个患有糖尿病的朋友，所以去问他。朋友告诉你，当地医院有一个为预防或更好管理糖尿病的老年人提供的免费项目	给医院打电话，询问老年人的糖尿病项目，并登记参加该项目。现在，已经在预防糖尿病的目标上迈出了第一步
担心自己驾驶有问题，因为刚刚发生一次车祸，而且是自己的责任	觉得自己可能过度反应，于是征求女儿看法。她认为需要专业意见，并找到一位知名驾驶教练，他能通过上课来提高驾驶能力	你给女儿找到的这位驾驶教练打电话，并预订了两节课。现在对于发现自己的驾驶习惯能否改善，已经迈出了第一步
需要帮助自己规划如何搬家到较小的房子，因为决定哪些东西要，哪些东西不要实在太难了	去图书馆询问管理员是否有这方面的书籍。她找到了一本名为《化大为小：专业人士的建议》的书。从中了解到许多搬家公司提供此类服务，以帮助人们如何做出有序决定	打电话给电话簿上所列的几家搬家公司，找出其中能提供搬家规划服务的公司以及价格。现在，已经迈出了发现搬家规划服务的第一步。接下来是挑选一家并预订其服务
你决定要立遗嘱，因为看了一个电视节目，了解到当有人去世时，没有为继承其遗产的人留下指示，给家庭带来很大的困扰	决定问问你的邻居，一名房地产经纪，她可能会认识一些人。邻居告诉你她听说城里有三家公司比较有信誉	在笔记本上记下这些公司的名称，现在，已经迈出了寻找律师的第一步。您决定了解每家公司，打电话并询问他们的价格。已经决定选择费率最高的公司，因为已经了解他们有信誉

（一）识别和寻找你想知道的内容

从框 10-6 中的示例中可以看到，开始搜索资源时，如果把自己想知道什么，以及为什么想知道这些的内容更具体一些，则会更有帮助，有助于寻找所需要的信息。当你确定所需要的资源，复习一下各个步骤分解过程时，请记住这些例子，它们有于助明确要寻找的是什么，并提供关于如何寻找的一些专家建议（框 10-7）。建议准备一个笔记本，可以记下自己想要知道什么、为什么想知道，并追踪搜索的结果，直到得到所有需要的信息，并根据所获得的信息采取行动。

框10-7　通过确定要寻找什么和如何寻找来发现资源

确定要寻找什么
- 准确地写下想知道的内容，并且要具体
- 写下为什么想知道这些信息，并且要具体
- 想一下想要的信息属于哪一类（如法律、健康、交通）。如果不能确定，就选一些接近的内容，这样有助于有一个开头

如何去寻找
- 询问家人和朋友
- 咨询当地图书馆或社区中心
- 查看一下电话簿里的服务
- 浏览互联网上的目录信息和网站，但要谨慎对待所找到的内容
- 收集纸质材料，如报纸、杂志、小册子和社区指南
- 询问某个健康照护提供者，如医生、社区护士或社会工作者
- 省市级政府机构等，会在电话簿上有列出，也可以在互联网上查到

（二）如何根据所获得的信息采取行动

　　此前在框10-6中提供了4个示例，说明如何采取行动来获取所需要的资源。但如果发现在获取服务资源的能力方面有障碍时，这些示例似乎过于简单。例如，当需要订立遗嘱时，如果提供服务的语言不是自己的第一语言，当要了解所有选项时，就有可能遇到问题。另一个可能的障碍是，感觉到自己想获得的资源实在是太贵了，或者是很难找到前往该资源的交通方式。这些障碍就需要退回前面的步骤，重复框10-7中所概述的过程。回到框10-6中的第一个例子，是关于更好地控制血糖的问题，如果前往医院参加糖尿病项目时，遇到了安排交通方面时的困难，该怎么办？也许要找到不需要乘坐公共汽车去医院的交通方式，因为公共汽车的路线太长且时间上也不方便，并且驾车也不行，因为停车费太高。如何找到合适的交通方式？向当地的老年中心询问，可以发现有一种服务，开车送老年人去看病，只需支付少量费用。现在你已经找到了解决交通问题的方法，并能够使用资源，即糖尿病项目。如果解决方案并不那么简单，而是必须在昂贵的停车费、漫长的公共汽车车程或干脆不去之间做出选择呢？在探讨选择时，可以考虑第一天去参加，并询问因为交通问题是否可以策略性地错过一些课程，以及如何获得学习材料，以在错过的课程方面追上项目的其他参与者。如果认为资源很重要，就不要错过。重新阅读框10-7，作为帮助确定下一步行动的指导原则，并且争取别人的帮助以找到解决方案。

五、小结

现在知道了未来可能面临的问题，涉及不再驾驶、居住在哪里会比较快乐和安全，以及为健康做长期规划，还知道了如何确定和获取有助于解决这些问题的信息。这样，作为一个MCI患者，在采取行动以更好地管理健康和未来方面就颇具优势，同时也希望本章为你提供一些具有可操作性的指导。在本书的最后部分，我们将详细介绍生活方式的选择，通过自己的努力，防止或推迟认知下降症状的进展。

向医生请教的问题

1. 在评估驾驶安全时会了解什么？
2. 在担心自己的驾驶安全时，我应该关注哪些迹象？
3. 如果我的MCI恶化，如何知道是否或何时不能再开车了？
4. 社区中是否有机构可以对我进行驾驶评估或帮我复习驾驶技能？
5. 您是否有资源能帮助评估我居家养老的安全性？
6. 哪些征象提示我应该搬到一个更有支持性的生活环境？
7. 我应该指定谁作为自己的受托人（如果医生跟你很熟悉的时候可以询问）？

推 荐 阅 读

Collins, J. , & Warner, J. (2009). Next steps: A practical guide to planning the best half of your life. Fresno, CA: Linden Publishing Inc.

Driscoll, M. (2002). The complete idiot's guide to long term care planning. New York: Penguin Group (USA) Inc.

第三部分

能做什么来改善预后

第11章
健康饮食：身体进食，大脑赋能

很多人都听说过"人如其食"这句话，但大多数人没能完全理解其意思。在本章中，我们将介绍饮食如何直接和间接地影响认知健康。如果没有问题，那么读完本章后应该认识到健康饮食是：①控制心血管疾病和痴呆危险因素的一个手段；②提高认知功能的一个方法；③并不高深莫测。读者也会懂得，饮食对于认知健康有着直接和间接（通过改善身体健康）的作用，见框11-1。

框11-1　饮食对于认知健康的直接和间接的作用

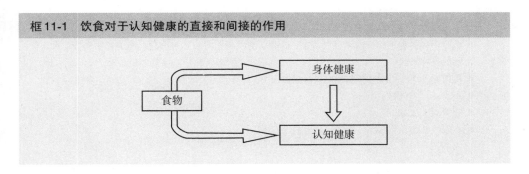

从一开始就必须认识到，我们使用的饮食这个术语，指的是所吃的东西，而不是指具体以减重为目的节食或减肥。健康饮食并不意味着"节食"，而是指吃有利于心脏健康，并附带有利于大脑健康的食物。

一、饮食习惯和老年人的痴呆风险

近年来，有大量的流行病学研究调查饮食习惯对老年人认知和痴呆风险的影响。这些对饮食习惯影响的调查，既有前瞻性的，即对同一群体的随时间推移进行的研究，也有横断面的，即比较不同年龄段组群的数据，这些组群之间的区别主要是饮食。基于这些研究的结果所形成的共识是，较多水果、蔬菜和全谷物，以及较低饱和脂肪的饮食与一些认知获益有关，包括更好的认知表现、更低的认知衰退率和减少老年人的痴呆风险。这些研究的局限性在于是观察性调查，而且往往难以控制其他潜在的影响因素，如身体活动水平和社会及认知参与水平。随后的章节中可以读到，其他因素也是降低痴呆风险的独立因素。

相对于不健康的饮食，健康饮食对认知的益处有研究支持。健康的饮食，也称为审慎饮食，是指水果、蔬菜和全谷物含量高，饱和脂肪含量低，包括食用鱼类的饮食。有许多方式来描述健康或审慎饮食。它只是符合健康饮食模式的一种进食方式。你也许听说过地中海饮食（框11-2），这只是健康饮食的一个例子。它是遵循膳食指南推荐的许多方法之一，你将在本章后面读到这些内容。不健康的饮食，通常被称为西式饮食，是一种高饱和脂肪的饮食，主要为肉类和包装食品，如糕点和饼干，而水果和蔬菜的摄入量很低。动物试验证实，健康的饮食与较好的迷宫食物定位学习和较少的神经元（脑细胞）损伤有关。与人不同，动物可以根据不同的饮食条件（健康和非健康）进行随机分组，这能使科学家们找出有问题的影响因素（这里是指吃什么），及其对研究结果的影响。能促进科学家们开始研究使用健康饮食作为有效的干预方法，并最终预防认知能力的下降和老年人痴呆。

框11-2　地中海饮食（健康饮食的一个示例）

- 大量摄入各种植物性食物，如蔬菜、水果、豆类和全谷物（蛋白质、纤维素和复合碳水化合物的良好来源）
- 橄榄油（单一不饱和脂肪酸的良好来源）
- 鱼（ω-3脂肪酸的良好来源）
- 葡萄酒（适量）
- 有限的红肉和乳制品（饱和脂肪酸的来源）

关注饮食对人的认知的影响的研究仍然不多。最近有一项前瞻性研究显示，对患有轻度认知障碍（MCI）的患者进行长期随访，证实有健康饮食习惯，即地中海饮食（框11-2）的患者，其从MCI进展到阿尔茨海默病的风险降低。这是一个强有力的提示，表明饮食可以影响MCI患者的预后。在接下来的章节中，本书将尝试解释饮食如何影响认知健康，并介绍知识和方法来帮助建立、维持或改善良好的饮食习惯。

二、饮食对身体健康的影响

有一些疾病，单独或联合由不良的饮食习惯引起或加重。作为衰老进程的一部分，我们的身体会容易得某些疾病，如高胆固醇血症，饮食会对这些情况产生影响，使其变得足够严重，单独或联合对我们的身体健康产生负面影响。每年去看医生很重要，以评估是否有诸如高血压、高胆固醇和糖尿病等疾病，因为这些疾病常常是"隐匿的"，在一段时间内不会被发现。

（一）饮食与心脏健康之间的关联

心血管疾病，一般人称为心脏病，会增加心脏缺血发作和脑卒中的风险。这种情况是动脉粥样硬化引起的，即血液中的脂肪物质堆积导致的血管（动脉和静脉）狭窄。研究表明，饮食有助于预防、更好地控制，甚至逆转导致心脏病的情况，即高胆固醇（高脂血症）、高血压（高血压病）和高血糖（高血糖症）。动脉粥样硬化让循环全身血液的心脏负担更重，使循环系统的压力变大。由于葡萄糖（细胞的能量物质）和氧气的转运不足，又反过来影响了包括大脑在内的器官的正常功能，而葡萄糖和氧气是维持细胞正常功能所必须的物质。如第4章所述，可能导致轻度脑部缺血性改变（因血流不足导致的脑细胞损伤），进而发展成血管性痴呆或加重阿尔茨海默病。在更严重的情况下，如果血管严重或完全堵塞，会导致心脏缺血发作或脑卒中。

健康饮食的好处是，它能对心脏病的可控风险因素，如肥胖、高血压、高胆固醇和高血糖等进行控制。当上述医学情况或风险因素中至少有3个同时发生时，可以称为代谢综合征（框11-3）。单独药物治疗不足以对这些风险因素进行较好的控制，饮食与药物相结合，在某些情况可以减少对药物的需求，同时显著降低心脏缺血发作或脑卒中的风险。

（二）饮食与糖尿病之间的关联

糖尿病是由于身体无法制造或利用胰岛素而导致血糖水平升高。如框11-3所述，血糖水平由胰岛素调节。糖尿病有不同类型，而与本章有关的是"2型糖尿病"。这种类型常在成人发病，不良的饮食和久坐的生活方式对其发病有明显的促进作用。肥胖是不当饮食和不运动的常见后果。2型糖尿病患者通常还有其他心脏病的风险因素。例如，估计有2/3的2型糖尿病患者还同时存在高血压。

框11-3　代谢综合征

代谢综合征是指以下3种或3种以上的医学情况的组合。最近的研究表明，代谢综合征较之于单独出现这些医学情况，能更好地预测心脏病和痴呆风险。

- 高血糖（血糖升高，空腹血糖≥5.6mmol/L）
- 血脂异常（血液中血脂组合包括高密度脂蛋白水平低、低密度脂蛋白水平高以及甘油三酯水平高）
- 高血压（血压升高，≥130/85mmHg）
- 中心型肥胖（男性腰围＞100cm，女性腰围＞88cm）
- 胰岛素抵抗（胰岛素降低血糖的功能下降）

2型糖尿病也与认知能力下降和老年人患阿尔茨海默病的风险增加密切相关。最重要的是，有证据表明，患有MCI和2型糖尿病的患者进展为痴呆的风险增加。其原因是胰岛素调节出现问题，导致β-淀粉样蛋白（阿尔茨海默病的病理标志物，前章已述）在大脑中积聚、神经炎症（大脑细胞的不良炎症，后面详述）以及缺血（血管堵塞导致脑卒中）。

好消息是，已经证明2型糖尿病老年患者改善饮食习惯，可以提高认知功能。因此，健康的饮食习惯很重要，它可以通过预防2型糖尿病的发展，或促进此型糖尿病的管理，来减少MCI向痴呆进展的风险。

（三）饮食与脑细胞功能之间的关联

饮食也可以对认知健康产生更直接的影响，因为所吃的东西会影响大脑的生理结构。在科学文献中，已经公认添加维生素、矿物质和某些脂肪对大脑健康至关重要。这些营养物质发挥着与神经元发育、修复和联络有关的关键功能。

此外，这些营养素还能促进血液循环，阻止神经炎症的发生。营养物质在预防神经炎症方面的作用特别重要，有证据表明神经炎症能触发如阿尔茨海默病等神经退行性疾病的进展过程。细胞炎症是对感染的适应性反应，但如果不适当控制，就会转变成慢性。非适应性炎症会因细胞间的氧气传输不均衡而发生。一般而言，如人体进行较多的氧气接收（氧化剂）和较少的氧气还原（抗氧化剂）转移，会引起对细胞有损害的氧化应激反应。抗氧化剂的功能是减少自由基产生的氧化应激反应或损害，而自由基是身体细胞代谢所生成的垃圾产物。抗氧化剂通过给自由基增加一个额外的电子，中和其氧化性，从而防止氧化损害。这个功能很重要，因为体内的氧化损害会导致许多疾病，如糖尿病、心脏病、黄斑变性、癌症和导致痴呆的神经变性疾病，这些仅是其中很少的一部分。人体自身会产生一些抗氧化剂，也可以从食物中得到。你也许读过或听说过富含抗氧化剂或具有抗炎特性的食物。本章后面的内容将会介绍如何发现这类食物。

鉴于营养物质对大脑健康的影响，如果它们对认知能力有影响，并不会让人感到惊奇。事实上，大量的研究证明，认知缺陷与营养素的缺乏直接相关。B族维生素（尤其是维生素B_{12}）缺乏与记忆下降之间的联系就是一个著名的例子，这在本书第4章描述为可改变的危险因素。

三、特定营养物质与认知提高相关联的证据

在本章上一部分，曾经提到营养物质缺乏与认知障碍有关，如思维速度降低和记忆能力较差。然而，到目前为止，还没有确切的证据表明在正常饮食中补充

任何一种特定的营养素，甚至多种营养素，会对认知有明显的益处。有一些随机对照试验，参与者被随机分配到服用特定的营养素片组或无活性成分的安慰剂片组。然后对这两组进行长期随访，对测定结果（如思维速度和记忆能力的认知测定）进行观察，看看其中一组是否比另一组的效果好。尽管其中一些试验产生了阳性结果，但对文献进行全面复习后，还没有发现一种神奇的营养素。事实上，在一些研究中，额外摄入相信有益的特定营养素，却会对健康状况产生负面影响。因此重要的不是某种特定的营养丸，而是在我们所吃的各种食物中，不同的营养素共同起作用。吃含有各种营养素组合的食物，是实现健康饮食对身体和认知健康益处的最佳途径。

（一）原因或效果：良好的饮食习惯与认知健康之间的关系

健康的饮食是否真的有利于认知，还是较好认知能力的人倾向于吃更健康的饮食？科学家们想通过几种方法来找出答案。一种方法是利用统计学来控制潜在的影响因素，如年龄、受教育程度、收入和运动水平，然后再研究长期健康饮食对认知的影响。另一种方法是研究饮食干预，看看是否对认知有积极影响。遗憾的是，目前在人群中实施的干预试验还非常之少。控制实验室生活的小鼠或大鼠的所有这些因素，就要容易得多。而且大部分的干预试验，都是用这类的动物来完成的。在这些研究中，可对健康或不健康的饮食进行随机分组，并且其他的生活方式变量也可以严格加以控制。对这些研究的结果进行分析，推断其因果关系，是否会支持饮食习惯影响的人体研究。总体而言，人抑或动物试验发现，当所有其他因素得到控制时，如年龄、身体健康状态和教育背景，健康饮食对提高老年人的认知表现、减少认知能力下降和痴呆风险，会有明显的影响。

（二）健康饮食和运动

吃得好的人倾向于更多地参加运动，那么，如何才能发现两者中哪个才起到改善心脏和认知健康的最重要的作用呢？结果发现，它们似乎都在起作用，减少心血管疾病和老年痴呆的风险。哥伦比亚大学的研究人员14年内研究了近2000名老年人，他们发现，当所有其他生活方式和人口统计学（如年龄和教育背景）因素得到控制后，健康饮食和运动都能独立地降低阿尔茨海默病的风险。研究结果特别一致的地方是运动和健康饮食之间会相互促进，有大量运动并严格遵守健康饮食的人，其患阿尔茨海默病的可能性最小。那些久坐和一贯不健康饮食的人最有可能患上这种疾病。从事运动或坚持健康饮食（只是两者之一）的人患阿尔茨海默病的风险居于中间。因此，同时具有运动和健康饮食的习惯，要好于只有其中一个。

饮食和运动之间似乎还有其他一些重要的互动关系。这里给出两个例子，第一个例子，Carol Greenwood医生和同事最近报告了在健康老年人中运动和盐的摄入之间的相互作用：只有在久坐的情况下，高盐摄入量与认知能力下降的风险增加有关。这表明，体质健康有助于减轻不健康饮食的不良影响，尽管如此，复习之前的例子，还是非常建议健康饮食和运动。说明饮食中脂肪和运动之间相互作用的第二个例子，低饱和脂肪饮食有助于预防动脉粥样硬化，但运动也是如此，因为运动有助于脂肪的代谢。事实上，最近的研究揭示了运动和健康饮食通过抵消高脂肪饮食的负面影响，而具有同样的保护作用。作为研究的一部分，研究人员检查了两组不太运动和超重的中年男性的血脂水平，一组要做定期步行锻炼，而另一组则没有。两组人都喝纯脂肪鸡尾酒，研究人员发现，与不运动组相比，运动组对脂肪的代谢更好，血脂水平更低。这个结果启示，在框11-4中描述的感恩节晚餐之前或足球赛前派对前，进行快步走（或其他形式的运动）可能有助于减少高脂肪膳食的不良影响。

四、理解有关饮食的杂音

经常读到或听到有关一些特定的食物或维生素具有某种神奇的特性，可以预防某种特定的疾病，并有益健康。在这种情况下，对食物的选择很难有自信。然而，正如本章前面所述，没有证据表明某种特定的食物、维生素或矿物质可以治愈某病或包治百病。只注意一种饮食成分或有太多选择，意味着最终会错过其他重要的营养物质。事实上，超过推荐量的某种维生素或矿物质的摄入量会对健康产生有害的影响。一个好法则是"一切都要适度，包括适度"（一句源自古代哲学的谚语，但被许多名人引用，包括Oscar Wilde和Julia Child）。本章后面将谈论如何确保在饮食中有各种不同食物，重点是要有水果、蔬菜和全谷物，这样就能最大限度地摄入维生素和矿物质。不过，本书首先将介绍一些与认知有关的最重要的营养成分：抗氧化剂、维生素和脂肪，并说明为什么它们对健康如此重要。

（一）抗氧化剂：有益的证据和食物来源

食物中的一些营养物质（维生素、矿物质和酶）属于抗氧化剂，因为它们的作用是通过减少氧化应激来防止细胞损伤。而现在已知氧化应激与许多疾病，如心脏病、糖尿病、癌症和阿尔茨海默病有关。人体会制造一些抗氧化剂，但大部分抗氧化剂来自饮食，包括必需的维生素（如维生素C和维生素E）、硒（一种矿物质）和各种称为类黄酮的化合物，它们均具有抗氧化剂的特性。富含抗氧化剂的食物包括颜色鲜艳的水果和蔬菜，如蓝莓、树莓、西红柿、胡萝卜等，不胜枚举。含有类黄酮最多的食物是那些颜色较深的食物，特别是十字花科（拉丁语意指"交叉"）蔬菜。这些蔬菜之所以如此命名，是因为它们形成了一个"十"字形的花朵，包括西兰花、花椰菜、大白菜、芝麻菜、卷心菜和甘蓝，此处所列举的只是其中很少一部分。

（二）维生素和矿物质：有益的证据和食物来源

许多不同的营养素都有每天推荐的具体摄入量。下面将为你提供有关维生素D和矿物质钙这两种营养素的具体信息，这样做有两个原因。首先，这些营养素能对抗与年龄有关的骨骼健康衰退，这种衰退会导致与骨折有关的骨质疏松症（骨骼变薄）；其次，即使有健康的饮食习惯，这些营养素也很难达到推荐摄入量。其他维生素和矿物质，如B族维生素、维生素C和硒，对健康也同样重要。然而，如果遵循健康的饮食习惯，包括从4个食物组（在本章后面的"保持健康饮食"一节中会有描述）中选择推荐的份数，那么肯定会大量获得这些营养物质。在本章的开头，笔者承诺过健康饮食不会是"火箭科学"。如果饮食均衡，就没有必要担心吃的橙子里有多少毫克的维生素C，以及到底要多吃多少特定的东西才能达到建议的每天维生素C摄入量。

框11-4　一个采用健康饮食的成功案例

Lucia是一名56岁的威斯康星州绿湾人，在安大略省Sault Ste Marie担任采矿工程师。毫不奇怪，她对美式足球，特别是她家乡的球队绿湾包装工队热爱得近乎痴迷。每次包装工队的比赛，都会有一个赛前车尾派对。人们把车停在离足球场尽可能近的地方，并在车尾开始户外夜间聚餐。大家认真对待这些聚会，并且来回走动品尝各自的食物，并争相吸引路人到他们车尾。那么他们会做什么吃的？油炸奶酪、香肠、辣椒、排骨……我们有没有提到油炸奶酪？新鲜蔬果产品在菜单中占的比重不大。虽然不完全是健康饮食，但对多数人而言肯定是美味的。

当Lucia回家观看周末的比赛时，她知道她肯定会经不起诱惑而大吃特吃。然而，在她的脑海中，是上个月医生就她的体重问题，特别是腰围增加有过一次严肃谈话。而且血液化验提示她的血胆固醇和血糖水平已经接近用药控制的阈值。她在心里记住了（不是双关语），并一直在努力选择好的食物并增加身体活动量。可是她喜欢吃油炸奶酪，那么赛前派对该怎么办？去闻美味吗？谁能挡得住这样的诱惑？

为了帮助坚定决心，她预约了在回家前周五去见医生。让她吃惊和感叹的是，他竟然这么说：欺骗自己。他对她坚持健康饮食的努力印象深刻，并认为如果Lucia有被剥夺的感觉，可能会妨碍她保持所做全部改变的努力。如果她特别想吃油炸奶酪，他认为她应该吃，但只是偶尔吃。因为Lucia在快要被诊断为代谢综合征时，需要保持生活方式的改变。8个月后，她的体重在健康范围内，通过运动和饮食能够有效地控制血糖。她的确需要继续服用降脂药，但除了吃药，她全部吃健康饮食（偶尔欺骗一下），1周数次快走，她的好的胆固醇水平升高，坏的胆固醇水平下降，成功降低了心脏病和认知能力下降的风险。

1. 50岁以上人群维生素D和钙的推荐摄入量 维生素D和矿物质钙对骨骼健康很重要，似乎也有一些治疗疾病的作用。例如，维生素D被认为可以阻止神经炎症，维生素D不足与癌症和糖尿病风险增加有关。维生素D还帮助身体吸收钙，促进骨骼、心脏和结肠健康，并有助于控制血压和肥胖。维生素D的推荐日摄入量为800国际单位（IU），50岁以上的人钙的推荐日摄入量为1200mg。身体每次只能吸收500mg的钙，所以要在一天中分散服用，以得到推荐的摄入量。

通常情况下，这两种营养素存在于同一食物来源中。例如，许多乳制品是维生素D和钙的良好来源，如牛奶、酸奶，甚至是冰淇淋。带骨头的三文鱼和带骨头的沙丁鱼，类似于鱼罐头中的那种，也是很好的来源，尽管并不是每个人都喜欢吃鱼骨。杏仁和烤豆也是钙的良好来源。鸡蛋、三文鱼、金枪鱼和强化谷类食品是维生素D的特别好的来源。

维生素D的另一个天然来源是太阳，来自太阳的紫外线触发人体合成维生素D。然而，阳光暴露是公认的皮肤癌危险因素，而且，北方气候生活的人和/或皮肤较黑的人，在阳光下吸收的紫外线较少。这就是为什么推荐从天然食物中获得维生素D，在某些情况下，如接下来所描述的，从补充剂中获得维生素D。

加拿大卫生部建议，除了健康的饮食习惯外，50岁以上的人还应每天补充400IU的维生素D。维生素D的摄入量不要超过需要量，这很重要，因为过量有可能会对健康产生有害影响，如恶心或肌肉无力。在框11-5中，本书提供了更多关于食物良好来源以及一份食物中维生素D和钙含量的具体信息。请记住每天目标是至少摄入1200mg的钙和800IU的维生素D。从框11-5中可以看到，对于维生素D而言是很难做到的，这就是为什么推荐使用补充剂的原因。

2. 其他类型的维生素和矿物质的摄入情况 植物性食物（蔬菜、水果和全谷物）是许多其他重要营养素的良好来源，如维生素C、维生素E、维生素K和B族维生素，矿物质如硒，以及多酚类化合物（在植物性食物中发现的化合物，如之前讨论过的类黄酮化合物）。植物性食物中还含有丰富的抗氧化剂，并同时促进在体内的摄取。颜色较深的植物性食物含有的抗氧化剂最多，本书在讨论抗氧化剂的食物来源时提到过这一点，而且将在本章中反复提起。

如前所述，本书不只关注每天推荐的需求量，而是强调简单均衡饮食。因为这将确保获得足够数量和种类的营养物质，其中许多也是植物来源。然而，从这4组食物中（"保持健康饮食"一节会做详细介绍），有时很难获得每天推荐量，承认这一点很重要。如果是这种情况，那么本书希望你考虑服用多种维生素补充剂，它们多数是为了让我们得到各种营养素的每天推荐摄入量而设计的。对于那些服用影响人体吸收某些维生素的药物的人，或那些想通过减少食物摄入量来控制体重的人，维生素补充剂也非常重要。

框 11-5　钙和维生素 D 的良好食物来源示例（一份餐食所含营养素的大致数量）

钙的良好食物来源（mg：毫克，1 盎司＝28.350 克）	
牛奶	1 杯 ≈ 300mg
黄油	1 杯 ≈ 300mg
大豆饮料（强化型）	1 杯 ≈ 310mg
橙汁（强化型）	1 杯 ≈ 300mg
酸奶	1 杯 ≈ 250mg
奶酪	2 盎司或 50g ≈ 350mg
松软干酪	1 杯 ≈ 150mg
酸奶油	1 杯 ≈ 150mg
冰激凌	1 杯 ≈ 180mg
沙丁鱼（带骨）	2.5 盎司 ≈ 280mg
三文鱼（带骨罐装）	2.5 盎司 ≈ 190mg
布丁或奶油冻	1 杯 ≈ 200mg
杏仁	1/2 杯 ≈ 200mg
烘焙豆子	1 杯 ≈ 125mg
深绿蔬菜（甘蓝、菠菜、大头菜）	1/2 杯 ≈ 50 ～ 100mg

维生素 D 良好的食物来源（以国际单位 IU 计量）	
鸡蛋	2 大号 ≈ 58IU
沙丁鱼	2.5 盎司 ≈ 140IU
三文鱼	2.5 盎司 ≈ 350IU
金枪鱼	2.5 盎司 ≈ 80IU
人造黄油（选择非氢化物）	1 茶勺 ≈ 25IU
牛奶	1 杯 ≈ 100IU
酸奶（强化型）	3/4 杯 ≈ 60IU
橙汁（强化型）	1/2 杯 ≈ 50IU
谷物（强化型）	2/3 杯 ＝ 29 ～ 300IU（产地不同）

注意：1. 检查产品标签上是否有"强化"标签，因为维生素 D 和钙的添加量可能不同。

2. 表中数据是粗略估计量，实际会有变化，上述内容部分来自政府网站 https：//www.healthlinkbc.ca/healthfiles/hfile68e.stm 和 https：//ods.od.nih.gov/factsheets/VitaminD-HealthProfessional/ 和 https：//ods.od.nih.gov/factsheets/Calcium-HealthProfessional。

询问药剂师是特别值得鼓励的，了解正在服用的所有药物是否会带来营养物质缺乏，以及正在服用的维生素补充剂是否会影响药物的疗效。咨询家庭医生这些问题也不错。也鼓励尽可能多地通过健康饮食来获得营养素。因为科学表明，食物来源中的营养素相互作用和形式，能够增强其抗病能力。

（三）ω-3脂肪酸：有益的证据和食物来源

ω-3脂肪酸是我们饮食中的一种必需脂肪酸，因为人体不能产生这种类型的脂肪酸。研究表明，ω-3脂肪酸通过减慢动脉粥样硬化的速度和降低坏的胆固醇（低密度脂蛋白）来预防心脏疾病。它们还具有抗氧化特性，因此可以减轻神经炎症并保护神经细胞膜。ω-3脂肪酸特别好的来源包括，ω-3鸡蛋和油性鱼类，如三文鱼、鲭鱼、黑鱼、沙丁鱼、鲱鱼、虹鳟鱼和淡水白鱼，等等，当然这只是其中很少一部分。鱼类通过消化海藻来制造ω-3脂肪酸，而人类则无法以同样的方式从海藻、核桃和亚麻籽中提取这些脂肪酸。加拿大膳食指南推荐每周至少吃两次鱼。然而，记住"一切都要适度，包括适度"这句忠告；专家们还建议，要努力限制摄入汞金属，因为汞在某些鱼类中含量很高（更多内容见网址：www.healthcanada.gc.ca）。

正如第7章所综述，已经有ω-3脂肪酸作为阿尔茨海默病的治疗方法的研究。迄今为止，还没有确切证据表明这些营养物质对疾病本身或其进展有任何重要影响。另外，有少部分证据表明，对于不携带APOE ε4等位基因（阿尔茨海默病的危险基因，见第5章）的老年人，这些脂肪酸可以防止其认知能力下降。科学家们一致认为，这些特殊的脂肪酸仍然值得进一步研究，因为它们在预防或延缓疾病进展方面可能发挥的作用。

五、关于脂肪的真实情况：好的、不好的和真正不好的东西

我们饮食中的许多必需营养素都来自含有脂肪的食物，而脂肪有助于人体吸收这些营养素。然而，并不是所有的脂肪都起的作用是一样的，我们需要考虑这一点，所以在选择食物时，要平衡地摄入必需的蛋白质、维生素和矿物质。

（一）好的东西：不饱和脂肪酸

不饱和脂肪酸都是植物脂肪，以液体或固体形式存在。有两种类型的不饱和脂肪酸，单不饱和脂肪酸和多不饱和脂肪酸。单和多只是指脂肪中碳和氢之间键的数量，单是指只有一个键，而多即2个以上的键，两种类型都有益。单不饱和脂肪酸的来源包括油类，如橄榄油、菜籽油和花生油，以及牛油果和许多不同种

类的坚果，如腰果、杏仁和花生，这里所列举的只是少数几个例子。多不饱和脂肪酸的来源包括油类，如玉米、向日葵、红花、棉籽和大豆油以及鱼油，无论是提取的还是来自整条鱼，还有亚麻籽油。

这些不饱和脂肪有什么了不起的地方？首先，它们能使沙拉和其他食物的味道变得很好，但最重要的是，对于沙拉里蔬菜成分中的维生素，这些脂肪有助于其在人体的代谢，因为维生素A、维生素D、维生素E和维生素K是脂溶性的。事实上，芝加哥健康和老龄化项目的研究人员发现，食用蔬菜，而不是水果，可能减慢随年龄增长的认知能力下降的速度，推测是因为不饱和脂肪的关系。蔬菜比水果更容易裹着沙拉酱一起吃，所以摄入的蔬菜中的维生素会代谢得更好一些。不过，最重要的可能是这些脂肪影响血液中的胆固醇。它们对胆固醇有很好的作用，因为，像ω-3脂肪酸一样，它们可以减少"坏"的胆固醇。

（二）不好的东西：饱和脂肪酸

饱和脂肪在室温下通常是固态的，主要是动物脂肪。饱和脂肪含量高的食物包括乳制品（全脂牛奶、黄油、奶酪、冰淇淋）、红肉、起酥油和猪油（从动物脂肪中提取，经常用于烘焙食品），以及椰子（包括椰奶和椰子油）。你可能会想到："奶制品是钙和维生素D的好来源，但现在又要叫我们不要去吃它？"当然不是，饮食中的一些饱和脂肪是有益的，这取决于来源。只是需要注意每天和每周吃的次数和份量，可考虑饮用低脂牛奶，以及小份瘦肉。此外，选择每周吃一到两次鱼代替肉类，因为鱼也是很好的蛋白质来源，而且还附带含有ω-3脂肪酸的好脂肪益处。

（三）真正不好的东西：反式脂肪酸

反式脂肪酸是一种饱和脂肪酸，有两种类型，一种是自然产生的，一种是人工制造的。尤其应该远离的是人造的反式脂肪酸。一些反式脂肪酸在反刍动物的肉和乳制品中自然存在，反刍动物是指牛、山羊和绵羊等草食动物。尽管限制高饱和脂肪食物是很重要的，但自然产生的反式脂肪酸，像红肉和乳制品中的共轭亚油酸则是例外。研究已经证明，这些反式脂肪酸对骨骼健康有好处，具有燃烧脂肪的特性，甚至具有抗癌特性。重要的是，自然产生的反式脂肪酸通常只占食物中饱和脂肪酸含量的2%～5%。而人造的反式脂肪酸占脂肪含量的50%～60%。食品标签上写上的"氢化"或"部分氢化"此类的字样指的就是人造反式脂肪酸。反式脂肪酸是通过向植物油中注入氢基来制造的，因此术语是氢化油，这样能在室温下成为固体。反式脂肪酸含量高的食物包括棕榈油、氢化和部分氢化的植物油、大多数人造黄油（尽管现在有非氢化的人造黄油）、植物酥油，以及大多数快餐和商业烘焙食品，特别是饼干。因它们能影响体内胆固醇水平，所以反式脂肪酸是最有害的脂肪类型，下面将进行描述。要看一下食品的成分标签有没有氢化的字样。如果营养成分标签所标的反式脂肪含量低于0.5g，美国食品药品管理局（FDA）就允许厂家宣传产品为"无反式脂肪酸"。这个例子很好，说明食品包装上的健康声明与营养成分标签不同。在本章后面的"食品购买小贴士"会来讲解这一点。

（四）饮食中的脂肪如何影响胆固醇和心脏健康

胆固醇是血液中的一种脂肪物质，主要由肝制造，自然存在于身体的各个部位，其功能是保护神经和生成细胞组织甚至某些激素。简而言之，不饱和脂肪酸可降低坏的胆固醇并提高好的胆固醇，饱和脂肪可提高这两种胆固醇，而那些人造反式脂肪酸却增加坏的胆固醇，并且降低好的胆固醇（这就是为什么它是真正的坏东西）。

坏的胆固醇是低密度脂蛋白（low density lipoprotein，LDL），它是血液中脂肪物质的主要运输工具。之所以认为它是坏的，因为它的水平增高会导致动脉粥样硬化并增加心脏病的风险。好的胆固醇是高密度脂蛋白（high density lipoprotein，HDL）。之所以说它是好的胆固醇，因为它会吸收血液循环中多余脂肪并将其送回肝，从而降低了动脉粥样硬化的风险。有时血液测试结果会报告血液中的总胆固醇水平（高密度脂蛋白＋低密度脂蛋白，总量应低于200mg/dl）和高密度脂蛋白量。如果血液测试中得到两个数字，那么用数学计算，从总量中减去高密度脂蛋白量，就得出低密度脂蛋白的指标。正是低密度脂蛋白的指标，有助于更好地识别和了解饮食改变应到什么程度才是有利于健康的需要。框11-6详细说明了好的和坏的胆固醇的合适水平。

框11-6　好的和坏的胆固醇的合适水平

	HDL/（mg·dl^{-1}）	LDL/（mg·dl^{-1}）
最好	＞60	＜100
较好	50～59	100～129
较差	＜40（男性） 50（女性）	130～159
最差	—	＞160

注：测定单位是每分升血液中毫克数。

六、保持健康饮食

保持健康饮食将让你保持健康的体重，更好地控制糖尿病、高胆固醇和高血压等疾病，假如你有这些疾病。如果没有，则有助于预防这些疾病。在加拿大和美国，50岁及以上的人口中，糖尿病患病率约为20%，高胆固醇约为50%，而高血压约为50%。换句话说，这些疾病在中老年人中非常普遍。如第5章中所述，这些疾病是与老龄相关痴呆的重要风险因素。我们无法控制老年进程或遗传易感性，它们会使这些疾病对大脑健康产生的影响或大或小，但可以通过控制饮食来更好地控制这种风险。药物对于管理这些疾病很重要，但仅靠药物本身是不够的。健康饮食也有一定的作用，运动也是如此，这是下一章的主题。

（一）膳食指南推荐和资源信息

有一些资源可以提供食物来源和食物摄入推荐量的相关信息，帮助制订健康的饮食习惯。

这些资源包括联邦、省和州政府的老年人出版物，当地图书馆、社区中心和团体，以及家庭医生，当然还有互联网。两个政府官方网站分别是加拿大卫生部（www.healthcanada.gc.ca）和美国农业部营养政策和促进中心（www.cnpp.usda.gov），上面会提供膳食指南推荐、有关食品安全的信息以及如何阅读营养标签等，都做得很出色，这些信息用多种语言提供，还包括针对不同文化群体的膳食指南推荐。为了获得更多的指导和信息，我们还推荐一本由注册营养师Leslie Beck编写的书，列在本章末尾的"推荐阅读"部分。

（二）自我监测每天食物摄入量以达到膳食指南的建议

1. 食物种类和推荐摄入量　基本上，我们必须每天从四个食物组中食用特定数量和大小的份量，以保持健康的饮食。要弄清楚份量组成似乎特别麻烦，而且份量的多少因年龄和性别而异。简单地说，大多数时候，一份食物要么是网球大小，像一个中等大小的苹果，要么是一杯或半杯之类。当然，不要担心，我们会给出具体的指导，想要获取更多的信息内容，你可以去浏览我们前面提到的政府网站。最近修订的国家膳食指南特别引人瞩目，它以一个非常简单和互动的餐盘作例子，有助于直观地了解每个食物组在餐盘中应该占据多大位置（框11-7）。

重要的是吃好的食物，而不是较多食物。因此，来谈谈一份餐食的4个食物组的具体数量和份量。4个食物组分别是：①水果和蔬菜，新鲜的、冷冻的或罐框 11-7　美国农业部营养政策和促进中心（CNPP）的 MyPlate 图标：食物选择和数量的快速参考指南（请注意"蔬菜和水果"占餐盘一半的位置）

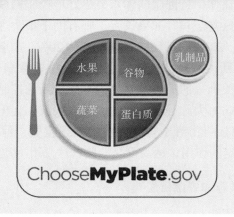

装的，果汁也算，但应该是 100% 果汁。食用量是半杯，但生的叶子蔬菜是一整杯。②谷物，如面包、麦片、面食和大米。食用量通常是半杯煮熟的东西，半个百吉饼，半个皮塔饼，半个玉米饼，半个三明治中的面包，以及 1 片面包。③牛奶或牛奶替代品，包括罐头或奶粉、大豆（全部为 1 杯），酸奶、开菲尔（一种发酵酸牛奶饮品）（两者的食用量均为 3/4 杯或 175 克，通常为一个独立容器的大小），以及奶酪（只有大约一个乒乓球大小的份量，50 克或 1.5 盎司）。对不起，黄油和冰淇淋一般不是乳制品首选的推荐食物。④肉类或肉类替代品，包括陆地和海洋上的动物（半杯或不超过手掌大小），豆类（半杯豆子、扁豆、鹰嘴豆等），各种坚果（1/4 杯带壳），豆腐（3/4 杯），鸡蛋（2 个），以及花生或其他类型的坚果酱（2 汤匙）。因此，现在大家一定想知道每天应该从这些食物组中吃多少，鉴于这本书重点关注老年人，所以主要为 50 岁以上人群提供细节部分。如要了解年轻人和儿童的每天建议摄入量，请访问前面提到的政府官方网站。

　　2. 追踪每天的均衡饮食进展情况　框 11-8 提供了一个易于填写的表格，以追踪均衡饮食方面所取得的进步，即按四个食物组中的所推荐的份数来进餐。谷物和肉类食物组的推荐份数因男女性别不同而略有差异，所以要注意表中这些食物类别规定的每天份数。如果想把表格贴在冰箱上，以帮助跟踪是否摄入过多或过少特定食物组，也可从网址 www.baycrest.org/livingwighMCI 中下载打印。

框 11-8　每天推荐摄入量和食用次数

	蔬菜和水果	谷物	牛奶和替代品	肉和替代品
食物组				
食用量	1/2 杯新鲜的、冷冻的或罐装的，1 个全果，半杯果汁	1 片面包，1/2 个百吉饼、皮塔饼或玉米饼，半杯米饭、藜麦、煮好的意大利面，1/2 ～ 1 杯冷麦片，或 3/4 杯热麦片	1 杯牛奶或大豆饮料，3/4 杯酸奶，1.5 盎司奶酪	1/2 杯鱼、家禽、瘦肉，3/4 杯豆制品/豆腐，2 个鸡蛋，2 汤匙花生酱，1/4 杯坚果
每天摄入数量 在方框内打勾，以记录你在一天的摄入量	7 份	女性 6 份，男性 7 份	3 份	女性 2 份，男性 3 份

表中内容基于加拿大卫生部咨询和联络处的指南，经加拿大卫生部许可进行转载。
网址：www.healthcanada.gc.ca/foodguide。

（三）关于购买食品的建议

1. 解读包装盒信息：营养标签和健康声明　在预制食品的营养成分标签上，首先要看的三样东西是脂肪、糖和盐的含量。NRV%是营养素参考值（nutrient reference values，NRV）百分比，是相当于每天饮食摄入能量约2000kcal而言，这是适合中等体型、运动量一般的成年人的粗略数字。找到营养成分标签上的"NRV%"一栏。低于10%者为低，高于10%者为高。这些数值有助于帮助你注意防止大部分热量的来源是脂肪和糖，因为这些摄入的热量中获得不了太多的营养。按每天建议摄入量，还要确保盐的摄入量不要太高。如果有兴趣了解更多，前面提到的加拿大和美国政府网站上有很好的信息，可以指导如何阅读这些营养成分标签。加拿大政府网站上甚至有一个互动小测试，指导如何评估这些标签。除了营养标签，包装上的健康声明也需要认真阅读，这些声明往往吸引眼球，并驱使我们购买。包装上声称"低脂肪"的可能是高盐或高糖的。包装上写着"不含反式脂肪"仍然可能使用氢化油，只是含量足够低而已。不要被欺骗，花点时间看看成分表。

2. **注意营养标签上的盐和糖的含量的原因**　需要注意盐的摄入量的一个理由是盐对血压有影响。盐（钠）是人体必需的一种矿物质，因为它有助于将营养物质输送到细胞内和将代谢产物排出细胞。其实，饮食中的盐不需要太多——每天不超过500mg。肾控制血液中盐的浓度，如果盐浓度过高，就会将其排入尿液中。当饮食中盐分过多时，肾在控制盐分浓度方面就会出现问题，一些盐分就会又进入血液中。血液中的盐吸收更多的水进入血液，由于血液体积增加，从而使血压升高。许多草药和香料，如藏红花、黑胡椒、牛至、肉桂和迷迭香等，都含有丰富的抗氧化剂，在增加食物味道方面是盐的最佳替代品。多摄入的盐大部分不是来自厨房的食盐罐，而是来自加工和包装的食品，这就是检查营养成分标签如此重要的原因。

注意糖的摄入量的其中一个原因是，一旦摄入超过身体的需要，它就会迅速转化为脂肪储存起来。甜食中的精制糖，以及其他食品中可能出人意料地也含精制糖（隐藏的糖），如沙拉酱，在血液中很快转化为葡萄糖，并迅速增加胰岛素分泌，促进葡萄糖转化为脂肪来恢复血液中糖的平衡。精制糖含量高的不健康饮食（每天大约大于40g）会导致胰岛素分泌水平长期升高，从而降低胰岛素充分调节血糖的能力。这可能导致本章前面所描述的，属于代谢综合征其中一种或多种的医疗情况。从精制糖中获得的热量通常被称为"空热量"，因为精制糖食品通常缺乏其他营养物质，不能满足身体的营养需求，导致吃得更多。

最好食用复杂的碳水化合物，如含有碳水化合物的全谷物、水果和蔬菜，因为这些碳水化合物转化为葡萄糖的速度慢，因此能稳定地提供所需的能量。因此，身体不会有想要多吃的感觉，葡萄糖转化为多余脂肪的情况减少，而且血液葡萄糖和胰岛素水平会处于更好的平衡。如果喜欢吃甜食，可能很难将精制糖的摄入量保持在每天40g的限制之内。运动可以在一定程度上抵消额外糖分摄入的有害影响，本书第12章中有这方面内容的更多介绍。

3. **新鲜的、冷冻的或罐装产品是否有区别**　并非如此。罐装产品的营养成分有一些损失，但仍然是好东西。只需注意是否作为防腐剂添加了过多的盐和/或糖。冷冻产品和新鲜产品一样好，甚至比新鲜产品更好，因为冷冻产品是采摘时机成熟，并立即冷冻。而新鲜产品的采摘时机往往有点早，以便在运往超市的路上成熟。如果买的一些新鲜产品很难在变质之前吃完，冷冻起来是一个很好的选择。

4. **如何知道食物富含维生素和矿物质** 非常容易。选择颜色鲜艳的水果和蔬菜，以及非精制或加工的谷物（是的，即棕色面包，但请确定标签上是"谷物"，并在味蕾允许的情况下，尽量选择接近100%的）。关于水果和蔬菜，丰富的颜色有含量多的类黄酮，这是具有抗氧化特性的营养素，通过清除动脉中的斑块堆积，起到预防心脏病等疾病的作用。关于谷物，最好的选择是不是精制的，而是如糙米、全麦面包、燕麦和面粉。因为这些属于含有最丰富的维生素和矿物质的食物类型。如果真的不喜欢全麦面粉制作的烘焙食品的味道，可以选择添加了维生素和矿物质的加工过的这类食品。这些包装产品通常营养含量丰富，至少认为是第二好的食品。

七、小结

有非常多令人信服的证据表明，饮食会影响我们的认知能力，以及增龄带来的认知能力下降的风险。目前还没有确切的证据表明某种特定的营养素有益于认知或能治疗痴呆。最好的建议是饮食多样化，以植物为基础，包括鱼类，并降低饱和脂肪酸和反式脂肪酸（最好是不含人造反式脂肪酸的食品）的摄入。说到这里，笔者想告诉大家的是，饮食不仅仅为身体提供生活所需的能量，还影响着身体和情感感受。我们选择吃的东西反映了个人好恶、传承，甚至是心态。它也是我们与他人经常一起进行的活动。因此，它与我们的朋友、家人、惯例和庆典相关联。换句话说，"纯属个人的事情"。然而，坚持健康饮食就意味着需要放弃美味可口的食物，这听起来也是一件困难的事情。在这里提供了一些工具，有助于保持或采取健康的饮食习惯。因此，进一步了解如何吃到美味且对你有益的食物是值得鼓励的。除了本章提供的内容和资源信息外，本章最后还推荐了两本读物，以进一步帮助实现这些目标。就像本书所讲的Lucia的故事一样，对大多数人来说，偶尔放纵一下也是可以接受的，只要不是太过分。毕竟，笔者也觉得巧克力、奶酪和红葡萄酒是一生中不可或缺的美味。

需要咨询的问题

1. 我的体重、血压、血胆固醇和血糖情况如何，我是否应该做一些事情来改善它们？情况有多严重？

2. 就我的病史而言，是否有患上糖尿病的可能？

3. 能不能介绍一位营养师，帮助我选择更健康的饮食策略，优化我的营养摄入？

4. 您会推荐什么维生素补充剂吗？如果有推荐，会安全吗？

5. 如果我有饮食限制（如我不能吃奶制品或者肉类），怎样才能确保仍然能获得所有的营养需求？

6. 我服用的药物会导致维生素缺乏吗？如果会，我应该在饮食方面采取什么措施？

推 荐 阅 读

Beck, L. (2010). Leslie Beck's longevity diet: The power of food to slow aging and maintain optimal health and energy. Toronto, Canada: Penguin.

Baycrest is preparing a cookbook called Mindfull: Delicious recipes to support brain health, written in conjunction with Dr.Carol E.Greenwood, a nutrition scientist who studies the relationship between nutrition and brain health in older adults.Check out our Web site www.baycrest.org/livingwithMCI for news about its release!

第12章

运动：跑出记忆力

2011年10月16日，英国伦敦的 Fauja Singh 先生冲过多伦多湖滨马拉松赛的终点线时，记录簿上留下了他的名字。他的参赛成为新闻并不是因为时间短，他花了8个多小时跑完了42.2公里，而且，事实上他在3854名选手中只获得了第3845名。但令人称奇的是，Singh 先生在3个月前刚刚庆祝了他的100岁生日。像我们这样的普通人，无论年龄如何，在世时跑过马拉松赛终点线的机会都不太多。但 Singh 先生这样的人会激励我们从沙发上站起来开始运动。本章将回顾近年来关于运动促进大脑健康的许多新发现。好消息是，不必跑马拉松就可以获得运动带来的好处。

一、什么是运动，如何测量运动量的大小

我们知道，问什么是运动似乎是一个愚蠢的问题，但实际上，在久坐的活动和具有挑战性的体力活动之间并没有严格的分界线。相反，接下来就会读到，在身体需求的连续过程中，运动是不同的。有许多方法可以衡量一项运动对身体的困难程度有多大，第一个方法是测量在特定时间内从事某项活动所消耗的卡路里数量，卡路里消耗指的是在一项活动中所代谢能量的数量。燃烧多少卡路里取决于体型，以及代谢率，或燃烧能量的效率，这些随年龄、身体健康水平等其他条件而变化；第二个衡量体力活动困难程度的方法，是看看心率（指心跳的速率）的变化，运动强度越大，心率越快，尽管在一定的运动强度水平上，身体健康的人比久坐的人增加的心率要少；第三种衡量体力活动量的方法是测最大摄氧量（$VO_{2\,max}$），这是一个人在高强度运动期间最大耗氧量的测定值，V代表一段时间内所消耗氧气的体积，O_2是氧气的化学符号，max是最大（maximum）的英文缩写。为了进行测量，需要戴上一个可提供氧气的面罩，并测量吸入氧气与呼出二氧化碳的量，然后在跑步机上慢跑或骑固定自行车。测试者逐渐提高运动强度。$VO_{2\,max}$定义为虽然运动强度增加，但耗氧量不再增加那个最大值（字面理解就是运动到精疲力竭的时候）。因为需要在最大强度运动，测$VO_{2\,max}$时可能有风险，所以当被测试者是老年人时，通常需在有密切医疗监护下进行专业的测量。

只能在专门的实验室测量 $VO_{2\,max}$。但在许多研究中，它是衡量体能的金标准。在本章的后面将会介绍这一方法。可是，也可以用消耗的卡路里或心率来衡量是否有足够的体力活动。框12-1列出了许多活动以及相应的代谢当量（MET）估计值。代谢当量考虑到了做任何一项活动所消耗的卡路里数都会随着体重而变化。1MET为每小时每公斤体重消耗1卡路里的活动。如果体重为150磅（译者注：1磅＝0.45kg），相当于68kg，那么在1小时的活动中消耗的热量为68卡路里。请记住这只是粗略的估计，这些活动所消耗的卡路里量可能更高或更低，还取决于一系列变量，包括年龄和身体健康水平。

框12-1中的图表清楚地表明，问题"什么是运动"完全不是一个愚蠢的问题，因为任何活动都会让身体做功。然而，大多数人都会同意，运动是指超出我们正常日常活动（如睡觉和吃饭）的活动，而专业人员则将运动定义为以改善或保持健康为目的的活动。但是，好消息是，无论是否以锻炼为目的，许多活动可以让身体得到锻炼的机会，从吸尘、保龄球、园艺，到水上有氧运动。

框12-1　不同活动的代谢当量估计值	
睡眠	0.9
在沙发上坐着	1.0
排队	1.3
吃饭	1.5
小家务（如掸灰和扫地）	2.3
收拾杂物	2.5
开车	2.5
中度家务（如吸尘）	3.3
打高尔夫（坐小车）	3.5
保龄球	3.8
园艺	3.8
步行（3.5英里/时）	4.3
交谊舞	5.5
除草（推除草机）	5.5
打高尔夫（步行）	4.3
水上有氧运动	5.5

游泳	5.8
扫雪	6.0
骑车（快）	7.5
网球（单人）	8.0
慢跑（5英里/时）	8.3
跑步（6英里/时）	9.8
跳绳	12.3
冲刺跑（12英里/时）	19

引用自 Herrmann, Stephen. The 2011 Compendium of Physical Activities: Tracking Guide. 网址：https: //sites.google.com/site/compendiumofphysicalactivities/tracking-guide, 2011-11-7, 得到许可采用。

1英里＝1.61千米。

衡量运动强度的第二个方法是测量运动时的心率。一个简单的最大心率的计算方法是用220减去你的年龄（以岁计）。例如，平均而言，65岁的人的最大心率是220-65＝155（次/分钟）。无论基于年龄计算出的数字是多少，都是不应该超过的，否则会有损伤自己的可能性。对于中等强度的锻炼，心率应在最大心率的50%～70%，而对于剧烈运动，心率应在最大心率的70%～85%，如果是想中等强度的运动，则心率应该是在（220-年龄）×0.5到（220-年龄）×0.7，如果是想进行剧烈运动，则心率应该是在（220-年龄）×0.7到（220-年龄）×0.85。使用这些公式时，需要在运动时停下来，测量一下自己的脉搏。将你的示指和中指放在另一只手的大拇指下方的手腕内侧边缘。如果稍微用点力，就能感受到动脉稳定的搏动。开始计数脉搏跳动的次数，在60秒内（也可是30秒内，结果乘以2）从0开始计数脉搏跳动的次数。还有一些心率检查仪可以佩戴在胸前，甚至内置于特殊的手表中，可以测出或较好地估计出心率。如果对这些产品有兴趣，要以去当地的运动品商店挑选一下。

二、各就各位，预备，出发

在身体能力范围内进行运动是非常重要的。一些潜在的疾病，如心脏病、关节炎，以及一些药物，会影响运动类型和运动量。安全起见，在开始新运动之前，需要与自己的医生讨论这些问题。医生会知道你有哪些疾病、目前吃什么药、疾病控制得如何，他们会给出什么运动类型和运动量最适合你的最好的建议。

加拿大运动生理协会出版了一个简短问卷——体育活动准备情况调查问卷（physical activity readiness questionnaire，PAR-Q），适用年龄为16～69岁。如果你的年龄＞69岁，在选择常规运动前，建议不要用这个问卷，而是去跟医生讨论。如果你的年龄在16～69岁，有7个问题有助于指导正式开始运动，在框12-2中抄列出来。

框12-2　体育活动准备情况调查问卷（PAR-Q）

请仔细阅读问题，并如实回答是或否		
是	否	1. 医生是否曾说过你有心脏疾病，只应该做医生推荐的身体锻炼？
是	否	2. 运动时觉得胸痛吗？
是	否	3. 最近1个月运动时有没有过胸痛？
是	否	4. 有过因为头晕或者失去意识而失去平衡吗？
是	否	5. 有骨关节问题（如背、膝、髋）并因改变运动而加重？
是	否	6. 最近医生有没有为您的高血压或心脏病开具药方（如针剂）？
是	否	7. 有没有不能进行身体锻炼的其他理由？

如果有一个或更多的问题回答是：

在开始进行更多的体育活动之前，或者在进行体能评估之前，请用电话或亲自去医生处咨询。告诉医生自己所做的PAR-Q问卷，以及哪个问题回答是。

- 您可以进行想要做的锻炼，只要是开始时较慢并逐渐加量，或者把运动量限制到安全的范围。告诉医生您所要参加的体育锻炼类型，并接受他的建议
- 找到对您安全和有益的社区项目

如果所有的问题都回答否：

如果对PAR-Q上的所有问题都据实回答为否，那么，有理由相信自己能：

- 开始增加更多的运动量，开始慢一些，然后逐渐加量，这非常安全并容易做到
- 参加体能评估，这是确定基本体能的一个很好的方法，这样就可以安排最适合的运动方式。特别推荐进行血压测定，如果超过144/94mmHg，在增加运动量之前咨询医生

推迟增加运动量

- 如果因为小的毛病如感冒或发热感到不适时，等待完全恢复
- 如果可能怀孕，在开始增加运动量前告诉医生

转载需经加拿大运动生理协会同意。

三、身体和认知从运动中获益

当想到运动时，你会毫不怀疑它对肌肉、肺和心脏有好处，但你知道运动对大脑也有益处吗？是的，运动会的，而且方式也让人印象深刻。最有力的证据来

自加州大学 Irvine 分校 Carl Cotman 博士实验室，他已经证明，在跑步轮上自主奔跑的小鼠，其位置记忆得到改善，与神经再生或者神经生长有关的一种脑内的化学物质——脑源性神经营养因子也增加。最有意思的是，他还在携带 APOE ε4 基因小鼠身上证明了这一点，该基因与阿尔茨海默病发病风险增加有关（关于这个基因的更多介绍见第5章）。

这个小鼠身上得出的结论，推导在人体可靠程度会有多大？对此产生怀疑之前，大家应该知道，无论是健康的老年人还是轻度阿尔茨海默病患者，好的身体素质与脑容积大是相关的。正如大家并不怀疑的那样，无论是在最近，还是在中年，甚至在青少年时期，体育活动参与程度高会与以后 MCI 和痴呆患病率低有关。

这类对人进行多年跟踪的研究，其中有一个疑问就是著名的"先有鸡还是先有蛋"的问题。正如前面的章节中所介绍的，痴呆可以隐匿进展多年后才被发现，也就是说，患者已经有了痴呆早期脑部病理改变，或在遗传上有患痴呆的倾向，因而在年轻时就比同龄健康人的体育活动减少。

解决鸡和蛋谁先谁后的问题，最好的办法就是随机对照研究，把一大组人随机分成两组，其中一组给予某种运动进行干预，而另一组则什么运动都不做，或者好一点，也进行运动，但是强度则差很多。研究设计是前瞻性的，两组研究的时间间期是一样的，并且有一个培训师进行指导，因而两组按最初的预想是有相同的专业和社会互动水平。这意味着，在比较从测试前到测试后两组的变化时，两组间的差异可以更直接地归因于运动本身，而不是专业指导或同龄人的相互作用。

我们的研究也采用了类似的设计，由伊利诺伊大学香槟分校（University of Illinois at Urbana-Champaign）Beckman 研究所的 Arthur Kramer、Stanley Colcombe 和 Kirk Erickson 三位教授领导。他们对久坐不动的老年人进行分组，随机分为有氧运动组或拉伸运动组，研究时间为6个月或12个月。两组均为每周与教练见3次面，因而在社会活动和专业关注方面的程度是相同的。这些研究人员发现，从事有氧运动的老年人的 VO_{2max} 有所提高，反映了体能的提高。这种体能的提高伴随记忆和执行功能的改善，而且，这些认知变化与大脑功能较好的三个关键标志物的增加有关，即提示新的神经元生长活跃的脑源性神经营养因子水平、相关信息注意和不相关信息抑制的任务测试中的额叶使用，以及与执行功能和记忆相关的额叶大小和海马体积。这些结果在运动组均较肌力和张力组要好。这并不是说拉伸运动不重要，而是说，只进行拉伸运动并不是改善大脑健康的最佳运动配方，这在本章后面会有介绍。后面将更详细地讨论刚才描述的许多效果，因为它们有助于解释运动如何促进大脑健康。但这里的重点是，这些结果的说服力并不强，每周锻炼几天、锻炼6个月或12个月，就能实实在在地改变老年人的大脑？

我们在这些研究中特别注意的地方是，有氧运动的条件是什么？它不是跑马拉松，或者爬山，或者每节课练习12次Jane Fonda（美国演员、健身教练）的健身视频，它只是走路，对，就是走路！开始时每天只走10分钟，随着耐力增加，逐渐增加到每天约40分钟。快步走，让心率提高至最大心率的50%～70%。但是，当告诉老年人这些对大脑健康的巨大好处可以通过走路来实现时，可以从他们的脸上看到受激励的表情，"这个我能够做到"。受Singh先生100岁跑马拉松事迹的鼓舞，Arthur Kramer、Stanley Colcombe和Kirk Erickson 3位教授的研究告诉我们，我们不需要去参加奥运会、跑马拉松或者成为专业运动员，就可以享受运动带来的益处，他们证明了，过去普通的一组老年人可以走出一个更健康的大脑。还有什么事情比这更让人激动？

体能和认知能力之间的关系同样也适用于MCI患者。例如，有证据显示，MCI患者走路和从椅子上站起来的速度越快（这两项是衡量身体整体素质的指标），在执行功能测试中的表现就越好。另一项研究将MCI患者随机分配到6个月的高强度有氧运动或6个月的拉伸运动对照组之中，研究发现只有接受高强度有氧运动那一组在执行功能方面有所改善，而且女性MCI患者的改善作用较男性患者更大。这些结果可能表明，在运动与MCI患者大脑健康的关系中，激素可能发挥了一定的作用，但需要进一步的研究来证实这一点。无论如何，这样的研究带来了希望，因为它表明运动对大脑健康的益处不仅见于老年人，对患有MCI的老年人也同样是很明显的。

四、如何起作用

"运动如何改善大脑健康"这个问题的答案不只一个，肯定有很多的机制。许多证据来自于对非人类动物的研究，如小鼠。这是因为科学家们可以直接在非人类动物身上研究运动对脑细胞和大脑化学物质的影响，而在人类身上只能推断出发生的变化。用非人类动物进行的研究，也可避免在人类身上进行的研究常会出现的混乱情况。例如，人们对运动计划的坚持程度、他们的饮食健康、其他的健康习惯如何，以及所处的社会环境等均会有差异。在本章节中，对大脑因运动发生变化的一些方式进行了描述，这些方式可能有助于认知能力的提高。

（一）新的大脑细胞

最一致的发现可能是，运动导致了新神经元（脑细胞）的生长和存活，特别大脑中对于记忆特别重要的区域海马。脑细胞进行工作时需要能量，因此需要通过血流给它们输送营养物质。这意味着为应对新神经元的生长，大脑通过增加某些大脑化学物质的分泌，触发新毛细血管（微小血管）的生长，以给新神经元输送所需的营养。这些化学物质有3种：血管内皮生长因子、胰岛素样生长因子-1和脑源性神经营养因子，最后的这个化学物质已经证明与记忆能力直接相关。这就是为什么运动开启了大脑变化的级联反应，最终导致认知功能改善。

（二）较大的大脑

因为运动而在海马中发育出来的新神经元，不一定会在海马中驻留，神经元可以从它的出生地移动到大脑的其他地方。磁共振成像的研究表明，大脑额叶和颞叶的大小会有所增加，这些区域与执行功能和记忆有关。在额叶的灰质，即包含脑细胞的大脑最外一层，以及白质，即大脑内部不同部位脑细胞之间的长连接纤维，都会发现有变化。灰质和白质的扩增表明，运动不仅提高了脑细胞本身保持和处理信息的能力，而且还提高了不同大脑部位之间信息的传导能力。

（三）更好的大脑

运动对心血管系统的有益作用，特别降低血压的作用，很可能对神经血管系统也有积极影响，对于与血管性痴呆有关的以及加重阿尔茨海默病的白质区域的小梗死（小卒中），也会有预防作用。另外，在运动时，对于大脑的供氧量也得到增加，因为心脏泵血更快了。然而，这一节最有趣的地方是，运动改变了大脑如何去使用。

脑电图（electroencephalogram，EEG）可以检查运动如何影响大脑工作。脑电图检查的是大脑的电活动：许多小电极置于颅骨表面，记录神经元活动时大脑的微小电流。科学家研究了出现刺激后不同时间段脑电活动峰值，以此推断出大脑是如何工作的。有一个共同的发现是，经常运动体质较好的人有一个与注意力有关的特定脑电波峰，会比在久坐的人中出现得更强更快。重要的是，这是在人们坐着而不是运动时测量到的变化。这表明，健康体质会改变大脑基线活动，即使在不运动的情况下，注意力也会较好。

功能性磁共振成像（functional magnetic resonance imaging，fMRI）也有用于检测大脑的活动。在之前介绍过的Kramer、Colcombe和Erickson三位教授对完成3～6个月步行锻炼项目的老年人进行的研究，发现额叶和海马的活动增加，而在有相同运动量的拉伸运动的人群中则看不到这种改变。

（四）更愉悦的大脑

运动干预能够降低老年人临床诊断抑郁症的发生率，以及减少未临床诊断抑郁症老年人的抑郁症状的自我报告，如忧伤和低动力。假定抑郁对于记忆力有负面影响（见第5章），通过运动减轻抑郁症状，是运动能够改善认知功能的另外一个机制。

五、按自己的方式实现更好大脑

前面的内容说明运动能够改善认知功能、增加大脑的体积和活动，并且能降低痴呆的风险。如果现在你已经被说服了，并急着想穿上跑步鞋，那么对于能够和应该进行的运动的频率和类型，我们想给你一些建议。例如，目标是多久锻炼一次，有什么选择可以尽快进入状态。

（一）多少才够

假如你开始运动的绿灯亮了，你的目标是什么？世界卫生组织（WHO）为65岁及以上的行动能力良好的老年人设定了两个推荐的运动量：①最低限度。每周最少150分钟（即2.5小时）中等强度身体运动量，或每周至少75分钟（即1小时15分钟）剧烈身体运动量；②较大的健康获益。每周300分钟（即5小时）中等强度身体运动量，或每周150分钟（即2.5小时）剧烈运动量。这些运动需要按每次10分钟进行（这样有一个休息时间，但这个休息时间不能计入总的运动时间）。每周至少有2天侧重于加强肌肉的锻炼。行动不便的老年人应着重于加强平衡和防止跌倒的运动，每周3天或以上（见以下示例）。可以从下面网址下载这些推荐：http://www.who.int/dietphysicalactivity/physical-activity-recommendations-65years.pdf。

一些久坐不动的人可能看到每周5小时这样的数字就会喘不过气来。这个可以理解，如果目前没有太多运动，确实需要有个过程。但是，有两个理由让人不必气馁：第一，有各种各样的方式来进行锻炼，而不是一定要去健身房，在本章的末尾，我们会给你出很多主意；第二，尽管放心好了，你只需要，而且应该起步慢一些，从每周3次，每次10分钟开始，在数月后逐渐加量至这些目标，最后的情况会是特别想要锻炼，如果1天不运动，会特别不得劲。也就是说，运动一旦形成规律，它就会成为你日常生活的一部分。

了解身体的变化也很重要。锻炼不应该造成伤害，常规运动中增加新的活动，或运动强度或持续时间增加时，会有1～2天的肌肉疼痛。如果感觉头晕、胸痛，或者气促要立即停止运动，并且打求助电话。如果关节肿胀或者疼痛，等完全好了再去运动。

如果做的是不喜欢的事情，或者完成制订的计划有障碍，那么不管运动量有多小都会有受折磨的感觉（就像在有时间限制的健身房签到，或者健身房在城市的另一边，去一次很难）。在下一节，我们会出一些主意，将体育活动加进你的日常生活中去。

（二）锻炼的类型

尽管世界卫生组织的指南主要关注有较好行动能力的老年人的有氧活动，但实际上有4种主要的运动类型，并且每一种都给全面的身体健康带来不同的好处。这些将在框12-3中列举出来。耐力或者有氧运动，如跑步、游泳、骑自行车或者快步走，都是与良好大脑健康（神经再生、脑体积大和较好的认知）最强关联的运动类型。可是，为了整个身体健康，包括其他形式的运动计划也很重要，如抗阻力运动，或加强肌力运动，包括举重、橡胶拉力器等。增加肌力会使许多日常活动变得更容易，如从椅子上站起来、开瓶盖，到爬楼梯等。2010年对老年人进行了一项随机调查，让他们接受为期1年、每周1次或2次的抗阻力运动或每周2次的平衡和拉伸运动。结果发现，接受抗阻力运动的一组执行功能有改善，而仅接受平衡和拉伸运动的一组则出现下降。为了提高整个肌群的力量，可以举起哑铃来提高手臂力量、俯身将肘部抬高到背部以上加强背部肌肉力量、仰卧起坐锻炼腹部肌肉、高抬腿锻炼腿部肌肉。大多数抗阻力运动不需要任何设备，一些拉伸肌肉运动的示例可以在这个网址找到：http://www.nia.nih.gov/health/publication/exercise-physical-activity-your-everyday-guide-national-instituteaging/sample-2。提高肌力的关键是要慢和稳定，逐渐移动到伸展的位置（如将头转到右侧）直到感到阻力，然后保持住10～30秒。不要弹跳起来（如不要急拉或将头用力转向右侧），因为这可能会拉伤肌肉或肌腱。最后，平衡运动包括单脚站立（如果需要可以扶住台面或椅子）10分钟，扶住台面或椅子，将膝抬至髋部，以及足尖及挨足跟行走（将足跟置于另一足尖前，然后交替向前行走），想了解更多的例子，包括所有这些不同类型的运动照片演示和具体说明，见本章结尾处的推荐阅读部分。

框12-3　运动的4种类型及其获益

● 耐力（有氧）运动：增加体力，促进心脏、肺和大脑健康
● 抗阻力（加强肌力）运动：增加肌肉，促进骨骼健康

（续）

● 拉伸运动：训练灵活性及弹性
● 平衡运动：降低跌倒风险

为了帮助记录身体活动的频率和类型，并看看活动水平是否满足本章讨论过的指南要求，可以使用第14章末尾框14-4所列的工作表，也可以在这个网址www.baycrest.org/livingwithMCI下载。框12-4展示了增加运动可以是件容易且有回报的事情。

框12-4　受益于运动的MCI患者案例

Norman，76岁，退休巴士驾驶员，近期诊断为MCI。他过去不是特别健壮。在中年和老年阶段，他的体重比理想体重要重50磅（22.7kg）。有每天1包的吸烟史25年，但非常幸运，他在退休前戒掉了。Norman有高血压和高血脂，通过服药控制。最近他常感到疲劳，太太Rita有些担心，除了看报纸和电视之外，他的活动不再像过去那样多，Rita担心他是不是得了抑郁症，想办法让他的生活更加充实。有一次她外出购物时，在杂货店的休息处看到一张传单，上面写着社区新开了一个老年中心。回家的路上，她在那个地方停下来，了解到那里有一个老年健步小组，回到家后，她告诉了Norman，两人决定试一试。

第一天下来他们有点儿累，他们不认识健步小组的其他夫妻，担心自己是不是能够跟得上。但后来他们知道，在走了2英里（3.2千米）时，认识了另一对特别好的夫妻，住的地方离他们只有几个街区。Norman和Rita开始规律地参加健步小组，并且认识了很多新朋友。几个月后，Norman注意到自己有更多的动力了，有一天，当在老人中心等待健步小组出发时，他发现了另一个锻炼小组的通知，主要是力量训练、拉伸和平衡，于是决定去试试。

Norman和Rita开始这些运动之后1年，Norman减掉20磅（9.1kg）的体重，降压药的剂量也减少了。Rita还注意到，她不需要提醒Norman将要做的事件，或关于家居需要做的事情也是如此。最为重要的是，Norman变得更快乐，对生活更加有兴趣了。

（三）将运动融入日常生活的想法

有很多方法可以提高身体运动水平。有些是显而易见的，但许多可能会让你感到惊讶。框12-5列举了一些能够加入到日常生活中的运动。

框12-5　将运动加入到日常生活中去

开始

● 参加有氧运动、瑜伽、游泳健身或旋转（如固定自行车）课程，或当地健身中心、青年或老年中心其他此类正式的健身项目
● 与家庭成员、邻居或朋友制订一个时间表，在社区内进行早晨或晚上健步走
● 逛商场，但要在商店开门前快走，而不是悠闲地散步

- 购买一台跑步机、椭圆机（这个机器将爬楼和行走以及手臂活动结合起来）以及固定自行车，这样就不会找天气理由而不运动
- 报名参加交谊舞学习班

为你的家务活增加运动量

- 把车停在商场后面，这样可以增加进商场前的步行时间
- 小型购物携带环保袋，增加负重逛商场，而不使用推车
- 吸尘、擦地和浴缸、擦窗等，只要是能增加你的心率的活动
- 开除邻家家孩子，自己来干扫树叶或铲雪的活（只要体力允许）
- 走楼梯而不是坐电梯
- 送小孩走路去学校而不是坐校车
- 养狗：有证据表明，养宠物对于情感有积极影响，而且还得带出来遛

游戏

- 购买一个计步器，可以记录一天行走的步数，也让家人和朋友买一个，比赛看看谁的步数最多，目标是达到每天8000～10 000步
- 与小孙子捉迷藏、踢球和扔球，或者打雪战
- 下次聚会安排一个猜字游戏
- 去一个从没有去过的公园，并在那里走路
- 玩小孩子的鼓

六、小结

本章提供了很多证据，表明运动能使大脑更新、更大、更好和更快乐，而这些又能促使思维和记忆变得更好。本章的题目是"跑出记忆力"，这是一个双关语，但是笔者希望通过本章让读者明白，不仅是慢跑，任何锻炼都能够提高记忆和其他思维能力，还提供了很多关于如何在日常生活中增加运动量的方法，以及如何做才安全的小贴士。不管出于什么原因，大家会发现围绕身体锻炼本身做出改变比认知或社会活动做出改变更难，但当有人问我们："假如只有一件事情能改善大脑功能，你推荐什么？"我们第一回答是"锻炼"。这是因为有这么多直接的证据表明运动对于大脑有益，而不是对认知和社会活动。不管怎样，如果你愿意听，我们的第二个回答总是，"我们不推荐你只做一件事，通过认知活动锻炼大脑以及更多的社会活动同样也很重要，因为这两件事也证明能促进大脑更加健康"。后面两章将提供认知参与和社会参与作用的证据，我们鼓励你以这3种方式来促进大脑健康，以丰富你的生活。

需要咨询医生的问题

1. 能为我做一个健康体检，并且告诉我哪种运动类型及水平对我来说是安全的吗？
2. 我需要避免哪些类型的运动？
3. 我要重点做的运动类型是哪个，比如说，有助于提高我的平衡能力的运动？
4. 什么症状我可以当做运动过量的信号？
5. 是否有社区运动项目能满足我的特殊运动需求？

推 荐 阅 读

The compendium of metabolic equivalent (MET) values for hundreds of activities can be found at http: //sites.google.com/site/compendiumofphysicalactivities/home

For a great guide to help you achieve well-rounded physical activity that includes endurance, strengthening, stretching, and balance activities, download the following guides:

U.S. National Institute of Aging: http: //www.nia.nih.gov/health/publication/exercise-physical-activity-your-everyday-guide-national-institute-aging/

Public Health Agency of Canada: http: //www.phac-aspc.gc.ca/hp-ps/hl-mvs/pa-ap/08paap-eng.php

第13章

认知参与：启动大脑

在本章中，谈一谈大家可以主动做的事情，能够最大限度地提高大脑健康和认知能力。幸运的是，一些与此有关的最重要的事情，做起来也可以是非常有趣的。例如，休闲活动可以为你提供机会，通过批判性思维和新的学习来吸引你的大脑，这对大脑健康有积极的好处。本章我们要探讨"认知参与"这个理念，介绍认知活动的类型，以及为什么对于认知是如此重要。

一、什么是认知参与

认知参与是让大脑启动并进行工作的过程。正如本书前面所述，认知是思维的不同过程，如智力、推理、判断、学习、记忆，以及其他的思维能力。参与某事即指积极为此事尽力。那么，认知参与即指需要主动地尽力使用自己的思维能力。其他与认知参与类似的术语有精神激励、智力活动，以及不太科学的说法——大脑运动。所有这些术语的意思都是积极使用自己的思维能力。

尽管自己明显一直在使用脑力，但多数活动只用到最小的认知参与。在熟悉的地方驾车、做家常便饭、看电视、整理房间或与熟人闲聊等并不需要太多的思考，这些事情多数只是一些自动的反应。另外，当碰到新的和具有挑战性的活动时，才有可能进行深入思考。例如，在新成立的组织做志愿者、玩拼字游戏或者帮助孙子做代数作业等。

二、如何让一个活动具有参与感

认知参与的关键地方是通过推理和逻辑来解决新的问题，并学习和记住新的信息。以给组织当志愿者作为例子，这对你来说是一个新的事情，当这个工作开始时，你会遇到新的信息和步骤，要去熟悉一些人等，取决于在这个组织中职位，你要去收集相关的信息、去解决问题或做决定，以及要去处理或培训一些人。所有这些事情都是具有认知挑战性的——正常情况下需要努力才能做好，这些过程就可以定义为认知参与活动。需要新的学习和解决问题的活动都会提供认知参与。

很明显，在每天所要参与的所有活动中，有些是需要较多的认知参与，因为参与和新的经验有关。对任何具体活动的参与程度也因人而异、因时而异。如果想知道某项活动对你是否有参与感，可以试着做这个测试：在做这件事情时，看看能不能同时做另外一件事情，如与人谈话或者浏览报纸标题，如果两件事情能够同时做好，那么这件事情对你来说没有挑战性。

驾车也是一个很好的例子，以常规驾驶为基础时，如去上班或从上班回来的路上，或者去商店，可以同时做其他事情，如谈话、听一个有趣的广播节目，甚至做白日梦。常常有的体验是回到家后对路上的事情基本上没有记忆。这就是一个提示，这个驾驶活动对你来而言是一个自动的过程，不需要任何努力，可以比较一下在一个新的城市或从未到过的地方，在不熟悉的路上驾驶一辆租来的车的感觉，如果这样，在去找一个要去的街道时，你会关上收音机，让其他人不要说话，在这种情形下，需要对任务全神贯注，接受新信息，并想出办法。换句话说，你在积极地用认知技能进行参与。

同一个任务，不是每一个人都会有认知参与。只有新的和不熟悉的任务才会有认知参与，因此与个人的经历有关。当你在钢琴课上学会弹《致爱丽丝》会有挑战感和参与感，相反，同样的任务对于钢琴老师来说是没有参与感的，因为在职业生涯中，她已经教过很多学生弹这首曲子。同样地，一个开始时有认知参与的活动，随着时间的推移，最终会变得不再具有挑战性。尽管你在刚开始学习《致爱丽丝》时非常具有认知参与，连续性地每天练习数周后，最终会变成你的一个自动性的活动，这个时候就需要转换到另外一件事情上，让大脑重新有认知参与。尝试一下去弹新的钢琴曲，并考虑一下类型：不去弹贝多芬，而是爵士或流行歌曲，用不同的方式弹奏钢琴。

另外一个认知参与的例子是做填字游戏，通常情况下这是对脑力的一个巨大挑战，尽管如此，如果一直玩同一款填字游戏，如在当地报纸上找到的，会注意到填字游戏线索的相似性，到最后这个任务也会变得较为自动反应。毕竟，学习一个词汇，如 mine entrance（矿井入口）或 adit（巷道口），仅仅是一次性的学习经历。当你知道这一点后，需要找到新的方法来保持挑战性，如给自己计时，看多快能完成一个填字游戏，或者提高填字游戏的难度。

三、认知参与的益处

如果选择了一个恰当的活动，认知参与会带来非常多的乐趣。值得庆幸的是，在参与这些活动得到乐趣的同时，也会有许多获益。越来越多的研究关注认知参与对大脑健康的影响。这些研究指出，随着时间的积累，认知参与对认知能力有好处，并有可能降低痴呆的风险。我们将它们与具体的参与活动联系起来，以更详细地讨论这些好处。大部分认知参与源自三大类活动：休闲、教育和职业活动。

（一）休闲活动

谈及休闲活动，我们认为它们不属于家务、教育和职业活动范围。通常情况下这些活动是有选择性的，我们之所以参加这些活动主要是因为它们带来的乐趣。当然，并不是所有休闲活动都会有认知参与。看电视和在泳池边上放松会带来愉悦，但是并没有太多的认知参与。幸运的是，许多休闲活动确实带来认知参与，如玩棋盘或纸牌游戏、阅读具有挑战性的书籍或报纸、参加讲座、在社区中心或图书馆学习课程、参观博物馆、演奏乐器、缝纫或做木工活。

1. 休闲活动中认知参与所带来的益处　研究休闲活动的获益通常采取纵向研究的方式，即对相同的个体进行长期追踪研究。典型的研究会要求一大组人填写问卷，了解他们是否参加，以及目前参加这些具有认知参与的特定活动的频度，如阅读、下棋或参观博物馆。对每一位研究对象进行总体"认知参与"评分，研究对象会分为高水平或低水平认知参与组。他们还会进行记忆和其他认知能力测试，以确定他们的基线水平。在接下来的几年里，也可能每隔2～3年，每位研究对象都会回到实验室，重复一次记忆和认知测试。在一段时间之后，研究人员可以确定哪些人的认知分数明显下降，以及是否有人出现了痴呆等认知障碍性疾病，并且将这些变化与最初的认知参与评分进行相关性分析。

这些研究显示出两个重要的发现，首先，在研究开始时有较高认知参与水平的人，往往在几年后认知下降的概率会较小，正如本书前面所回顾的那样，衰老伴有一些认知域一定程度的下降，如特殊类型的记忆，以及思维速度和抽象问题解决能力等。可是，下降的速度取决于认知参与程度和其他方面。如框13-1所示，参与并花较多时间在这些活动上面的人，与那些没有认知参与的同龄人相比，在数年后其会表现出较少的认知能力下降。重要的是，这些研究控制了重要的复合变量，这些变量会使研究结果的解释复杂化。即研究者确保了两组在年龄、受教育程度、身体健康以及可能影响认知能力的其他因素方面是一致的。

框13-1　认知能力随时间变化

　　下面的图表显示在休闲活动中高认知参与水平的老年人（实线）以及低认知参与水平的老年人（虚线）的认知能力变化。

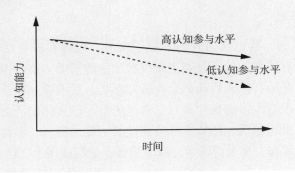

　　第二个发现是第一个发现的接续，与出现类似阿尔茨海默病的认知障碍有关。如果一个人的认知能力较强，则有可能不容易罹患认知障碍类疾病。随时间发展，与较低认知参与水平的人相比，有较高认知参与水平的人不容易进展到痴呆。

　　痴呆概率低的原因，并不是有认知参与的休闲活动可以防止痴呆，而是对那些有较高认知参与水平的人来说，往往发生的时间较晚，如果他们有可能会患痴呆的话。这就是意味着，举个例来说吧，对于有较多认知参与的人来说，不是在70多岁时，而是在80多岁时发生痴呆。对于某些人而言，增加4年～5年的认知正常的生命，就意味着在他的自然寿命中不会发生痴呆了。

　　2. 关于"脑健康"软件的说明　近年来，随着人们对脑健康的重要性有了更多的认识，出现了一个新的消费市场，通过软件程序提供认知参与，虽然这是一个非常新的市场，但却在稳步增长，按照SharpBrains公司（www.sharpbrains.com，一个追踪脑健康产业的市场调查公司）的报告，2009年脑健康软件产业的全球规模差不多是30亿美元。许多软件程序都声称能改善不同的认知技能，如记忆、注意、问题解决及处理速度等，但是聪明的消费者会记住这个警示——"小心购买"。一些产品并没有对其所声称的效果进行科学验证。其他产品已经得到了完全的评估，但这是一个相当新的研究领域，支持这些产品有效性所需的科学证据仍处于起步阶段。能够明确的是，有关脑健康软件程序的长期获益仍是未知的。如果对脑健康软件感兴趣，应该做一些调查，以确保所选择的东西对自己是有益的。在框13-2中所列举的一些问题值得注意。

框13-2 脑健康软件程序中应注意什么？

　　该行业的专家建议，在购买所有特定脑健康软件程序前，需要做一些背景研究，按下面所列进行了解。

1. 有科学家或科学咨询委员会的支持
2. 在有同行评议的科学杂志上发表过的关于软件程序的研究
3. 研究中有证据表明，对用户的日常生活有影响，而不仅仅是在程序中做得更好
4. 活动对你来说是新奇的
5. 即使活动变得越来越熟悉，对你仍然有挑战性和趣味性

　　尽管有这些告诫，如果仍对脑健康软件程序特别感兴趣的话，当然可以将它们纳入提高认知参与水平的总体战略中。不同的软件程序所涉及的认知活动有所不同，许多可以提供学习新信息和解决新奇问题的机会，而且也具有挑战性和趣味性。这是本章中谈及的提供认知参与活动的关键因素。如果决定要研究这些软件程序，请只把它们当成是在生活中提供认知参与的各种活动之一。

（二）教育活动

　　认知参与的另一个来源是教育活动。教育活动有很多种，这里只关注正规的教育活动，即参加的结构性教育项目，可以取得学位和学历，如小学、初中、高中、大专和大学。研究明确证明高教育水平和认知能力有关系。整体而言，一个人接受正规教育的年限越长，各认知域的能力越强，包括记忆、问题解决以及特殊类型的注意能力。同样，教育水平与晚年患痴呆的风险有关。具体来说，与受教育程度低的人相比，受教育程度高的人患痴呆的可能性要小。

　　读到此处，本书讨论的内容会让一些读者感到开心，因为他们有多年在学校努力学习的经历，会得到晚年认知健康的回报。然而，如果早年没有继续学业，对未来患认知障碍的可能性也没有必要认命。最近的研究表明，认知参与活动可以弥补与正规教育相关的记忆差异。一项研究显示，受教育年限较少但经常参加认知参与活动的人，会在记忆分数上与受教育年限较多的人相当。这意味着童年和青年时期的教育活动对认知的影响不一定是终身的，认知参与可以弥补早期受教育程度的差异。

（三）职业活动

　　职业活动（工作）也可以是认知参与的一个来源。在人的一生中，许多人把大部分醒来的时间都放在职业活动上。所从事职业活动的活动性质会影响我们的认知能力。研究人员已经对所谓的"工作复杂度"进行研究，这里的工作复杂度

指的是职业活动会遇到的各种变化，以及需要做出的决定的数量和难度。简单、主要遵循标准程序操作的工作，即为低复杂度的工作，那些不断变化、需要解决含糊或看似矛盾问题的工作，则是高复杂度的工作。对工人进行多年随访的纵向研究表明，工作复杂度会随时间提高人的认知功能水平，特别是年长工人。具体来说，在工作期间从事过更复杂工作的年长工人，在解决问题、推理、思维灵活性和新知识学习等技能的测试中会表现更好。

工作复杂度也与痴呆低风险有关，也就是说，如果一个人从事需要复杂技能的、与人打交道的（如辅导或与人谈判），或与数据打交道的工作（如分析和综合数据），那么他或她患痴呆的风险就会降低。有趣的是，即使是正规教育水平较低的人，也能从复杂度高的工作中获益。换句话说，在减少晚年患痴呆的总体风险方面，复杂工作的积极影响有助于弥补教育年限较少的消极影响。

（四）志愿服务

与工作经验密切相关的是志愿服务，到了退休前后，许多人寻找一些活动来充实日子，带来满足感并为社会作贡献。从认知参与这一点来看，志愿服务可以满足退休后不再从工作获得的参与感。

根据志愿服务的性质，可以从中有不同的获益，如身体更加主动、有更多的社会联系及对生活有更多的满足感。这里特别让人感兴趣的地方是志愿服务和认知功能之间的关系。尽管目前关于这一点的研究不太多，仍然有几项严格实验设计的研究，并获得了一些非常有趣的发现。由约翰·霍普金斯大学（Johns Hopkins University）的研究人员设计和评估的志愿服务项目中，体验组随机分配到小学做志愿服务，为小学生服务长达1个学年，相对于1年后才能做志愿者的对照组，体验组显示有特定的认知获益。认知获益包括在记忆和某些类型注意力的测试中表现有改善。这里得到的启示是，志愿服务可以提供认知参与，其认知获益是长远的。

本书的作者之一，目前正在进行一项名为"Baycrest关于老年人志愿服务的研究"（BRAVO），研究老年人志愿者角色的工作复杂度对身体、认知和社会心理功能的影响。志愿者角色因其复杂程度和挑战性各不相同，这跟有薪酬的职业一样。因此，可以预测出，与参与度较低的志愿者角色相比，有更多挑战性的志愿者角色应该获益更多。目前的初步研究结果支持这个预测，读者可以在这个网址www.baycrest.org/bravo追踪研究的进展。

（五）其他认知活动

提供认知参与的其他活动，是讲一门以上的语言，而不管这是不是休闲活动。可以想象，当你能流利地说不止一种语言（双语），而且经常使用这两种语言，你的大脑经常在两种语言间进行转换，大部分时间使用双语的青年人和老年人，在思维灵活性和注意力等方面的认知测试中往往表现得更好（也可能有不好的一面，不要吃惊，在几种语言中去检索一个特定单词花的时间可能会更长一些）。

最近的研究为双语人士带来了更多的好消息，多伦多的一个研究小组发现，在最终发展成为痴呆的患者中，会双语的人要比在其他方面可以匹配但只懂一种语言的人，出现痴呆的首个症状的年龄要晚5年。我们所参加的类似研究也表明，双语人士往往要比不懂双语的人士，晚4～5年被诊断出可能导致阿尔茨海默病的MCI。这种认知障碍的进展延迟与休闲活动的认知参与效果类似。

早期（并且坚持）的音乐训练会有些类似于多种语言环境的作用。有过终身音乐训练的老年人和没有过的老年人之间的区别，也有许多有趣的地方。在非常基本的层面上，音乐家的大脑整体体积以及特定大脑结构大小等年龄相关的变化会比较少。基于这个发现，与不弹奏乐器的人相比，经常弹奏乐器的人患痴呆的可能性要小，就不会是一件令人奇怪的事情。

即使没有从小就开始学习第二种语言或上音乐培训课，在之后的生活中进行学习也有好处。瑞典最近的一项研究表明，相对于没有接受过语言培训的人，接受高强度语言培训的人也提高了他们学习和记忆其他类型信息的能力。同样，与没有上过音乐培训课的其他背景类似的老年人相比，上过6个月钢琴课（并定期练习）的老年人，他们在各种认知测试中表现更好。这些研究结果的启示是，认知参与获益永远不会太迟。如果还不会多种语言或演奏一种乐器，从现在就开始学习其中一种吧。或者，如果曾经学习过一种语言，或演奏过一种乐器，那就考虑重新拾起来吧。这样做的话会有各种受益。

四、如何做到

（一）原因和结果

如果用审视的方法来阅读本章，你可能会想到，认知参与和认知能力之间的直接关系并不明确。换句话说，哪个是原因，哪个是结果？也许参加认知参与活动会改善一个人的认知能力，或者同样可以相信，也许认知能力强的人更愿意多参与这些活动。在研究中，研究人员仅仅是观察人们的自然行为，这两种情况都能解释认知参与和认知能力之间的关系。

对因果关系的真正研究需要用到实验设计，由研究人员控制参与的程度，而不只是简单地观察。本章前面提到的对志愿者项目体验组的研究就采用了这种设计。框 13-3 详细描述了名为 Senior Odyssey 项目的另一项研究，以对这类研究进行说明。一般来说，在实验设计中，研究对象被随机分配到两组中的一组：干预组，研究对象参加特定认知参与活动；或控制组，研究对象不参加该活动或参加不同的"受控"的活动。在干预或控制期前后对两组人进行比较，以观察干预的具体效果。最近的一些研究采用了这种类型的设计，其中一些在本章中进行了描述，结果表明，干预组在各种类型的认知测试中的得分都有所提高，但对照组则没有。这表明，提高认知参与程度确实会导致认知能力的提高，并有助于解决因果的问题。

框 13-3　Senior Odyssey：一项认知参与的研究

由伊利诺伊大学的 Elizabeth Stine 和 Morrow 博士领导的研究团队设计了一项研究，研究 55～95 岁的健康人认知参与的获益。参加者是从社区招募的，共有 181 名积极报名者随机分配到实验性的 Senior Odyssey 组或对照组中。Senior Odyssey 项目是为这项研究设计的，以 Odyssey Mind（www.odysseyofthemind.com）作为支撑，这是一个教育项目，为儿童和年轻人提供"创造性解决问题的机会"。Senior Odyssey 项目参与者以 5～7 人的小组形式参加了 20 次周会，并共同设计、实施和提出问题的解决方案，如用特定材料建造一个结构，使其能承受最大的重量，或创造和展示一个重新诠释历史事件的音乐表演。小组每周还进行一次自发问题解决活动，完成需要他们独立思考的任务，如思考普通物品的其他用途或解决线索（象形图）难题。对照组和 Senior Odyssey 组的参与者在研究开始和结束时都进行一套认知测试。研究者发现，较之于对照组，Senior Odyssey 组在"流动能力"的综合测量上有更多的提高，包括思维速度、归纳推理、视觉空间分析和创造性思维的测试。诸如此类的研究表明，真正的认知获益可以来自于认知参与。

尽管截至目前所描述的研究都是认知正常的老年人，但也有一些证据表明，认知参与对包括痴呆在内的认知障碍患者也有益。用于痴呆患者的一种训练项目包括小组讨论、回忆活动和思维游戏等形式，以提供认知刺激。尽管基础条件相似，但参加这些小组的人相对于不参加者而言，会有认知分数的改善。这项研究告诉我们，参加认知参与活动永远不会太迟，无论一个人目前的认知水平如何，参加具有挑战性和参与性的活动都会有好处。

（二）"储备"的理念

为了解释教育活动、休闲活动和认知干预措施如何能够最大程度地提高记忆力和降低痴呆的风险，提出了"储备"理论。其理念是，所有与认知参与有关的努力思考都会提高大脑结构和处理的效率。非常早的动物研究显示，与生活在没有刺激性环境的大鼠相比，生活在环境内容丰富（即笼子里有许多玩具和其他大鼠）的大鼠的大脑有所不同。主要差异是在丰富环境中饲养的大鼠，其大脑神经元之间的连接数量更多。更多的连接意味着大脑可以更有效地处理信息。毫不奇怪，在丰富环境中生活的动物，在一些需要学习和记住新信息的任务（如逃出迷宫）方面会做得更好。最近的动物研究表明，新事物学习在海马新神经元的发育（神经发生）和保留方面发挥了作用，而海马是大脑对记忆至关重要的一个结构。每天海马都有许多新神经元生成，但它们只有在学习新事务的刺激下才会存活下去。新事物学习越有吸引力和挑战性，能生存的新神经元就越多。大脑的这些变化说明，整体而言，它可以更有效地工作，这可以解释长期认知参与能够让认知能力变得更强。

这些大脑变化也可以解释为什么认知参与能降低痴呆的风险。我们在第5章提起过这个话题。一般而言，这个理念就是越健康和越有效的大脑，耐受痴呆有关的病理改变的时间就越长，从而不会出现痴呆症状如认知变化。实际情况就是，脑细胞及其连接的"储备"，在对抗大脑早期的病理改变方面提供了缓冲作用。然而，一旦这种缓冲作用在痴呆的病理过程的晚期被消耗殆尽后，之前的认知参与的获益就不那么明显了。这就出现了认知储备较多的人此时的认知能力下降实际上可能会进展更快。尽管看起来是有些矛盾，但请记住，具有更多认知储备的大脑，开始出现临床症状时，其病理改变的程度会比较重。因此，就痴呆本身而言，实际上是处于较晚的阶段，因而认知症状进展较快。因此认知储备最大的好处是在早期最大程度增加认知能力，并在痴呆确实要发生时，推迟了认知障碍出现的时间。

五、一种"参与式"的生活方式

当考虑采取更多参与的生活方式时，需要知道到底需要做什么。不幸的是，不像本书之前章节所讨论的饮食和运动，认知参与没有公认的标准。然而，依据这方面的研究结果，我们可以给出一些一般性的指导，有助于在日常生活中建立认知参与。如果需要一些新活动的灵感，可以参考框13-4。请记住，目的是为了改善生活方式，而不是寻找快速解决问题的方法。多花一些时间思考，如何以一种有趣的、令人满意的、可长期持续的方式创造更多认知参与的生活方式。

框13-4　需要认知参与的活动

有许多方法可以用来提高认知参与程度，如找到有新奇感和喜欢的活动。在这个框里，列举了一些可能为大家提供认知参与的活动。

成为心中的艺术家

- 重新捡起曾经玩过的乐器，或学习如何演奏新的乐器
- 加入合唱团或组建自己的音乐小组
- 报名参加课程，学习如何作画、绘画或雕刻
- 加人本地的戏剧团体，帮助演出
- 阅读关于摄影艺术的文章，了解如何能够提高摄影技巧
- 写诗或作文，或开始写日记

培养新的爱好

- 制作飞机模型并学习如何让它们飞起来
- 加入一个编织小组，学习如何织出自己一直想要的厚羊毛衫
- 购买剪贴簿制作工具盒，整理一直以来拍摄的所有照片
- 学习如何自制葡萄酒或啤酒
- 玩需要策略思维或记忆的棋盘或纸牌游戏，如国际象棋、桥牌、麻将、拼字游戏、西洋双陆棋，甚至是扑克

探寻文化活动

- 参观博物馆或历史景点
- 到新的地方旅行，让自己接触陌生的语言、风俗和人
- 在离家较近的地方旅行，发现本地的旅游景点和流行的热点地区
- 去剧院看交响乐、芭蕾舞或歌剧演出

以新的方法来参与旧的活动

- 买一本新厨艺书或在网上搜索新菜谱，然后烹饪或烘烤之前从未做过的东西
- 看地图发现其他的路线，走很少经过的小路或街道去一个熟悉的地方，然后时不时地在这些不同的路线上步行或驾车

学习新东西，只是为了好玩

- 买一个算盘或滑尺，然后研究和学习如何使用，一旦掌握了这项技能，经常用一下
- 去学一学还没有玩过的数独之类的逻辑游戏，如果普通数独谜题让人生畏，那就从较简单的青少年版本开始，一旦掌握了基本的玩法，就进阶到其他类型数独如Kakuro、杀手级数独以及超级数独，这样就可以不停地学习和使用新的策略
- 玩一项你从未玩过的运动，参加课程或请教朋友如何打壁球、草地保龄球、冰壶、板球，或其他不太熟悉的运动
- 在书店找一本自学的工作手册，学习一些新东西，或温习学校里最喜欢的一门科目
- 学习一项新的运动规则，然后去玩或比赛，看看自己是不是学会了
- 想一下哪一个题目自己有兴趣了解更多，然后上网去进行研究
- 参加公开讲座

接受终极学习挑战

- 报名参加当地图书馆、社区中心、大学的课程
- 学习如何说一门新的语言，或者补习曾经掌握的语言，尽可能找机会使用新的语言
- 在新团体中做志愿者，做一些从来没有做过的事情

（一）多样化的活动

有证据表明，参加各种不同的认知参与活动非常重要，而不是只参加一两个活动。可想而知，不同的活动使用的认知技能的类型会有所不同。下象棋需要视觉空间能力、策略和计划；写诗要用到语言技巧和艺术创造力；初学打高尔夫需要学习新的规则和新的运动技能，参加这些活动中的每一项都有助于发展不同的认知技能，并使用不同的大脑系统。因此，建立活动的多样性，有助于确保认知参与受益的最大化，也就是一种"全脑"锻炼。

（二）如何经常去做

除了不同类型，经常参加认知参与活动也很重要。偶尔弹一次钢琴当然好，但是，每周弹两三次就更好了，对于活动应该做多少次没有硬性规定。有人已经研究了活动数量与认知获益之间的关系。有一项发表在《新英格医学杂志》上的研究表明，按一个人在1周内参加认知参与活动的次数来计算活动次数（例如，如果在1周内，在3个不同的日子里演奏乐器，每个工作日阅读报纸，参加1次讲座并打1次桥牌，他的活动计数为10），每周活动次数在12次以上才会有最大的认知获益；相对于活动量最低的人，他们在20年内患痴呆的可能性要降低63%。如果以此活动水平为准则，则目标是在1周大部分时间里每天参加2项有认知参与的活动。

如果觉得自己需要增加认知参与的程度，则要考虑如何能以可持续的方式来做。不要想着从明天开始投入9个新活动，这肯定会丧失热情。取而代之的是，花一些时间思考自己的需求和兴趣，然后从增加一两项新的活动开始。几周后重新评估自己的情况，再考虑增加或改变一些活动，直至达到目标。

为了帮助你跟踪自己活动，查看活动水平是否达到这里所讨论的指导原则，可以使用第14章结尾处框14-4所列的工作表，你也可以从这个网址www.baycrest.org/livingwithMCI下载这个工作表。

六、小结

在本章的最后，我们要提醒趣味的重要性。如果考虑选择参加提供认知参与的活动，一定要选择那些喜欢的活动。理由是显而易见的。认知参与作为生活方式的一部分，经常参加这些活动才是重要的，相比较不喜欢的活动，喜欢的活动才有最大可能坚持下来。如果喜欢填字游戏则一直做下去，如果觉得填字游戏像吃药一样难受，那就不要去做。也许强迫自己能做几次不喜欢的事情，但极有可能做不长久。找到自己有参与感和有兴趣的各种活动，然后经常去做，从中得到乐趣。

推 荐 阅 读

Shors, T. J. (March 2009). Saving new brain cells. Scientific American, 300 (3) , 47-54.

第14章

社会参与：好友等于良药

人是社会动物，许多重要的文化活动和机构都基于社会结构。我们要一起住、一起生活、一起养家，以及彼此照顾。教育活动通常是集体模式，许多职业活动也需要互动。成为社会群体的一部分会有诸多好处，包括增加安全性、分担责任以及募集经济支持。与他人一起还能改善情绪、减轻压力。或许能让你吃惊，社交也可以有认知受益。这也就是为什么这个主体会出现在MCI话题之中。本章我们将探讨社会参与这个理念，介绍这种关系以及活动的类型，以及为什么它对大脑健康如此重要。

一、什么是社会参与

广义而言，社会参与是与其他人进行互动，它有两个重要的成分：社会网络和社会活动。每个人的社会网络由经常接触的人组成，包括家庭成员、邻居和朋友。社会活动即与他人互动所做的事情，包括与他人一起工作或做志愿者，参加一个团体，如读书会或健身班，或者仅仅是亲自拜访他人或打电话。社会参与获益相关研究表明，社会参与的数量和质量都很重要。计算数量（多少）相当容易，社交网络可以量化为与自己有互动的个人数量，社会活动可以被量化为每天或每周的社会互动频度。质量（有多好）也可以进行测量，尽管较为主观和经常变化。测量社会参与质量的一种方法是用社会支持进行评估。一般来说，当与朋友或家庭成员可以分享自己的感受，并且在需要时有人用得上，我们就会感到得到了支持。社会参与质量也可以通过相互陪伴的感觉来衡量，是一种与某人成为伙伴或相互亲近的感觉，与孤独感截然不同。框14-1提供了衡量社会参与水平的一些比较常见的方法。

框14-1 测量自己的社会参与水平

有许多方法测量社会参与程度，没有一个一致的标准。下面是可以测量的社会参与的不同部分，为了比较自己和别人的分数，可以阅读本章"多少数量和多长时间"一节内容。

（续）

社会网络规模

在空白部分，列出所有家庭成员的名字（如夫妻、子女和兄弟姐妹），或者是朋友，需要满足下面两个标准：①关系近到可以谈论私人事情；②每月都至少有一次接触。

数一下列出名字的数量，计算社交网络的大小。

社会活动

阅读所列的每项活动，看看自己去年参加的次数，请圈出最接近的选项旁的数字

A．去餐馆或参加体育比赛或玩宾果游戏

1．每年一次或更少　2．一年数次　3．一个月数次　4．一周数次　5．每天或几乎每天

B．进行过一天或过夜的旅行

1．每年一次或更少　2．一年数次　3．一个月数次　4．一周数次　5．每天或几乎每天

C．做过不领报酬的社区或志愿者工作

1．每年一次或更少　2．一年数次　3．一个月数次　4．一周数次　5．每天或几乎每天

D．上亲戚或朋友家串门

1．每年一次或更少　2．一年数次　3．一个月数次　4．一周数次　5．每天或几乎每天

E．参加团体活动（如老年中心、退休小组、哥伦布骑士协会或类似社团）

1．每年一次或更少　2．一年数次　3．一个月数次　4．一周数次　5．每天或几乎每天

F．参加教堂宗教活动

1．每年一次或更少　2．一年数次　3．一个月数次　4．一周数次　5．每天或几乎每天

把这6个圈好的数字加起来计算出社会活动分数为：

社会支持

读下面每一个陈述，然后确定自己的感觉，在陈述的后面，圈出最接近自己感觉的数字。

A．在我有需要的时候，会有特别的人在身边

1．非常坚决不同意　2．坚决不同意　3．一般不同意　4．可能　5．一般同意　6．坚决同意
7．非常坚决同意

B．当我要分享快乐和忧伤时会找到特别的人

1．非常坚决不同意　2．坚决不同意　3．一般不同意　4．可能　5．一般同意　6．坚决同意
7．非常坚决同意

C．有特别的人是我真正感到欣慰的来源

1．非常坚决不同意　2．坚决不同意　3．一般不同意　4．可能　5．一般同意　6．坚决同意
7．非常坚决同意

D．在我生命中有特别的人会关心我的感受

1．非常坚决不同意　2．坚决不同意　3．一般不同意　4．可能　5．一般同意　6．坚决同意
7．非常坚决同意

把这4个圈好的数字加起来计算出社会支持分数为：

引自：Mendes de Leon C F, Glass T A, Berkman L F. Social engagement and disability in a community population of older adults: the New Haven EPESE [J]. Am J Epidemiol, 2003, 157 (7): 633-642. 经牛津大学出版社允许转载。

虽然社会参与的各个方面通常是相辅相成的，但事实上，不同的成分可以相互独立。你可能是一个社交型人物，朋友和家庭网络很大，并经常见面，或者你可能更喜欢独处，朋友不多，且见面少。这是社会参与的两端。也有介于这两端之间的不同类型，是两者各个方面的结合。你也可能有一个很大的朋友和家庭网络，但不经常见面，如最近搬了家或难以离开家。又如，如果住在一个忙碌的退休社区，就有可能与其他人在一起，但仍然觉得不联系和孤独。同样可能的是，朋友虽少，但经常能见面，感觉上很亲近。正如后面会介绍的，社会参与的各个方面都可以提供单独的受益。因此，在一个方面的不足，在另一个方面可能会得到弥补，这样在社会生活中就可以获得最大的受益。

二、提供社会参与的活动

有无穷多的社会参与方式，与关于运动和认知活动的推荐相类似，重要的是找到各种自己喜欢参加的活动，并能经常参加。框14-2列举了许多有社会参与的活动。

框14-2　提供社会参与机会的活动

- 参加当地社区娱乐中心、图书馆、学院或大学的课程或小组活动
- 参加教堂、犹太教堂或寺庙宗教活动
- 在合唱团中唱歌或在小组中做音乐
- 在非营利性组织或政治团体做志愿者
- 参加邻居或社区团体
- 参加集体运动，如草地保龄球、高尔夫或槌球
- 使用Skype或其他电脑技术与远方的家人和朋友沟通
- 走进社区，并停留一下，与你遇到的人打招呼
- 帮亲戚或邻居照看婴儿，或志愿辅导孩子做作业
- 邀请朋友或家人来吃饭，或者简单点，喝咖啡或茶
- 与他人一起玩纸牌或棋盘游戏
- 与朋友一起锻炼身体，包括步行、游泳或在健身房练举重

当琢磨这些社会活动时，可能会意识到，其中许多活动也涉及认知参与或运动，甚至可能两者兼有。例如，打桥牌或学习使用Skype（一种即时通讯软件）与社会和认知参与有关。与朋友散步或与孙子在操场上玩耍，都是与社会参与和运动有关的活动。打高尔夫球或上舞蹈课可以提供社会、认知和运动方面的参与。我们在后面将进行评述，纯社会活动本身就是有益的，但是选择有运动或认知参与的活动会有更多好处。

三、社会参与的获益

与认知参与一样，我们经常寻求社会参与，仅仅是因为它能带来愉悦。然而，社会参与也可以有真正的获益。首先要讨论的是社会参与对健康和情感的普遍性获益，然后再重点讨论对大脑和认知的获益。

（一）普遍性获益

社会参与为你的健康提供了许多普遍性获益。最大的获益是社会参与与死亡率较低有关。也就是说，有较多社会支持的人相对于社会支持较少的人而言，所有原因死亡的风险都会降低。这种现象在患有严重疾病的患者中研究得最多，如心血管疾病、癌症和传染病。在这些患者群体中，社会支持较多的人比支持较少的人平均寿命更长。特别明显的是，即使把最初的健康情况计算进去，社会参与和死亡率之间的联系仍然存在。换句话说，当两组患者的心脏疾病处于同一水平时进行比较，在带病状态下，较之于社会支持较少的患者，有较多社会支持的患者寿命更长一些。

关于社会参与影响的研究，对为什么会出现这种获益提供了一些观点。一种解释是，社会参与与较为健康地应对压力的生理反应有关。本书第9章介绍过，正常情况下，身体对压力的反应是血压和心率的增加，应激激素水平的升高。在压力事件期间（如看医生或者进行演讲），只要有熟悉的人在场，血压和心率增加的程度就能减少。当然，这不一定百分之百对。大家会想到熟人或家庭成员在场时，可能会增加而不是减少压力水平，可是，如果这些人能让你感到支持，那么他或她的到场就可以有助于缓解压力的生理影响。因为社会参与、血压和心率之间存在这种联系，不难想象，社会参与也会与心脏健康更好相关，长远的结果则是死亡率下降。

除了对压力反应有这些影响，社会参与还与更为强大的免疫系统有关，特别是对老年人而言。免疫系统通过发现和杀死有害微生物如病毒和细菌，以及肿瘤细胞，来保护身体免于这些疾病的损害。有较多社会参与的人特定白细胞的活动水平更高，有助于识别并对抗体内的肿瘤和病毒。因此，应对某些类型癌症、感染性疾病，甚至是普通感冒的身体反应时，社会参与可以产生积极影响。

社会参与还与精神健康有关。大家一直知道，社会互动对于幸福感会有积极影响。而类似的情况则是，缺少社会支持则与抑郁和其他精神疾病有关。社会参与和情感之间的这种联系，已经用作抑郁的某些治疗方案。患者专门去建立社会联系并且参加更多的社会活动，能够明显改善情绪状态。

（二）认知的获益

社会参与的获益可以扩大到认知。社会参与和特定认知域的能力水平之间联系的相关研究数量虽少，但有日渐增多的科学文献发表。因为有许多方法来研究社会参与与认知，加上许多混杂的因素要考虑，因而不同研究的结果不完全一致。但是，可以确定地说，大多数对社会参与和认知能力之间关系的研究，都得到了积极的结果。

一项大组人群的观察研究提供了一条证据，研究者对社会参与进行测定，如社会网络的大小、社会活动的次数，以及对社会关系的满意度，看看是如何对应认知测定的结果，如注意、记忆测试，以及一些能力的组合测试。因为社会参与也与一些重要的因素有关，如年龄、性别、教育水平、健康状况以及听力等，这些变量通常要进行控制，所以在排除这些因素的影响之后，我们才能看到社会参与对认知的影响。这些研究的一般性结论是，在控制重要个体变量之后，社会参与程度较高的人往往在认知测试中表现得更好。对老年人进行数年的跟踪调查，观察认知能力如何随时间变化，也会得到类似的结果。如我们在第2章所讨论的，即使没有痴呆和MCI，正常老年化过程中也会有某些认知领域的下降。可是，不同人的下降速度会有很大差异，有些人下降的程度会更加明显一些。研究表明，较之于社会参与较少的人，社会参与更多的人，其随年龄增长而出现的认知下降会少一些。

观察社会参与和认知之间关系的另一种方法，是在实验室中对社会参与水平进行操控，与对真实世界的简单观察相反。这一类的研究较少，但至少有一项研究值得提及，密歇根大学最近的一项研究，在认知测试前，将年轻的研究对象随机分配至3项活动的其中之一，这些活动分别是社会性的（与其他人会话）、智力性的（完成填字和视觉空间拼图），以及对照性的，既不是智力也不是社会性的（看幽默小视频）。参加这些活动10分钟后，分别给予研究对象思维速度和短期记忆的测试，也许你能猜出结果，在接受测试前时间花在进行社交活动的人，其随后的认知测试比对照条件下的人往往表现得要好。社会参与对认知能力的提升等同于参与思维任务的提升。虽然在此领域仍需更多研究，但此研究为社会参与的获益提供了证据，并为其他关于社会参与对认知更持久影响的观察性研究发现，提供了补充证据。

（三）降低痴呆风险的获益

鉴于社会参与对全身健康，特别是对认知的影响，很自然就会把这些发现延伸到社会参与与痴呆之间的联系。许多证据表明，在普通人群中，社会参与增加与痴呆风险降低有关。与社会参与高度相关的一个因素是婚姻状况：已婚者往往比未婚者要花更多的时间与他人交流。有一些研究发现婚姻状态与痴呆有关，一般而言，从未结过婚的人在其生命中一些时点，其患痴呆的风险较目前已婚、丧偶或离婚的人要高。

类似的研究是社会参与质量与痴呆风险有关，也就是说，社会交往满意度好的人患痴呆的风险要比满意度差的人要低。在一些研究中发现，社会互动的频率不影响这一结论的正确性。换句话说，参加一些能让你感受到更多联系和更少孤独感的社会活动，比参加许多次但不能提供这种满意度的社会活动要更重要。这么说来，质量好过数量。

另一个测量社会参与的方法，即涉及社会参与的休闲活动，也与痴呆风险有关。对于社会活动影响的研究比较困难，因为这些活动与认知活动非常相关。例如，玩棋盘游戏、参加文化活动及报班上课，所有的活动都需要认知参与，常常以集体的方式来进行的。这样的话，分清楚社会和认知参与对痴呆风险的各自影响是很重要的。尽管在此方面仅有很少的研究，仍然有一些证据支持社会参与对痴呆有积极的影响，即使是把认知参与的影响考虑进去。

目前还没有关于社会参与对于MCI进展及风险影响的研究。但我们确实清楚，血管性因素、压力及抑郁是MCI的危险因素（见第5章）。假定社会参与能够对抗这些因素，那就可以得出社会参与能够降低MCI的发生率，和/或MCI进展到痴呆的风险。尽管对这个问题需要更多的研究来给出的肯定答案，但目前越来越多的研究结果指明了这个方面。

四、如何起作用

（一）原因或结果

在第13章，我们关于认知参与是较好认知能力和较低痴呆风险的原因还是结果，提出一个是先有鸡还是先有蛋的类似问题，同样这个问题也出现在社会参与和认知能力的关系上面。社会参与能给认知提供获益是对的吗？还只是一个简单的情况，即认知能力较好的人（包括那些不是特别早期的痴呆患者）倾向于有更多的社会活动？

毫无疑问，观察性研究结果，很难对这些不同的解释进行说明。也就是说，通过测量日常生活中的社会参与和认知能力，简单地来观察自然情况下会发生什么，最终还是不知道什么是原因，什么是结果。可是，有一些研究在控制了基线水平的认知能力之后，观察社会参与与认知的关系，并且发现这种获益依然存在。相类似地，有其他研究方法来解决这个问题，将低水平认知或处于认知衰退最早阶段的患者排除在分析之外。这些提前处理有助于最大限度地减少社会参与度下降是由认知能力下降所致的可能性。

对于解决因或果问题，实验性研究特别有用。但通过回顾本章前面提到的密歇根大学的研究，这些都是比较难以做到的，研究对象在随机分配参加社会活动（或其他）后，立刻进行认知测试。在这个案例里，社会活动导致认知改善，这是一个比较清楚的原因。在第13章里描述的关于认知参与对认知能力影响的实验性研究，在这里是用得上的。许多实验性研究都有一定规模的社会参与成分。我们所给予的干预措施，是以小组形式参与创造性解决问题（框13-4）或制作和表演戏剧。用于痴呆患者的回忆疗法包括小组讨论。从这些小组中得到的认知获益可能与干预中固有的社会参与有部分关系。很明显，需要更多的研究来确定社会参与和认知改善有关系。但是目前的研究结果支持社会参与有积极作用。

在下一节，我们将讨论社会参与获益的机制。如你所了解，有许多解释，而且可能是几种机制共同在起作用。

（二）身体健康和情绪

本章的前面部分，我们讨论了社会参与对身体健康的获益，具体来说，社会参与可以通过降低心率和血压来影响身体对压力的生理反应。而心率和血压的增加会促进心血管疾病的发展。心血管状态不好是认知下降和痴呆的危险因素，这些我们在第5章讨论过。因此，认知功能好和痴呆发生率较低，与社会参与对心脏和脑健康的积极作用有关系。

社会参与可以通过改善情绪来让认知受益。如我们在第5章所述，抑郁是痴呆的又一个危险因素。治疗和预防抑郁有许多办法，包括增加社会活动。因此改善社会参与能够增加幸福感、降低抑郁风险，因而能改善认知。

（三）认知参与

一个相关的问题是，社会参与对认知参与的影响。社会互动需要许多认知功能，即使是简单与他人交谈，都需要有对人的注意力、对对话内容的持续记忆力、回忆过去的事件或与对话话题的相关信息、理解其他人的想法和观点、不要让自己的思想开小差或漫不经心。这些"精神体操"肯定会提供认知参与，而大家已经知道认知参与会对认知功能和痴呆风险有影响，见13章所述。

社会网络影响认知参与的另一种方式，是通过社会预期或规范来实现，当周围有朋友和家人时，他们会鼓励你一起参加其他活动，如一起吃饭、参观新的地方或一起参加团体活动。因此，身边的朋友可能会鼓励你出去走走，参与到生活中去，而这又提供了认知参与，对维持最佳认知健康至关重要。很明显，通过对身体健康、情绪和认知参与的间接影响，社会参与很有可能对认知产生一定获益。虽然这只是过程的一部分，而不是全部过程。研究调查了这些因素的独立影响，甚至在控制了压力和情感对个人的影响后，仍然发现社会参与对认知的影响是存在的，此外，如果把运动、认知参与和社会参与放在一起考虑，社会参与对认知和痴呆风险仍有独立影响。因此，在这些因素之外，一定还有其他因素促成了社会参与对认知健康的影响。这让我们再一次想到了大脑储备这个理念。

（四）大脑储备

在本书上一部分叙述痴呆的风险因素时，我们谈到了大脑储备，并在讨论认知参与时再次谈到了大脑储备。这个理念是，如果经常进行一些用脑的活动，会使大脑变得更有效率。这种效率的提高是由于新神经元的产生和存活，以及神经元之间的连接有改善。有相当多的研究将大脑储备与正规教育、工作复杂度和认知参与等方面进行联系。

关于社会参与可以促进大脑储备这一理念的研究，做的还不够。最近在芝加哥Rush大学医学中心进行的一项研究中观察到了其中的联系。一组没有任何认知障碍征象的老年人接受了认知测试，并回答了其社会网络的有关问题。他们还同意在死后将大脑捐献出来进行研究，以便检查大脑中是否有β-淀粉样蛋白和神经纤维缠结。在本书的前面内容有过介绍，斑块和缠结是一种病理改变，在阿尔茨海默病患者大脑中可以发现这些病理改变在数量上有增多。同之前的研究类似，这个研究发现认知表现与阿尔茨海默病样病理改变相关，而认知下降越多的患者其大脑的病理改变就越重。这并不令人惊讶。而新发现是，社会网络的大小调节（或影响）了认知和神经病理学之间的关系。虽然社会网络小的人的认知和神经病理改变有关，但对于有较大社会网络的人来说，这些变量是不相关的。换句话说，有更多社会联系的人，可以承受大脑出现较多的阿尔茨海默病样病理改变，而不会有认知能力下降的征象。在这项研究中，经过对大脑储备有关的其他因素进行控制后，如年龄、教育水平、认知参与、抑郁症和身体健康状态等，这种影响仍然存在。这些发现可以解读为一种证据，用以支持社会联系为大脑提供了某种储备，从而减轻了阿尔茨海默病样病理改变对认知的有害影响。

五、建立更多的社会生活方式

至此，我们希望你已经理解社会参与对健康、认知和痴呆风险的许多获益。我们也希望这种理解能让你思考如何增加自己的社会网络、社会活动以及人际关系的质量。在本节中，我们将提供一些如何做的提示。框14-3提供了如何在生活中建立更多社会参与的一个示例。

框14-3 如何逐步增加社会参与的案例

Juanita是一个刚刚丧偶的女士，她知道自己一个人打理房子比较困难，就住进了一个公寓。没有丈夫和过去邻居朋友的经常陪伴，她觉得自己很孤独，生活也没有太多乐趣，她经常打电话联系的女儿建议她，要多出去并与其他人经常接触。Juanita在居住的公寓周围找到了一些活动，发现水上健身班还有空位，对参加公寓协会也有兴趣。通过这两个活动，她结交了一些住在同一楼里的朋友，也很快发现跟他们有许多共同点。

"老朋友是金"这句谚语说得特别对，Juanita还想与她的老邻居、朋友们保持联系。她开始每2周1次的午餐聚餐，在她家和朋友家轮流举办。通过这些努力，她很快感觉自己与其他人重新联系上了，并且每天都对未来有更多期待。

（一）多少数量和多长时间

不同于饮食、运动等生活方式因素，对于生活中应该有多少数量的社会参与，并没有硬性规定或指导准则。不同人之间也有巨大的差别：有些人可能需要很多朋友，但有些人有一两个好朋友，就可以得到足够的社会支持。在这里不需要给出具体的指导方针，要做的只是总结一下已知的有关"普通"人的社会生活情况，如果你认为自己的社会参与低于这个水平，就要想办法去提高。如果你处于平均水平，那就很不错了，但也可以想一想，是不是可以增加那么一点点。一些社会参与和痴呆风险之间关系的研究表明，那些参与更多社会活动和/或社会网络高出平均水平的人，对痴呆的保护作用也最大。

那么什么是平均水平？许多研究提示，对于老年人而言，社会网络大小的平均数为7。这个范围比较大，许多人没有至亲和朋友，而有些人的社会网络值能达到20。检查一下自己的分数（见框14-1第一项），并与平均数7比较一下。

社会活动和社会支持测量的方法变化更大。所以目前还没有特别的研究。在框14-1中所提到的使用计数和打分系统的研究，绝大多数老年人的社会活动分数是12～20分，而社会支持是14～20分。可以将自己的评分（见框14-1第二项和第三项打分）与这些分数进行一下比较，看看有没有提升的空间。

我们制作了一个工作表，有助于记录社会活动，以及前面几章中讨论的运动和认知参与活动。这个工作表在本章最后的框14-4中列出，也可以从这个网址www.baycrest.org/livingwithMCI下载，它有助于你决定是否需要增加一些特别的社会活动，以达到我们所提议的一般性原则。

框14-4　记录运动、认知参与和社会参与的工作表

这个表格用来记录所做的与运动、认知参与和社会参与有关的活动。记录活动的时间和类型。对每个活动要判定是运动的、认知的和/或社会的。如果是运动性的，要记录运动的时间，填在相应的中度或剧烈那一栏（见第12章）；如果是认知或社会性的，则在相应的栏里填上"X"。在1周结束时，把总数加起来，与推荐的活动量进行比较。我们提供了一个可供使用的空白表格。

日期	活动	运动		认知	社会
		中度	剧烈		
一周总合					

注意：每周推荐的活动量：中度活动2.5小时，剧烈活动75分钟，认知活动12，社会活动7。

（二）与人交往并参加新的社会活动

如果决定增加你的社会网络，其中一个方法就是增加新的社会活动。如果不这样做，是很难交到新朋友的。有共同的活动才能找到共同点，这样做才能有所帮助。

关于增加社会网络的可操作性建议，可以参见由美国卫生和公共服务部发表的如何结交和保持友谊的免费指导。完整的参考资料列在本章末尾。这里我们要分享一些这个指导的关键建议。一个明显有用的信息是，为了结交新朋友，可以去有其他人聚集的地方或活动现场，这些活动包括支持性团体、体育活动、戏剧制作、音乐会、艺术表演、诗歌朗诵会、书籍签售会、市民团体、特殊兴趣团体、政治性会议和教堂活动。在图书馆或咖啡馆等公共场所休闲时，有时会有人就共同感兴趣的事情进行交谈。志愿服务可以让你与他人在共同感兴趣的项目上工作，从而提供建立强大联系的机会。志愿者活动包括在食物布施处或食品银行帮忙、在日间护理中心为儿童阅读、在养老机构或医院探望患者，或在政治或社会委员会做服务工作。如果有新认识的人，发展友谊需要一些付出，为了更好地了解他人，可以邀请他一起喝咖啡或去散步，打电话或发邮件来分享共同有兴趣的新闻，就共同感兴趣的话题进行交谈，或者为他们正在做的事情提供帮助。

（三）增加社会互动的满意度

我们之前提到过社会参与的质量比数量更为重要。换句话说，花时间与感到舒适并想联系的个人或团体进行互动，比周围有人但又不能完全感觉到参与感要重要得多。前面提到的美国卫生和公共服务部的免费指导，包括许多如何加强新老友谊的建议。在这里我们将对其中一些进行论述：①开放的或真诚的沟通非常重要。讲出你的需求，以及了解朋友的需求。②专著地倾听和分享。在别人说话时要集中注意力，发现他或她所期望的事情。通过眼神接触、插入简短的评论和提问，让交谈的对象知道你在听。③对个人信息保密，这对建立信任特别关键。要假定所有关于对方的个人信息都是需要严格保密的，不能与他人分享。④重要的只有快乐，快乐让人们聚集在一起，在交往中把活动建立在快乐之上。⑤保持联系，质量来自数量，所以经常保持联系，即使是一个简单的联系。为下一次见面制订计划。在两次会面期间打个电话、发个信息或邮件。

六、小结

结束的建议就是玩得开心。社交参与的全部意义是认识他人并分享共同的兴趣。健康获益是社会参与所获得的额外奖赏。所以，做自然而然的事情，需要时舒展一下自己，并获得乐趣。当这样做时，会发现自己的感觉更好、压力更小，甚至会有可能觉得自己的记忆力比过去好那么一点儿了。

推荐阅读

U.S. Department of Health and Human Services, Substance Abuse and Mental Health Services Administration (2002). Making and keeping friends—A self-help guide. Publication ID SMA-3716. Downloaded from http: //store.samhsa.gov.

第15章

记忆策略：改善每天记忆的技术

至此，我们已经谈论了可以通过健康和积极的生活方式来改善认知能力。现在要讨论的是一些特别技术，可以用来记住新的东西，如新认识人的名字、重要的日子以及要做的事情。很明显，要成功地记住一些新东西，需要花很大气力才能做得到，可是，使用一些策略常常可以比单纯的努力做得更好。本章的目标就是提供不同记忆策略的实操信息，你可以很快学会并有效地应用到每天的记忆场景。

一、关于记忆策略的一般信息

在讨论特别的记忆策略之前，想要理解为什么和什么时候使用这些策略、使用哪种类型的策略，以及如何把这些策略融入日常生活中去，对记忆策略进行一般性的了解是非常重要的。

（一）使用记忆策略的原因

记忆策略有很多用途。极端的情况，可以纯粹用作娱乐。有些人对这些策略进行了加强练习，可以具有瞬间记住一长串单词这种让人瞠目的能力，以至于让朋友（或听众）感到惊奇。这是用本章后面所介绍的形式记忆做到的。可是，对于我们大多数人而言，记忆策略使用的目的更为实际，即当我们在日常生活中有需要时，能保证重要的信息能用得上。许多人认为较为重要而需要记住的各种信息包括人名、日期、电话号码和密码、日常用品的位置、需要做的事情以及药物，当然还有其他一些事情。各种记忆策略可以用来记住这些不同的信息。

如果思考一下就会发现不一定需要记住所有的信息。对于一些记忆任务而言，如记住在某个特别的日子要做的一些事情，只要能方便地获取这个信息就足够了。在这些情况下，记忆的目标是在需要的时候能够查询到信息。建立一个有序和可靠的信息记录系统，并养成在需要时回看信息的良好习惯，可以尽可能避免依赖记忆。

其他方面的信息对于记忆也确实很重要。记住一个经常会碰到的新邻居的名字，从社交角度而言很重要。为了方便，记住自己的新电话号码或地址相当重要，因为要告诉别人如何保持联系。为了安全，记住而不是写下自己的密码也很重要。在这些情况下，可以使用不同的记忆策略以提高自己的记忆过程。

（二）各类记忆策略

一般而言，有两类记忆策略，外部的和内部的。外部记忆策略是用身体之外的方法来记住事情，而内部记忆策略则是靠思维活动来记住事情。这两类策略都是学习和记住信息的有效方法。

1. 外部记忆策略　这些策略就是所谓"记忆援助工具"，并且有各种形式。最为人知的是日历、日记、记事本和用于记录需要记忆的信息的笔记。这些援助工具可能是纸质的，如挂历或口袋记事本，也可能是电子的，如智能手机、私人数字助理或电脑。语音信箱或答录机可以是一个外部记忆援助工具，可以给自己留言，提醒要在家里做的一些事情。计时器也可以作为记忆援助工具，许多人会使用炉灶计时器来提醒什么时候把蛋糕从烤箱拿出来或者把饭从炉子上拿下来。相类似的，当某天有约会或其他任务要完成时，可以在电脑和手持便携设备上的电子日历里设置闹铃，在对某些信息只有部分记忆时，可以用互联网搜索引擎来进行搜索。假如你记不起一部老电影里演员的名字，但是知道他在《毒药与老妇》（*Arsenic and Old Lace*）这部电影里担任过主角，则可以在搜索引擎中输入这个影片名，然后很快就可以知道他的名字是Cary Grant。

外部记忆辅助工具的好处是，当正确使用时，它是非常可靠的。如果日历中写下约会一事，它就会一直在那个地方等你查阅。不同于人脑记忆，信息的物理记录不会随着时间消失。从这个意义上来讲，对于那些日后绝对需要记住的信息，外部记忆辅助工具往往是最好的选择，即使它不是最方便的信息存储方式，如记住新邻居的名字，仍然可以用来作为备用的信息记忆资源。如果知道了一个新的名字，后来又记不起了，至少还可以找到它，并重新记住它。

有些人对于使用外部记忆辅助工具有些犹豫，因为，如果你把它写下来了，你就不会在后来靠脑袋记住它了。担心缺乏这种"脑袋练习"会让记忆变懒，并会导致进一步的记忆问题。很高兴告诉你，不会有这种情况发生。相反，研究表明，写下信息会成为一种主动的记忆策略，有助于以后记住信息，哪怕是后来不去查阅自己做的这些记录。因此，书面记忆辅助工具可以根据需要经常使用，而不必担心长远这样做会对记忆力产生有害的影响。

2. 内部记忆策略　不同于外部记忆策略，内部记忆策略依靠的是脑袋里面的记忆过程，包括各种心理活动，如把要记住的事情想象成一个视觉图像、反复多次重复记忆信息、将某些事情赋予个人意义。对于不能或不愿意用书面记忆辅助工具的情形，内部记忆策略至关重要，这种情形下，你要使用重复记忆信息的策略。许多这样的策略已经被研究证实有效，普遍认为它们在帮助记住新信息方面非常有效。其劣势是往往需要大量的脑力才能用好它们。写下一个电话号码非常容易，而找到方法让数字变得有意义，或者将数字形象化并记在脑子里，这就要困难得多。仅是为了不用查找就能记住信息这种重要的情形，许多人就会选择使用这些比较费力的内部记忆策略。在这种情况时，内部记忆策略极其有用。

（三）什么时候使用记忆策略

我们之前讨论过记忆的不同过程：编码、存储和提取，指的是将信息输入记忆、保留信息，并在需要时将其取出来的记忆行为。大多数策略都是在编码过程应用的，此时是把信息输入记忆的第一步。这样有助于在记忆过程有一个可靠的录入，从而导致较好的存储和较容易的提取。如果在编码时没有应用记忆策略，在需要提取时就会发现，在记忆里没有存储太多的信息。因此，使用记忆策略的最好建议，就像老一辈所说的，就是要提前谋划。当需要使用策略时，多想几次，然后确定有时间用到它。如果等到要提取时，比如当看到一张熟悉的面孔要想起他的名字时，或者站在取款机前想密码时，也许会有点儿迟了。

（四）个体差异

如同人有各种偏好一样，不同人选择的记忆策略也有很大的不同。如我们前面提到的部分内容，你选择的记忆策略是依据所要记忆的信息类型的不同。例如，是需要把信息存在记忆里，还是为了可以很方便地查到它。但是，在选择使用哪种具体的外部或内部记忆策略时，个人偏好会占据一定位置。如果善于在脑海中产生记忆画面，则可能会用图像策略来帮助记住名字；如果数学较好，则可能会用数字模式或公式来帮助记电话号码；如果不太喜欢创造性思维，则最合适的记忆方法就是简单的重复策略。

本章将介绍各种记忆策略。但对你而言，并不是所有的策略都是不可或缺的。非常有可能的是，只有一两个策略会有帮助，并且会很自然地用到它，还有一两个会凑合地用。重要的是要用开放的心态去看待这些策略。只有试着使用过几次，你才会发现哪一款适合你。

（五）练习，练习，再练习

就像学习任何新技能一样，学会使用记忆策略也需要很多练习。不要指望读了关于提高网球击球或国际象棋水平的书，不通过练习所读的内容，就会有很大的进步。对于学习使用记忆策略也是同样的。刚开始会觉得本章讨论的策略似乎很别扭，或者太费劲而不愿意去做，可是，当你下点儿功夫去练习这些策略，最终会发现非常容易上手，会成功地让你记住不想忘记的东西。

二、记忆策略清单

现在来讨论一下具体的记忆策略。我们将讨论每个策略是什么内容，其有效性的一些科学道理，以及日常生活中最常用到的类型。尽管我们单独讨论每一个策略，但是许多策略可以一起使用。例如，你要记住一个新手机号码，可以把它写下来，找出让每一个数字有意义的方式，多次练习记住这个号码，通常情况下，学习新信息的最佳策略是使用几种方法，特别是当估计新学习的内容有些困难，或者知道这些信息特别重要时。

（一）记忆本

最广泛应用的记忆辅助工具之一是记忆本，是把几种不同类型的外部记忆辅助工具有机组合起来。一本精心设计的记忆本包含了参加的活动所需要的所有信息。如果养成了系统性使用它的好习惯，记忆本可以满足每天所要记住的信息的大部分需求。这里我们要描述记忆本的一些重要特征。不过，请记住，记忆本是最满足自己个性化的工具。它或多或少应具体化，或者包括有比我们所讨论的更多的不同特征。

1. 综合性　记忆本包含能够随时查阅的所有重要信息。当然，没有必要随身携带所有熟人的地址和电话号码，或过去10年的日历。应当包括经常使用的信息，比如日历和所要做的事情清单，以及紧急情况下所需要的信息，比如药物清单和重要的电话号码。

记忆本所包括的各类信息因人而因，应当包括以下部分或全部内容。

（1）日历：用于记录预约（如医生或牙医预约），社会参与（庆典，与朋友一起喝咖啡的计划），特定时间需要做的事情（买演出票，那天有打折票），要确认的日期（生日或其他纪念日），到期日（图书归还或去干洗店拿东西），或特定日子不想错过的事件（如电台访谈或电视中要播放的电影）。

（2）要做的事情清单：这一部分是写下要做的事情，包括买礼物、取药以及预订约会，养成每完成一件事就划掉的好习惯，这样就不需要记住是不是做过了。

（3）便条：用来写下只是短时间需要的信息，如购物清单、车停在哪里、下次看病时要问医生的问题，或者女儿度假时可以联系到她的电话号码。当这些信息不再需要时，可以将其划掉或扔掉，避免不必要的信息在记忆本中积累。可以考虑使用粘性便笺来当便条，需要时可以粘在日历或电话簿上面，不再需要时再把它扔掉就可以了。

（4）永久档案：用于经常使用且需要长期保存的信息，包括电话号码和地址、电子邮箱、药物、密码和代码（如果需要保密则需要隐藏）、地图，或经常要去的地方的公交车号码，或者经常要用到的网址。

2. 单一工具　较为理想的是把记忆本做成一个单一的工具，有人经常会在墙上有一个日历，在钱夹里或公文包里有个小日历，钱包里有药物清单，梳妆台上有需要阅读的书籍清单，在冰箱上的贴纸上写下的待做事情清单。这种方法有个问题，即要记住对所有地方进行检查会很困难，有些事情会很容易忘掉。如果外出时在小日历上写了一个预约，回家后还要记得把它转记到墙上的挂历上。尽可能地把所有的东西都存在一个记忆本或设备里，这一点非常重要。可以用一个计时器或纸质日历来制作一个有纸笔的记忆本，里面包含有地址簿、可以写字的空白页和一叠小贴纸。如果喜欢电子小工具，有许多手持式装置，如个人数字助理（personal digital assistant，PDA），可以有这些用途。

记忆本的好处是可以随身携带，并且可以经常使用。其他的好处是，很少会有东西丢失、放错地方或忘记检查。在记忆本记东西和回看，会建立良好的习惯，这样还可以提高记忆辅助工具的效率。

3. 可携带　许多场合下记忆本需要带出去使用。例如，到医生的办公室，检查日历以确定下一个预约的日程。当急急忙忙意识到跟朋友一起午餐要迟到时，需要找到朋友的电话号码。小的记忆本要比大的好，因为可以把它放在钱包或口袋里，更容易携带。

不管是在屋里还是在外面忙活，重要的是要养成随身携带记忆本的习惯。在家的时候，可以规定只把它放在同一个位置，电话机旁或钱包里。外出时把它带上，要养成这样的习惯可能需要一段时间，所以把记忆本放在外出时通常会携带的东西旁边，如钥匙或钱包，这会是一个好想法。

有人会担心，如果把记忆本带出门恐怕会丢失它。同样的，也需要养成习惯来避免这种事情发生，需要做到当不在家的时候，一定要把记忆本放在包里或口袋里，或拿在手上。经常用到时，可以把它拿在手上，当不再需要时，就把它放回袋子或口袋里。避免在预约时把它放在柜台上，或在打电话时把它放在付费电话的顶部，因为这样有可能忘记收起来并带走。

4. 定期使用　如果经常用到自己的记忆本，其效用就会最大化。为了发挥最大的作用，首先须养成准确记录信息的习惯，如第一个地点的预约，并记得在需要时查看一下日历。如果还没有养成使用或查看记忆本的习惯，则需要花点力气养成这个习惯。其中一个方法是将查看记忆本和其他每天要做数次的例行工作放在一起做，如吃饭或整理床铺，本章下一节将花更多篇幅谈论习惯。

（二）习惯

一天当中你会有一些习惯或例行事务来帮助记住事情，其重要性是让你在不需要时不去依赖记忆。习惯是记住经常要用的物品（如钥匙或钱包）的位置，以及完成重复任务时的最有效策略。当习惯坚不可摧时，它们就会成为自动反应，而不需多做努力。也就是说不需费时间去想钥匙放在哪里了，或琢磨什么时候该服用下一次药了。我们将分别讨论如何用习惯来记住家用物品的摆放位置，以及完成重复任务。

把家用物品放错地方相当常见。花许多时间去找东西让人特别沮丧，特别是这种事情天天都有发生时。遇到这种情况时，按照这句话"一应俱全，各就各位"来生活就非常好。例如，如果有个习惯将车钥匙放在门边的小碗里，那么就不用回忆上次把它放在哪里了。即使不记得把它们放在哪里，但也会清楚地知道它们在哪里，因为它们总是在放同一个地方。

培养物品摆放位置的良好习惯的方法是，首先要找出一个合理的位置来放置物品。合理的位置更有可能记住，比如把邮票和文具及信封放在同一个抽屉里，而不是放在一个不合理或随意的地方。同样，合理的地方也是对于使用而言最为方便的地方。在确定合理的地方后，下一步就是把物品放在那里，接下来，也就是最为困难的步骤，在不使用时总是需要把它们放回此处。丢失东西的原因往往是我们没有想一想位置就把它们放下了。如果没有注意，当然也就不太可能很好地对信息进行编码。通过有意地将物品放回特定位置，可以改变不经注意就把东西放下的坏习惯，并养成用相同及合理位置放置物品的好习惯。时间久了，用合理位置放置东西的习惯也会成为自动行为，这种不加注意的行动将会有助于，而不是有害于寻找东西的能力。

记忆习惯的另一个好用途是记住做一些经常重复的事情，如每天吃两次药。与丢失常用物品的问题相类似，我们不会花很多时间去思考反复要做的事情，而且，很容易忘记去做这些事情，或者忘记是否已经做过了。关键是要养成一种习惯，在做其他经常需要做的事情的同时做这件事情。时间久了，一项活动就会成为另一件事情的提醒。例如，你有一天刷2次牙的习惯，那么就可以把药物放在牙刷边，养成刷牙前服药的习惯。

还有许多其他日常情形，习惯可以用来帮助记住需要做的重要事情。框15-1对其中一些进行了列举。

框15-1　何时使用记忆习惯	
经常这样	养成习惯
● 找不到钥匙	● 外出时把钥匙放在房门边的挂钩上，或者口袋（或者钱包）里
● 老花镜放错地方	● 买两副，并放一副在经常要用到的地方
● 忘记服用维生素片	● 把瓶子放在餐桌上，并在早餐时服用
● 外出时忘记锁门	● 关上门后转身检查2次门是否锁好
● 发邮件时忘记粘贴上附件	● 先粘贴附件再开始编辑邮件内容
● 忘记检查记忆本上的预约安排	● 把记忆本放在显眼的位置，如厨房台面上，每次做饭时看一看

需要迫使自己以不同方式来做事，以养成良好记忆习惯就可能会特别困难。打破旧习惯并建立新习惯是一件很痛苦的事情，好的一面是，一旦有了新的（好）习惯，也是很难打破的。当你在逐步养成新习惯时，会发现很容易掉进旧习惯中去，所以只能坚持下去。最终，新习惯会胜出，而自己花在寻找丢失物品，或思考是否做了某事上面的时间就减少了。

（三）集中注意力

之前已经介绍过注意力不集中会导致记忆困难。例如，你的注意力没有放在谈话或者阅读上面，那么就不太可能编码足够的信息在后面进行提取。如果没有把注意力放在细节上，或者没有刻意去记住，即使看了一遍又一遍，可能还是会记不住。有一项非常著名的研究，要求受试者从一组画错的美国硬币中找出画对的一枚。在框15-2的图画中，看看自己能否找出正确的那枚。最初研究有一半以上的受试者会对这项看似简单的任务感到困难。为什么会这样？这是因为除了钱币收藏者外，没人在意硬币设计的细节。这个例子真正说明了一个问题，一生当中，仅仅是反复看某样东西并不足以让它进入记忆。为了在记忆中存储信息，我们需要集中注意力，而记忆策略则是让我们能更好地集中注意力的好方法。

框15-2　常见物品的细节记忆

您对日常所见的常见物品的记忆程度如何？看看下面所画的硬币，能否找出画对的一枚。在您猜好后，与一枚真硬币比较下，看看您对细节记住了多少。

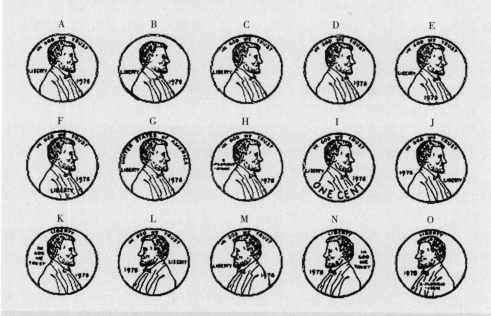

Reprinted from Cognitive Psychology, 11, R.S. Nickerson & J.J. Adams, Long-term memory for a common object, 287-307, copyright 1979, with permission from Elsevier.

虽然注意力不能集中导致记忆困难，但反之亦然。换句话说，如果想把注意力放在某事上，就更能在后面记住此事。做到这点有个方法，只要简单地将注意力集中在自己身边发生的事情上就可以了。如果需要记住所听到或看到的东西，告诉自己要集中注意力，然后全神贯注。例如，当与某人初次见面，要特别注意他的名字，确信自己听清楚了，如果没有，则请对方再说一遍。

还有一些特别方法，可以让自己的注意力集中在想记住的信息或行动上面。在科学文献中有一种特殊的策略称为"执行意愿"，或者简化为"看到并说出来"。这个策略是为了帮助"预期记忆"，或记住在未来将做的事情。其想法是通过在脑中想象一个画面，以实现将注意力集中在某件事情上，也就是"看到"这个部分，然后大声说出来你想要做的事情，也就是"说出来"这个部分，大声说出自己的想法要好于在心里说，因为会更好地集中注意力。如果是在一个不合适（或尴尬）的场合，则心里说出来也非常好。

举例来说明什么时候和如何使用"看到并说出来"注意力策略，想象自己在附近溜达，并意识到回家时需要在街角小超市停一下去买些牛奶。一旦决定这是一件要记住去做的重要事情，你可以使用"看见并说出来"技术。你"看到"它，想象看到回家时的一幅画面，从人行道上左转进入街角的商店，然后走到存放牛奶的冷藏区。然后你"说出来"，大声说"回家时我要在拐角处的商店停一下，去买牛奶"。

想一些使用这种策略的例子，来记住将来要做的事情并不困难，如果在地下室洗衣服时，发现洗衣粉快用完了，想象自己上楼，在厨房里写下购物清单。然后大声说出来："我需要将洗衣粉列入购物清单。"这两个动作一共只需要1～2秒，并且非常容易完成，然而会取得特别有效的结果。研究表明，学会使用这种策略的人完成预定任务的可能性是不使用这种策略的人的2倍左右。

"看到并说出来"策略，也可以应用到要记住已经做过的事情的情况下。这对于记住平时不太在意的行为特别有用。我们转回到前面随意放置日常用品如钥匙的例子，最好的办法是使用好的记忆习惯，将它们放回到固定的位置。有时这个行不通，比如你在外出旅行时，这时候可以用"看见并说出来"的方法。想象看到自己把钥匙放到手提行李箱内侧的口袋的画面，并大声说出来："我把钥匙放在手提行李箱里了。"

这个策略也有助于记住自己已经做过的重要事情，否则会担心自己有没有做过。当做完晚饭关上炉灶后、拨出电熨斗插头以及上床睡觉前关上房门时，可以使用"看到并说出来"的方法。这样有助于记住自己做过这些事情了，就不用因为担心没有做过而再去检查一遍。

（四）赋予意义

另一类记忆策略是让信息变得有意义。研究表明，当琢磨新的信息的词义或意义时，最容易被记住。源自Fergus Craik和Robert Lockhart在20世纪70年代提出的处理水平理论，学习新信息的程度取决于它最初被处理的深度。以学习一些单词的任务作为例子，浅层次的处理，如只想一个词的外观或什么字母开头，只会有最差水平的记忆；深层次的处理，如思考单词的意义，会产生最高水平的记忆。笔者自己所做的一些研究说明了这个作用，框15-3对此进行了描述。

框15-3　关于处理水平的一个样本研究

为了帮助理解人们如何学习新的名字，我们对一组研究受试者展示了32个姓氏，如"Dean先生""Mason女士"，当呈现每个名字时，从3个问题中选取1个来提问，以让受试者注意到名字的不同方面。对于有些名字，通过问"开头第一个字母是什么"让人注意其外观；问"这个名字押什么韵"，让人注意其发音；问"这个名字有什么含义"，让人注意其意义。在看完所有名字及回答问题后，会突然给受试者关于名字的记忆测试，结果见下图，与处理水平理论一致，名字的外观处理的记忆水平最低，名字的发音处理的记忆水平稍好一些，而意义处理的记忆水平最好。有些情形时，用意义进行处理，一些六七十岁的老年人记住名字的能力会和20岁的年轻人一样好。这个结果告诉我们，记住新名字的最好办法是给名字赋予意义。

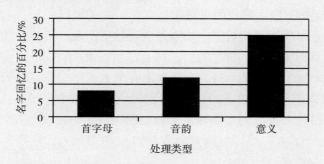

按首字母、音韵及意义处理的名字回忆百分比。Troyer, Angela K. et al. Name and Face Learning in Older Adults: Effects of Level of Processing, Self-Generations, and Intension to Learn. Journals of Gerontology-Series B: Psychological Sciences and Social Sciences. 2006, 21: 2, 35，牛津大学出版社转载许可

　　有很多方法能够让信息变得有意义。因为这是用于记住姓名的一个非常棒的策略，这里将介绍使用赋予意义策略记住名字和姓氏的不同方法。这个策略最显而易见的方法是思考名字的实际含义，名字April可以想到月份、Roan想到红色、Cooper即是做木桶的人；如果不知道名字在字典上面的实际含义，则代之以松散的联系，Graham就要想到Graham品牌的饼干、Barker想到爱叫的狗；需要忽略名字的拼写，注意到它的发音以赋予它意义，Mary可以想成Marry或Merry、Katz可以想成为Cats、Traynors可以想成Traniner；名字的声音也可以有些小改变，以发现或给它一个新的含义，如Terumi可以变成true me、Whalen可以是Whaling；如果有必要，可以将名字分成几个单词或者章节，Eileen可以为I lean、Harrison可以为hair son；只要注意到名字的第一部分就足够了，并相信名字其余部分也会出来，把Tiff想成Tiffany、Land想landon、Martini想成Martinez。

　　另外一个让名字有意义的方法是想一想有同样名字的熟人。你可以用名人的名字进行联系，如名字叫Ben的人就联想到Benjamin Franklin，名字叫Newman就联系到演员Paul。也可以与自己认识的人联系，名字叫Zoe可以联系到自己的侄女，Ellen可以想到自己的发小，Cheng可以想到自己邻居的姓。如何让名字有意义，或者名字是不是真的有这个意义，这些并不重要，重要的是你对这个名字的思考过程到一定程度。你这么去做了，就会更容易记住这个名字。

你也可以用赋予意义策略来记住其他类型的信息，如果想记住电影和书的名字，可以试着为这个名字产生一个脑子里面的图像。为了记住电影《偷车贼》这个名字，可以想象这样一个画面，两个人跳上自行车生气地骑进夜色当中。为了记住书名《生命派》，把"生命"想成蓝莓馅饼，来自捡拾的蓝莓，并把它与面粉混合烘焙为馅饼，以当成食用小甜点。

这个策略还可以用来记数字，如果喜欢玩数字游戏，可能会注意到数字串的数学模式。例如，电话号码357-9281，你会注意到前3个数字是递增的奇数，而后4个数字来自数学等式$9^2 = 81$。有些数字有个人或历史意义，如新锁密码组合为16-3-45，可以把它想成学车的年龄为16岁，自己有3个孩子，欧洲第二次世界大战结束的年份是45年。对于要输入的键盘密码数字，可以找出空间模式，观察按键的布局（框15-4），可以看到密码数3971是四个角上的数字，电话分机号码8022是同一行的数字。

框15-4　键盘数字布局

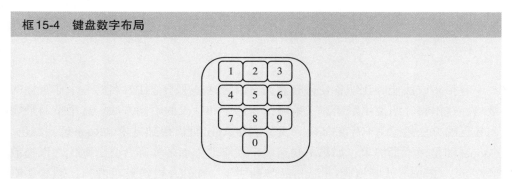

要记住，赋予信息意义的原因是有助于更深层次进行处理，从而使信息相对于个人而更有意义。当你这么做了之后，就把它与已经存储的知识整合在一起，这样会有更多空间把信息"留下来"。有许多方法让事情变得有意义，这些方法没有"对"或"错"之分。只要对你有意义，你就能够更好地记住它。

（五）提取练习

记住新信息的另一个方法是提取练习，顾名思义，这个方法是提取行为的练习，提取是编码-储存-提取记忆过程的最后一步。提取练习的方法就是简单地把所要学习的信息一遍又一遍地唤醒。虽然是练习提取，但必须在编码期间，也就是在将信息提交给记忆的时候就要实施这一策略。

提取练习类似自己重复信息的自然记忆策略。例如，你得到了一个新餐馆地址的口头通知，地址是"Northgate 大街 387 号"，你会自己重复这个地址几次，提取练习比这个自然记忆策略要稍微多一些。确保以后记住信息的关键点是在一个稍长一点的时间对信息进行回忆，这样会稍微增加一些难度。就如同"看见并说出来"策略，重复大声说出信息比心中说出来更容易记住，尽管后者也是必要的。

有不同的方法来练习提取，在框 15-5 绘图说明。可以均匀地安排提取时间，如每 10 秒提取一次信息；也可以替代为扩展方式，在 5 秒、10 秒、20 秒、40 秒等进行提取。研究认为两种方式都有效，由你自行决定。同样，你也可以把时间稍微放长一些，这样提取时有点难度，但不要太长以至于忘记信息。

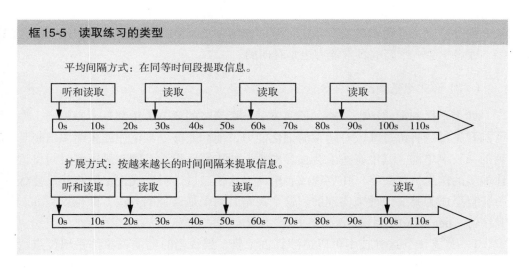

框 15-5　读取练习的类型

大家可能会发现，需要根据自己所要学习的信息的难度来调整提取练习的时间和次数。如果要学习的是短而且熟悉的名字如 John Smith，或者是 3 位数的密码如 944，那就只要 20 秒的间隔时间提取 4 ～ 5 次就可以了。如果是相反的，如长的且不熟悉的名字，或者是 10 位数的电话号码，需要提取 10 ～ 15 次，而间隔时间仅需要数秒钟，如果有必要，可以将信息分解并分段记忆，如电话号码可以先记区号，再记下 3 位数字，最后记住 4 位数字。

提取练习是一个很好的策略，可以用来将信息保存在脑海中，直到能够将其写下来。例如，当你在驾车时，收听的收音机节目在讨论一部你觉得有兴趣去观看的电影，你可以使用提取练习来记住这部电影的名字。如果这个策略好使的话，当你30分钟后到家时仍能记住这部电影的名字，并能在记忆本上写下来。

提取练习也是在谈话中记住新名字的非常好的策略，当第一次与某位新朋友见面时，当他介绍自己时你就可以大声重复说出他的名字。例如，当对方说道："你好，我是Mary Jane。"然后当你与她聊天时，你会在谈话中自然地提及她的名字许多次，虽然你自己知道这么做是为了记住她的名字，但多数情况下没有人注意到。

如同其他的内部记忆策略，当真的需要记住一些东西而不用去找它时，提取练习也有用。例如，大家都知道，为了怕记忆本丢了或被偷，我们不会把银行卡或信用卡的密码写下来，这种情况下，提取练习就可以用来记住这些数字。

有关记忆策略的研究告诉我们，提取练习对于记住不同类型的人及其不同类型的信息有用，对于学生学习诸如单词拼写和时间表此类的循环信息，它也是较好的办法之一。对于教会严重记忆障碍如阿尔茨海默病患者重新记住熟人的名字，或者学会一个新的日常能力也是有用的。

（六）形式记忆策略

如果不提到形式记忆策略，任何关于记忆策略的章节描述都是不完整的。你可能看见过或听说过某人有超常的记忆能力，他们能够立刻记住或张嘴说出刚听到的一长串单词。其中有些人会去参加正式的比赛，看看谁能在最短的时间里记住最多的信息，如数字、扑克牌或者单词。这是通过学习形式记忆策略并反复练习，直至成为第二天性来实现的。这个策略有两个最常见的方法，即位点（loci）和字钉（peg-word）系统。

1. **位点法**　这种技术可以追溯到古希腊，据说当时的演说家都是用位点法来记忆自己的演说。为了使用这项策略，需要首先想象一个熟悉的地方，如自己住的房子，以及里面的一些位置（也就是所谓的位点），然后在心中设计一条路径能通过各个位点，将要记住的每个条目与之相关联，就如同把演讲中所提到的各个要点放在其中不同位置。当后来要回忆这些条目时，可以沿着这条路径在每个位置找到这个条目。

我们举一个例子来进行说明，想象你走进了一家杂货店，在进去的时候产生了一个购物清单，因为一边走一边写清单是不太可能的，你可以用位点法来记住你所想到的购物清单，可以用自己的房子来作为记忆的位点（见框15-6的图例说明）。你第一个要购买的东西是鸡蛋，房子的第一个位点是前门，可以想象有人朝你家前门扔鸡蛋，看到黄色的、黏稠的蛋黄从门上滑下来，破鸡蛋壳散落在前门的地上。下一个要购买的物品是苹果，你可以想象一个巨大的红苹果在房子的大厅中间，大到你必须挤进下一间房子。下一个物品是牛奶，可以想象有人把一盒牛奶倒在下一个房间，也就是起居室的地毯上了，经过牛奶进入下一间房间时脚步会很轻。下一物品是意大利面条，脑中的图片是餐厅里的餐桌上一壶热水冒着蒸汽。再下一个物品是冰激凌，想象一下，一盒巧克力冰激凌放在厨房的台面上，在炎热的白天融化了。你大概知道怎么回事了，依据清单的长短，你可以增加内容到房子里。如果需要，你可以使用每个房间的多个位点，像卧室里的床、厨柜及夜间桌。然后，你进入杂货店时，按心中的想象进入自己的房间，来依次回忆每一个要买的物品。如果在阅读这个图例说明时对物品和位置形成了生动的图像，那么现在就可能回忆起这些要购买的杂物，并不需要回头看本段前面的部分。现在你回忆出与前门、大厅、起居室、餐厅及厨房相关联的物品吗？

框15-6 以房子为例的位点法

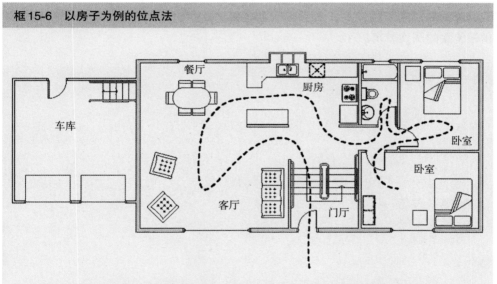

　　使用位置方法，心理想象在熟悉的地方如自己的房子走过，把要记的东西与房间的不同位置进行关联，图中的虚线代表文中例子中路径：前门、大厅、起居室、餐厅和厨房。

与这一技术的最初用途一样，你也能发现它有助于记住演讲中想要表达的观点。如果在谈话中不想参看笔记，你能把前门和猩猩走进酒吧的开场笑话联系起来，想象一只小猩猩在门把手周围摇摆，第一个要点是关于三文鱼的过度捕捞，可以通过想象一条大三文鱼在门厅的地板上跳来跳去的样子来记住这个要点。演讲中每个要点都同样做下去，直到结束演讲。

虽然房子里的房间是用于这种技术的常见地点，但也可能用到其他地方，可以想到家乡主要街道上的建筑，工作中办公室里的家具，或者棒球场上球员的位置。为了容易做到，要选择的位置对你来说要相当熟悉。里面应有一些可以识别的位置，不同位置在物理上应有不同。

2. 字钉系统　这是另一种形式记忆技术，需要事先进行练习，一旦学会，就可以用来记忆较长项目清单。这个系统的关键是记住与1～10的每个数字相匹配的物体。为了更容易记住，物体名称和数字是押韵的，见框15-7。一旦你记住了字钉，就可以将所有要记住的项目与字钉联系起来，类似于位点法所做的一样。如果想按照优先顺序记住当天的"待办事项"，就将每个事项与一个字钉联系起来。为了记住给医生打电话预约，想象阳光照耀在她的脸上，戴着一副深色太阳镜。为了记住从干洗店取回衣服，想象有个鞋印在要取回的外套上面。为了记住给妹妹买生日礼物，想象在一棵大树的树枝上放着一个用包装纸包好的盒子。继续完成余下的任务。然后当后来要回忆这些内容，只要心里想起这些字钉和相关联的图像就可以了。

框15-7　字钉系统

一是太阳

二是鞋

三是树

四是屋门

五是蜂巢

六是棍子

七是天堂

八是大门

九是葡萄藤

十是母鸡

把这些策略归为"形式"技术，因为在使用之前需要某种程度的基础练习。在能够使用位点和字钉系统等技术之前，需要下定决定，然后花时间记住这些位置或字钉。在完成了最初的准备工作之后，要多多练习以能够有效地使用其中的技术。如你所见，学会这些技术的细节，较之于"看到并说出来"和读取练习等简单技术，要进行更多的练习。应用时也更花脑力。多数情况下，使用外部记忆援助如写下清单，较之于用字钉系统来记住购物清单或今天要做事情清单，会更加容易。

形式记忆法可能需要明显付出努力之外，日常任务中并没有很多真正需要使用记忆法来记忆物品清单或演讲要点。多数情形下，简单的书写清单或便笺就能承担你所需要记忆任务。因此，形式记忆技术通常不是首选用来应对日常记忆挑战的。可是，如果想找点乐子，或者想用小把戏让人感到惊奇，你可能乐于学习如何使用这些技术。

三、记忆策略的应用

现在你已经知道了一些记忆策略，想了解每天的记忆场景如何去使用它们。在这一部分，本书将描述一个人需要学习新信息的一些场景。然后讨论可以用到的一些策略。

（一）场景1

想象一下，在读完12章后，你想提高目前的锻炼水平，在当地的健身中心，你报了一个每周二次，为期12周的健身班。课程的第一周，你注意到成员之间正在形成一种良好的友情，你觉得，你希望在见面时能够叫出他们的名字来，也知道马上记住所有的人名字是不现实的，因而想每次课记住2~3个人的名字，想想应该用哪个策略来实现这个目的。

很明显，最开始是要集中注意力。在你问及你的小组成员的名字，或者听到有人在喊一个人的名字时，要集中注意力，一旦你确定听到的名字是正确的以后，你应该赋予这个名字意义，你应当想到这个名字的实际定义，或者你所认识的同名的人，下一步是采用读取练习，以加固对这个名字的记忆。在接下来的一个小时健身程序时，看看房间里的小组，并试着回忆当天所学到的2个或3个名字。在训练课程中重复几次，最好是至少5次或6次。当训练班结束后，打开记忆本，将当天学到名字写下来。确保在下次课开始前对名单再看一遍。

在本场景中，我们用到了4个记忆策略，注意、赋予意义、读取练习和外部记忆援助。你也可以想到其他可以用到策略或者这里讨论的不同的方法。

（二）场景2

作为一个热心的读者，你一直在寻找推荐书籍来阅读。时不时有朋友告诉你一本好书，或者你读到感兴趣的一本书的评论。可是，当你来到书店或者图书馆注视书架时，却想不起书名了。什么记忆策略能有助于你避免未来出现这种情形？

在这个场景里，你可以用到外部记忆援助、好习惯，有必要时可以用到赋予意义和读取练习。你可以在你的记忆本里分出一部分来列出想读的书和作者的名字。此后，要养成一个好习惯，只要可能就添加名单。因为总是携带记忆本，你可以立即拿出来，写下朋友推荐的书名或报纸的评论。总会有不凑巧的时候，不能马上写下名字，如在健身班当中的谈话时。在这种情形时，你可以利用赋予意义来给名字产生一个视觉图象，并通过读取练习来加强对名字的记忆。一旦你能拿到记忆本，你就把它拿出来，把书名补充到列单上面。

（三）场景3

因为健身课上体验较好，所以自己决定通过提高智力活动水平，以进一步改善健康生活方式。你打算参加一个继续教育课程以补习意大利语。部分家庭作业是增加意大利语的词汇量，每周要记20个单词。你会觉得这种死记硬背的方法特别困难，于是想找一些记忆策略来帮助解决这个问题。

首先，记得将信息写下来会有助于记住它，既使后面没有看这个笔记。因而决定将每周的单词列表写到课堂笔记本上，下一步你对每个单词进行检查，看看能不能赋予意义，例如其中一个单词biblioteca，是图书馆的意思，你会想到其他以biblio开头的词，如bibliography（参考书目）和bibliophile（藏书家），这些单词都与书有关。能帮助你与图书馆联系起来。最后的策略是用提取练习来每天记住几个单词。第一天你练习读取4个单词，使用读取的扩大模式，直到确信自己记住了。在1小时后（较长的间期）测试一下自己，以确定一下。第二天再读取前一天学到的单词，然后以同样的方式学到新的4个单词。继续下去直到记住所有的单词，在最后一天进行最后的练习。

（四）场景4

放错家用物品地方对你来说不是一个大问题，因为你有把东西归类放置的习惯。例外的情况是雨伞，你知道它是放在家里，当然下雨天外出时会用到它，外出时你会把伞放在某个地方，如果回家时没有下雨，你就可能会忘记把它带走。直到丢了6把伞，相当于120加元后，才觉得一定是要解决的一个问题了。

你会琢磨出一个方案，当不在家的时候，会有一个有创意的方法来找一个合适的地方，为了防止把伞落在公交车或地铁上，你坐车时把伞把上的小绳系在手腕上，你也会想到带一个大钱包或者公文包，能把折叠伞装进去。你会意识到这是一个棘手的场景，因为需要你把伞放到不寻常的地方：例如，当你去邻居家做客时，你要把伞放在走廊后面晾干。在这种情况下，你要决定，采用看到并说出来的策略，集中注意到自己做了什么。你想象一个画面，把伞放在走廊的椅子之间，然后对自己（如果邻居在房间就对他）大声说"我把伞放在走廊了，走的时候我要记得拿走它"。

四、构建成日常生活一部分

如之前所描述，和任何新技能一样，学会熟练使用记忆策略需要练习。为了发挥最大的作用，记忆策略应该经常演练，并且成为习惯。如果决定将其变成自己的每天的经常性事务，就像前面部分描述的，可以使用记忆策略的各种场景。首先给自己时间想想哪个策略要使用，最为重要的是，让自己有足够时间来使用这些策略。

回顾一天中发生的记忆事件也有帮助，并想一想是否记住了所想要记住的信息。如果记住了，想想用了什么策略，下次出现类似情况时再次尝试这个策略。如果没有记住，想一下什么地方做得不对，下一次碰到这种情况时就采取什么更好的办法。

为了帮助记录在记忆策略方面的体验，你会发现使用框15-8中的工作表很有用。

框15-8   记忆策略的使用

事情	使用的策略	是否成功	下次

使用此表来反映和记录自己学习在日常任务中使用记忆策略方面的进步。思考下这个策略的效果如何，如果再有类似事情发生，您是否会作些改变。

五、小结

当读完本章后，可能会感觉到要能学会使用记忆策略，还是需要一些努力。你首先需要付出时间来学习这些策略，而且，即使你学过了，你也需要费脑力去使用它们。就像一生中的任何事情一样，值得做的事情就一定要做好它。通过练习，记忆策略的应用会变得越来越容易。记忆策略也就会成为你的第二天赋。虽然记忆策略不能"治愈"你的记忆问题，也不能让你的记忆完美，但是经常用到它，会发现它能够有助你更好地记住一些对你而言重要的事情。

推 荐 阅 读

Einstein, G. O. , & McDaniel, M. A. (2004). Memory fitness: A guide for successful aging. New Haven, CT: Yale University Press.

后　记

Tian哪天过来？ Joe琢磨着走到写字台前去查看日历。他从今天这一页开始，一直向下翻，直到看到女儿和女婿在这个周末来访。这一天上面还有个留言写道："看一下要做的事情。"Joe再去看日历上要做的事情这一部分，然后看到一个字条写着要把客卧中的箱子送到募捐处。"Ruth，我去把箱子送到募捐处了。"Joe对太太说。

Ruth笑了，一年的变化真大。"谢谢了，亲爱的。"她回答道。一年前Wong医生告诉他们Joe患了MCI。起初，Joe和Ruth对这个诊断都不太明白，他们从来没有听说过MCI，对于该病如何进展，医生也没有一个肯定的意见，这让老两口很困惑。Ruth很难找到关于MCI的相关信息，直到偶然发现了一些特别难懂的学术论文。最后她联系到了当地的阿尔茨海默病协会，从那里得到了一些有帮助的信息。她和Joe开始实施Wong医生和阿尔茨海默病协会提出的一些建议。

Joe放下箱子回家后，他坐下来开始付账单了。这个系统真的管用，Joe已经购买了一些罐子，将待支付的账单与已经支付的账单分开，并将其归档。他还有一个小罐子，一进门就会把钥匙、钱包和日历放在里面。

"午饭好了，Joe。"Ruth叫道。午饭时他们讨论Tina和女婿过来前10天要做的事情，他们要去买一些东西，还要买演出票，这个演出他特别想看。

Joe吃得非常快，因为1点45分他还要与过去的同事们喝茶。"我晚饭前回来，亲爱的。"Joe吻了一下Ruth的额头，然后从桌上的罐子里拿上钱包、钥匙和日历出门了。

第二天Joe去医院做义工，8个月前，他们讨论让Joe变得更主动的方法，一开始，Joe拒绝接受新的东西，如果发现我有记忆问题他们会怎么想？如果学不会他们要我做的事情怎么办？

Ruth说服Joe去医院做志愿者，这是一个非常不错的主意，Joe可以做保健品的销售代表，这样他可以在医院呆很长时间，并且熟悉周围的环境。Ruth说她会和Joe一起参加面试，她认为最好的行动方案是告诉志愿者协调员他有MCI，这样他就可以安排一个能尽量减少问题的工作。面试结束时，所有人都同意Joe最好是做迎宾员，给患者和访客指引去门诊和病房的方向。Joe对每周的排班非常满意。他开始熟悉一些同事和老患者了，也知道他能给予需要的人最基础的帮助。

周四，他们出席了每月的支持小组会议，在Joe诊断为MCI之后，Ruth找到了一个支持小组并加入其中。她认为，听听其他遇到相同问题的人的意见并分享经验是有用的。Ruth很吃惊，在他们的城市居然没有MCI的支持小组，所以她决定与当地阿尔茨海默病协会分会合作成立一个。现在，经过6个月的时间，在阿尔茨海默病协会的一间办公室里，有一群患者会与社会工作者每月一起见面。第一次只有3对夫妇，随着消息传开，人数增加到大多数时间平均有15个人参加。

大多数会议是开放式的。人们提出因为MCI遇到的问题，其他人则讲述他们在遇到类似情形时是如何针对这些问题进行处理的，每月社会工作者也会准备一个主题进行讨论。上个月是遗产计划和授权委托。这个月她带来了一些记忆策略，计划介绍这些策略并让大家练习。这明显是一个好主题，因为参加人数是成立以来最多的。图像生成和联想方法以帮助记住彼此的名字，这让大家非常开心。有些人觉得很奇怪，但社会工作者保证，这样能对信息的记忆更牢固。之后，在开放式会议时间，一位女士说道："他对我很生气！"指的是她的丈夫。"当我记不住事情，或被某个词卡住了，他站在那里很恼火的样子等着我记起来，当我告诉他我记不起那个词和事情时，他也不告诉我，他认为我很懒。"

"不用就会忘记，大家都这么说。"她丈夫说道。

Joe都感到血压高了，必须有人纠正这家伙。"当我们想不起来时，再怎么努力也是白费劲，"Joe说道，"情况是，当我们对记不住事情很着急时，别人盯着自己、期待自己，这样子会更糟糕，你太太记不住事情的理由特别充足，你要么支持她，要么把事情弄糟，当她卡住时，告诉她答案，然后关心'下一次我们怎么记住它'。"

那位女士的丈夫看起来是明白了，他理解Joe的意思。"我只是想帮助她。"他说道。

"我知道，"Joe说道，"但是还有更好的方法，与我们站在一起将有助于我们的表现。"Joe看了一眼那位女士，她笑了。

社会工作者插话道："我们今天讨论的一些记忆策略对这种情况会有帮助，我感觉得到这是个受欢迎的话题，下个月我们将进行更多的讨论和练习。"

当他们驾车回家时，Ruth对Joe说："Joe，你今天在那里做得真棒！"

"我想起来这跟我刚开始的情况一样，"Joe说道，"MCI是一件可怕和让人不解的事情，但我已经知道它不一定总是这样，可以肯定，我们不知道未来对我会是怎样，但是现在我已经控制它了，我知道可以做哪些事情来改善和支持我的记忆，而且现在我已经更加喜欢生活了，现在我可以外出做更多的事情。我不知道是运动、饮食、与他人保持联系或者新的组织系统，或者是这些因素共同在起作用，但是我感觉对这种情况已经有了更多控制。"

"真棒，Joe，我能感觉到，我真的为你能这样感到骄傲。"Ruth说道。我们竭尽全力，而且，你知道，尽自己最大的力量去做，Ruth想到这里，紧紧握住了丈夫的手。

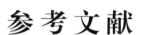

参 考 文 献

Chapter 1

Gauthier, S. , Reisberg, B. , Zaudig, M. , Petersen, R. C. , Ritchie, K. , Broice, K. , Belleville, S. , Bro-
daty, H. , Bennett, D. , Chertkow, H. , Cummings, J. L. , de Leon, M. , Feldman, H. , Ganguli, M. ,
Hampel, H. , Scheltens, P. , Tierney, M. C. , Whitehouse, P. , & Winblad, B. (2006). Mild cognitive
impairment. The Lancet, 367, 1262-1279.

Ahmed, S. , Mitchell, J. , Arnold, R. , Nestor, P. J. , & Hodges, J. R. (2008). Memory complaints in
mild cognitive impairment, worried well, and semantic dementia patients. Alzheimer's Disease and
Associated Disorders, 22, 227-235.

Greenaway, M. C. , Lacritz, L. H. , Binegar, D. , Weiner, M. F. , Lipton, A. , &Cullum, C. M. (2006).
Patterns of verbal memory performance in mild cognitive impairment, Alzheimer disease, and nor-
mal aging. Cognitive and Behavioral Neurology, 19, 79-84.

Perri, R. , Carlesimo, G. A. , Serra, L. , Caltagirone, C. , & the Early Diagnosis Group of the Italian
Interdisciplinary Network on Alzheimer's Disease (2005). Characterization of memory profile in
subjects with amnestic mild cognitive impairment. Journal of Clinical and Experimental Neuropsy-
chology, 27, 1033-1055.

American Psychiatric Association (2010). Neurocognitive disorders: A proposal from the DSM-5
Neurocognitive disorders work group. Downloaded from http: //www.dsm5.org/Proposed Revision
Attachments/APA Neurocognitive Disorders Proposal for DSM-5.pdf

Albert, M. S. , DeKosky, S. T. , Dickson, D. , Dubois, B. , Feldman, H. H. , Fox, N. C. , Gamst, A. ,
Holtzman, D. M. , Jaqust, W. J. , Petersen, R. C. , Snyder, P. J. , Carrillo, M. C. , Thies, B. , &
Phelps, C. H. (2011). The diagnosis of mild cognitive impairment due to Alzheimer's disease:
Recommendations from the National Institute on Aging and Alzheimer's Association workgroup.
Alzheimer's & Dementia, 7, 270-279.

Chapter 2

Reese, C. M. , & Cherry, K. E. (2004). Practical memory concerns in adulthood. International Journal
of Aging and Human Development, 59, 235-253.

Craik, F. I. M. , Anderson, N. D. , Kerr, S. A. , & Li, K. Z. H. (1995). Memory changes in normal ag-
ing. In A. D. Baddeley, B. A. Wilson, & F. N. Watts (Eds.) , Handbook of memory disorders (pp.

211-241). Toronto: John Wiley.

Henry, J. D. , MacLeod, M. S. , Phillips, L. H. , & Crawford, J. R. (2004). A meta-analytic review of prospective memory and aging. Psychology and Aging, 19, 27-39.

Raz, N. & Rodrigue, K. M. (2006). Differential aging of the brain: Patterns, cognitive correlates and modifi ers. Neuroscience and Biobehavioural Reviews, 30, 730-748.

Crook, T. , Bartus, R. T. , Ferris, S. H. , Whitehouse, P. , Cohen, G. D. , & Gershon, S. (1986). Age-associated memory impairment: Proposed diagnostic criteria and measures of clinical change—Report of a National Institute of Mental Health Work Group. Developmental Neuropsychology, 2, 261-276.

American Psychiatric Association (2000). Diagnostic and Statistical Manual of Mental Disorders (DSM-IV-TR). Arlington, VA: Author.

Van Der Werf, Y. D. , Altena, E. , Schoonheim, M. M. , Sanz-Arigita, E. J. , Vis, J. C. , De Rijke, W. , & Van Someren, E. J. W. (2002). Achieving and maintaining cognitive vitality with aging. Mayo Clinic Proceedings, 77, 681-696.

Van Der Werf, Y. D. et al. (2009). Sleep benefi ts subsequent hippocampal functioning. Nature Neuroscience, 12, 122-123.

Shors, T. J. (2009, March). Saving new brain cells. Scientific American, 300, 47-54.

Anderson, N. D. , Craik, F. I. M. , & Naveh-Benjamin, M. (1998). The attentional demands of encoding and retrieval in younger and older adults: 1. Evidence from divided attention costs. Psychology and Aging, 13, 405-423.

Chapter 3

Ferri, C. P. , Prince, M. , Brayne, C. , Brodaty, H. , Fratiglioni, L. , Gangluli, M. , Hall, K. , Hasegawa, K. , Hendrie, H. , Huang, Y. , Jorm, A. , Mathers, C. , Menezes, P. R. , Rimmer, E. , Scazufca, M. , for Alzheimer's Disease International. (2005). Global prevalence of dementia: A Delphi concensus study. Lancet, 366, 2112-2117.

American Psychiatric Association (2000). Diagnostic and Statistical Manual of Mental Disorders (DSM-IV-TR). Arlington, VA: Author.

McKhann, G. M. , Knopman, D. S. , Chertkow, H. , Hyman, B. T. , Jack Jr. , C. R. , Kawas, C. H. , Klunk, W. E. , Koroshetz, W. J. , Manly, J. J. , Mayeux, R. , Mohs, R. C. , Morris, J. C. , Rossor, M. N. , Scheltens, P. , Carrillo, M. C. , Thies, B. , Weintraub, S. , & Phelps, C. H. (2011). The diagnosis of dementia due to Alzheimer's disease: Recommendations from the National Institute on Aging-Alzheimer's Association workgroups on diagnostic guidelines for Alzheimer's disease. Alzheimer's & Dementia, 7, 263-269.

Welsh-Bohmer, K. A. , & Warren, L. H. (2006). Neurodegenerative dementias. In D. K. Attix & K. A. Welsh-Bohmer (Eds.) , Geriatric neuropsychology: Assessment and intervention. (pp. 56-88). New York: Guilford.

McKhann, G. M. , Knopman, D. S. , Chertkow, H. , Hyman, B. T. , Jack Jr. , C. R. , Kawas, C. H. ,

Klunk, W. E. , Koroshetz, W. J. , Manly, J. J. , Mayeux, R. , Mohs, R. C. , Morris, J. C. , Rossor, M. N. , Scheltens, P. , Carrillo, M. C. , Thies, B. , Weintraub, S. , & Phelps, C. H. (2011). The diagnosis of dementia due to Alzheimer's disease: Recommendations from the National Institute on Aging-Alzheimer's Association workgroups on diagnostic guidelines for Alzheimer's disease. Alzheimer's & Dementia, 7, 263-269.

Morris, J. C. (1993). The Clinical Dementia Rating (CDR) : Current version and scoring rules. Neurology, 43, 2412-2414.

Chapter 4

Petersen, R. C. , Roberts, R. O. . , Knopman, D. S. , Boeve, B. F. , Geda, Y. E. , Ivnik, R. J. , Smith, G. E. , Jack, C. R. Jr. (2009). Mild cognitive impairment: Ten years later. Archives of Neurology, 66, 1447-1455.

Staekenborg, S. S. , Koedam, E. L. G. E. , Henneman, W. J. P. , Stokman, P. , Barkhof, F. , Scheltens, P. , & van der Flier, W. M. (2009). Progression of mild cognitive impairment to dementia: Contribution of cerebrovascular disease compared with medial temporal lobe atrophy. Stroke, 40, 1269-1274.

Petersen, R. C. , Smith, G. E, Waring, S. C. , Ivnik, R. J. , Tangalos, E. G. , & Kokmen, E. (1999). Mild cognitive impairment: Clinical characterization and outcome. Archives of Neurology, 56, 303-308.

Dickerson, B. C. , Sperling, R. A. , Hyman, B. T. , Albert, M. S. , & Blacker, D. (2007). Clinical prediction of Alzheimer disease dementia across the spectrum of mild cognitive impairment. Archives of General Psychiatry, 64, 1443-1450.

Fleisher, A. S. , Sowell, B. B. , Taylor, C. , Gamst, A. C. , Petersen, R. C. , Thal, L. J. , for the Alzheimer's Disease Cooperative Study. (2007). Clinical predictors of progression to Alzheimer disease in amnestic mild cognitive impairment. Neurology, 68, 1588-1595.

Ahmed, S. , Mitchell, J. , Arnold, R. , Nestor, P. J. , & Hodges, J. R. (2008). Predicting rapid clinical progression in amnestic mild cognitive impairment. Dementia and Geriatric Cognitive Disorders, 25, 170-177.

Whitwell, J. L. , Shiung, M. M. , Przybelski, S. A. , Weigand, S. D. , Knopman, D. S. , Boeve, B. F. , Petersen, R. C. , & Jack, C. R. Jr. (2008). MRI patterns of atrophy associated with progression to AD in amnestic mild cognitive impairment. Neurology, 70, 512-520.

Blom, E. S. , Giedraitis, V. , Zetterberg, H. , Fukumoto, H. , Blennow, K. , Hyman, B. T. , Irizarry, M. C. , Wahlund, L. O. , Lannfelt, L. , & Ingelsson, M. (2009). Rapid progression from mild cognitive impairment to Alzheimer's disease in subjects with elevated levels of tau in cerebrospinal fl uid and the APOE episilon4/epsilon4 genotype. Dementia and Geriatric Cognitive Disorders, 27, 458-464.

van Rossum, I. A. , Vos, S. , Handels, R. , & Visser, P. J. (2010). Biomarkers as predictors for conversion from mild cognitive impairment to Alzheimer-type dementia: Implications for trial design. Journal of Alzheimer's Disease, 20, 881-891.

Fisk, J. D. , & Rockwood, K. (2005). Outcomes of incident mild cognitive impairment in relation to case defi nition. Journal of Neurology, Neurosurgery, & Psychiatry, 76, 1175-1177.

Brooks, B. L. , Iverson, G. L. , Holdnack, J. A. , & Feldman, H. H. (2008). Potential for misclassifi cation of mild cognitive impairment: A study of memory scores on the Wechsler Memory Scale-III in healthy older adults. Journal of the International Neuropsychological Society, 14, 463-478.

Ferini-Strambi, L. , Baietto, C. , Di Gioia, M. R. , Castaldi, P. , Castronovo, C. , Zucconi, M. , & Cappa, S. F. (2003). Cognitive dysfunction in patients with obstructive sleep apnea (OSA) : Partial reversibility after continuous positive airway pressure (CPAP). Brain Research Bulletin, 61, 87-92.

Fisher, P. , Jungwirth, S. , Zehetmayer, S. , Weissgram, S. , Hoenigschnabl, S. , Gelpi, E. , Krampla, W. , & Tragl, K. H. (2007). Conversion from subtypes of mild cognitive impairment to Alzheimer dementia. Neurology, 68, 288-291.

Chapter 5

Visser, P. J. , Kester, A. , Jolles, J. , & Verhey, F. (2006). Ten-year risk of dementia in subjects with mild cognitive impairment. Neurology, 67, 1201-1207.

Dartigues, J. F. , & Féart, C. , (2011). Risk factors for Alzheimer disease: Aging beyond age？ Neurology, 77, 206-207.

Tuokko, H. A. , & McDowell, I. (2006). An overview of mild cognitive impairment. In H. A. Tuokko & D. F. Hultsch (Eds.) , Mild cognitive impairment: International perspectives (pp. 3-28). New York: Taylor & Francis.

Luck, T. , Luppa, M. , Briel, S. , & Riedel-Heller, S. G. (2010). Incidence of mild cognitive impairment: A systematic review. Dementia and Geriatric Cognitive Disorder, 29, 164-175.

Petersen, R. C. , Roberts, R. O. , Knopman, D. S. , Geda, Y. E. , Cha, R. H. , Pankratz, V. S. , Boeve, B. F. , Tangalos, E. G. , Ivnik, R. J. , & Rocca, W. A. (2010). Prevalence of mild cognitive impairment is higher in men: The Mayo Clinic study of aging. Neurology, 75, 889-897.

Artero, S. , Ancelin, M. -L. , Portet, F. , Dupuy, A. , Berr, C. , Dartigues, J. -F. , Tzourio, C. , Rouaud, O. , Poncet, M. , Pasquier, F. , Auriacombe, S. , Touchon, J. , & Ritchie, K. (2008). Risk profi les for mild cognitive impairment and progression to dementia are gender specifi c. Journal of Neurology, Neurosurgery, and Psychiatry, 79, 979-984.

Gao, S. , Hendrie, H. C. , Hall, K. S. , & Hui, S. (1998). The relationship between age, sex, and the incidence of dementia and Alzheimer disease: A meta-analysis. Archives of General Psychiatry, 55, 809-815.

Azad, N. A. , Al Bugami, M. , & Loy-English, I. (2007). Gender differences in dementia risk factors. Gender Medicine, 4, 120-129.

umitriu, D. , Rapp, P. R. , McEwen, B. S. , & Morrison, J. H. (2010). Estrogen and the aging brain: An elixir for the weary cortical network. Annals of the New York Academy of Sciences, 1204, 104-112.

Rocca, W. A. , Grossardt, B. R. , & Shuster, L. T. (2010). Oopherectomy, menopause, estrogen, and cognitive aging: The timing hypothesis. Neurodegenerative Disease, 7, 163-166.

Corder, E. H. , Saunders, A. M. , Strittmatter, W. J. , Schmechel, D. E. , Gaskell, P. C. , Small, G. W. , Roses, A. D. , Haines, J. L. , & Pericak-Vance, M. A. (1993). Gene dose of apolipoprotein E type 4 allele and the risk of Alzheimer's disease in late onset families. Science, 261, 921-923.

Guskiewicz, K. M. , Marshall, S. W. , Bailes, J. , McCrea, M. , Cantu, R. C. , Randolph, C. & Jordan, B. D. (2005). Association between recurrent concussion and late-life cognitive impairment in retired professional football players. Neurosurgery, 57, 719-726.

Luck, T. , Luppa, M. , Briel, S. , & Riedel-Heller, S. G. (2010). Incidence of mild cognitive impairment: A systematic review. Dementia and Geriatric Cognitive Disorder, 29, 164-175.

Hall, C. B. , Derby, C. , LeValley, A. , Katz, M. J. , Verghese, J. , & Lipton, R. B. (2007). Education delays accelerated decline on a memory test in persons who develop dementia. Neurology, 69, 1657-1664.

Bialystok, E. , Craik, F. I. M. , & Freedman, M. (2007). Bilingualism as a protection against the onset of symptoms of dementia. Neuropsychologia, 45, 459-464.

Solé-Padullés, C. , Bartrés-Faz, D. , Junqué, C. , Vendrell, P. , Rami, L. , Clemente, I. C. , Bosch, B. , Villar, A. , Bargalló, N. , Jurado, M. A. , Barrios, M. , & Molinuevo, J. L. (2009). Brain structure and function related to cognitive reserve variables in normal aging, mild cognitive impairment and Alzheimer's disease. Neurobiology of Aging, 30, 1114-1124.

Ossher, L. , Bialystok, E. , Craik, F. I. M. , Murphy, K. J. , & Troyer, A. K. (2012). The effect of bilingualism on amnestic mild cognitive impairment. Journals of Gerontology: Psychological Sciences. doi: 10. 1093/geronb/gbs038.

Solfrizzi, V. , Scafato, E. , Capurso, C. , D'Introno, A. , Colacicco, A. M. , Frisardi, V. , Vendemiale, G. , Baldereschi, M. , Crepaldi, G. , Di Carlo, A. , Galluzzo, L. , Gandin, C. , Inzitari, D. , Maggi, S. , Capurso, A. , & Panza, F. , for the Italian Longitudinal Study on Aging Working Group. (2011). Metabolic syndrome, mild cognitive impairment, and progression to dementia: The Italian Longitudinal Study on Aging. Neurobiology of Aging, 32, 1932-1941.

Barnes, D. E. , Alexopoulos, G. S. , Lopez, O. L. , Williamson, J. D. , & Yaffe, K. (2006). Depressive symptoms, vascular disease, and mild cognitive impairment. Archives of General Psychiatry, 63, 273-280.

Fiske, A. , Loebach Wetherell, J. , & Gatz, M. (2009). Depression in older adults. Annual Review of Clinical Psychology, 5, 363-389.

American Psychiatric Association (2000). Diagnostic and Statistical Manual of Mental Disorders (DSM-IV-TR). Arlington, VA: Author.

Naismith, S. L. , Diamond, K. , Carter, P. E. , Norrie, L. M. , Redoblado-Hodge, M. A. , Lewis, S. J. , & Hickie, I. B. (2011). Enhancing memory in late-life depression: The effects of a combined psychoeducation and cognitive training program. American Journal of Geriatric Psychiatry, 19, 240-248.

Lu, P. H. , Edland, S. D. , Teng, E. , Tingus, K. , Petersen, R. C. , Cummings, J. L. , & the Alzheimer's Disease Cooperative Study Group (2009). Donepezil delays progression to AD in MCI subjects with depressive symptoms. Neurology, 2009, 72, 2115-2121.

Chapter 6

Etgen, T. , Bickel, H. , & Förstl, H. (2010). Metabolic and endocrine factors in mild cognitive impairment. Ageing Research Reviews, 9, 280-288.

Jack Jr. , C. R. , Albert, M. S. , Knopman, D. S. , McKhann, G. M. , Sperling, R. A. , Carrillo, M. C. , Thies, B. , & Phelps, C. H. (2011). Introduction to the recommendations from the National Institute on Aging and the Alzheimer's Association workgroup on diagnostic guidelines for Alzheimer's disease. Alzheimer's & Dementia, 7, 257-262.

Riley, K. P. , Snowdon, D. A. , & Markesbery, W. R. (2002). Alzheimer's neurofi brillary pathology and the spectrum of cognitive function: Findings from the Nun Study. Annals of Neurology, 51, 567-577.

Axelrod, B. N. , & Wall, J. R. (2007). Expectancy of impaired neuropsychological test scores in a non-clinical sample. International Journal of Neuroscience, 117, 1591-1602.

Jack Jr. , C. R. , Albert, M. S. , Knopman, D. S. , McKhann, G. M. , Sperling, R. A. , Carrillo, M. C. , Thies, B. , & Phelps, C. H. (2011). Introduction to the recommendations from the National Institute on Aging and the Alzheimer's Association workgroup on diagnostic guidelines for Alzheimer's disease. Alzheimer's & Dementia, 7, 257-262.

Brooks, B. L. , Iverson, G. L. , Holdnack, J. A. , & Feldman, H. H. (2008). Potential for misclassifi cation of mild cognitive impairment: A study of memory scores on the Wechsler Memory Scale-III in healthy older adults. Journal of the International Neuropsychological Society, 14, 463-478.

Chapter 7

Raschetti, R. , Albanese, E. , Vanacore, N. , & Maggini, M. (2007). Cholinesterase inhibitors in mild cognitive impairment: A systematic review of randomised trials. PLOS Medicine, 4, 1818-1828.

Mangialasche, F. , Solomon, A. , Winblad, B. , Mecocci, P. , & Kevipelto, M. (2010). Alzheimer's disease: Clinical trials and drug development. Lancet Neurology, 9, 702-716.

McGuinness, B. , O'Hare, J. , Craig, D. , Bullock, R. , Malouf, R. , & Passmore, P. (2010). Statins for the treatment of dementia. Cochrane Database of Systematic Reviews, Issue 8.

www. Alzforum. org. Accessed June 4, 2011 for current trials in Alzheimer's disease treatment.

Troyer, A. K. , Murphy, K. M. , Anderson, N. D. , Moscovitch, M. , & Craik, F. I. M. (2008). Changing everyday memory behaviour in amnestic mild cognitive impairment: A randomised controlled trial. Neuropsychological Rehabilitation, 18, 65-88.

Belleville, S. (2008). Cognitive training in persons with mild cognitive impairment. International Psychogeriatrics, 20, 57-66.

Martin, M. , Clare, L. , Altgassen, A. M. , Cameron, M. H. , & Zehnder, F. (2011). Cognition-based interventions for healthy older people and people with mild cognitive impairment. Cochrane Database of Systematic Reviews, Issue 1. Art. No. : CD006220. DOI: 10. 1002/14651858. CD006220. pub2.

Mowszowski, L. , Batchelor, J. , & Naismith, S. L. (2010). Early intervention for cognitive decline: Can cognitive training be used as a selective prevention technique? International Psychogeriatrics, 22, 437-458.

Alzheimer Society of Canada (2010). The Rising Tide: The Impact of Dementia on Canadian Society. Retrievable from http: //www. alzheimer. ca/en/Get-involved/Raise-your-voice/Rising-Tide.

Chapter 8

Savla, J. , Roberto, K. A. , Blieszner, R. , Cox, M. , & Gwazdauskas, F. (2011). Effects of daily stressors on the psychological and biological well-being of spouses of persons with mild cognitive impairment. The Journal of Gerontology, Series B: Psychological Sciences and Social Sciences, 66, 653-664.

Goldberg, T. E. , Koppel, J. , Keehlisen, L. , Christen, E. , Dreses-Werringloer, U. , Conejero-Goldberg, C. , Gordon, M. L. , & Davies, P. (2010). Performance-based measures of everyday function in mild cognitive impairment. American Journal of Psychiatry, 167, 845-853.

Wadley, V. G. , Ozioma, O. , Crowe, M. , Vance, D. E. , Elgin, J. M. , Ball, K. K. , & Owsley, C. (2010). Mild cognitive impairment and everyday function: An investigation of driving performance. Journal of Geriatric Psychiatry and Neurology, 22, 87-94.

Apostolova, L. G. , & Cummings, J. L. (2008). Neuropsychiatric manifestations in mild cognitive impairment: A systematic review of the literature. Dementia and Geriatric Cognitive Disorders, 25, 115-126.

Geda, Y. E. , Roberts, R. O. , Knopman, D. S. , Petersen, R. C. , Christianson, T. J. , . Pankratz, V. S. , Smith, G. E. , Boeve, B. F. , Ivnik, R. J. , Tangalos, E. G. , & Rocca, W. A. (2008). Prevalence of neuropsychiatric symptoms in mild cognitive impairment and normal cognitive aging: Population-based study. Archives of General Psychiatry, 65, 1193-1198.

Chan, W. C. , Lam, L. C. , Tam, C. W. , Lui, W. W. , Leung, G. T. , Lee, A. T. , Chan, S. S. , Fung, A. W. , Chiu, H. F. , & Chan, W. M. (2011). Neuropsychiatric symptoms are associated with increased risks of progression to dementia: A 2-year prospective study of 321 Chinese older persons with mild cognitive impairment. Age & Ageing, 40, 30-35.

Palmer, K. , Di Iulio, F. , Varsi, A. E. , Gianni, W. , Sancesario, G. , Caltagirone, C. , & Spalletta, G. (2010). Neuropsychiatric predictors of progression from amnestic-mild cognitive impairment to Alzheimer's disease: The role of depression and apathy. Journal of Alzheimer's Disease, 20, 175-183.

Palmer, K. , Berger, A. K. , Monastero, R. , Winblad, B. , Bäckman, L. , & Fratiglioni, L. (2007). Predictors of progression from mild cognitive impairment to Alzheimer disease. Neurology, 68, 1596-1602.

Parikh, P. , Maoine, A. , Murphy, K. , & Troyer, A. (2011). The impact of memory change on everyday life in amnestic mild cognitive impairment. Program booklet of the 26th International Conference of Alzheimer's Disease International, p. 95.

erghese, J. , Lipton, R. B. , Katz, M. J. , Hall, C. B. , Derby, C. A. , Kuslansky, G. , Ambrose, A. F. , Sliwinski, M. , & Buschke, H. (2003). Leisure activities and the risk of dementia in the elderly. New England Journal of Medicine, 348, 2508-2516.

Lin, F. (2011). Hearing loss and cognition among older adults in the United States. Journal of Gerontology, 66, 1131-1136.

McCoy, S. , Tun, P. , Cox, L. , Colangelo, M. , Steward, R. , & Wingfi eld, A. (2005). Hearing loss and perceptual effort: Downstream effects on older adult's memory for speech. Quarterly Journal of Experimental Psychology, 58, 22-33.

Beaulieu-Bonneau, S. , & Hudon, C. (2009). Sleep disturbances in older adults with mild cognitive impairment. International Psychogeriatrics, 21, 654-666.

Walker, M. P. (2008). Cognitive consequences of sleep and sleep loss. Sleep Medicine, 9, S29-S34.

affe, K. , Laffan, A. M. , Harrison, S. L. , Redline, S. , Spira, A. P. , Ensrud, K. E. , Ancoli-Israel, S. , & Stone, K. L. (2011). Sleep-disordered breathing, hypoxia, and risk of mild cognitive impairment and dementia in older women. Journal of the American Medical Association. 306, 613-619.

Ramakers, I. H. G. B. , Visser, P. J. , Aalten, P. , Kester, A. , Jolles, J. , & Verhey, F. R. J. (2010). Affective symptoms as predictors of Alzheimer's disease in subjects with mild cognitive impairment: A 10-year follow-up study. Psychological Medicine, 40, 1193-1201.

Shaughnessy, V. , Moore, T. , Troyer, A. T. , & Murphy, K. J. (in preparation). The psychological, physical, and social effects of mild cognitive impairment on spouses.

Blieszner, R. , & Roberto, K. A. (2010). Care partner responses to the onset of mild cognitive impairment. The Gerontologist, 50, 11-22.

Frank, L. , Lloyd, A. , Flynn, J. A. , Kleinman, L. , Matza, L. S. , Margolis, M. K. , Bowman, L. , & Bullock, R. (2006). Impact of cognitive impairment on mild dementia patients and mild cognitive impairment patients and their informants. International Psychogeriatrics, 18, 151-162.

McIlvane, J. M. , Mihaela, A. P. , Robinson, B. , Houseweart, K. , & Haley, W. E. (2008). Perceptions of illness, coping, and well-being in persons with mild cognitive impairment and their care partners. Alzheimer Disease and Associated Disorders, 22, 284-292.

Mackenzie, C. S. , Wiprzycka, U. J. , Hasher, L. , & Goldstein, D. (2009). Associations between psychological distress, learning and memory in spouse caregivers of older adults. Journal of Gerontology: Psychological Sciences, 64B, 742-746.

Vitaliano, P. P. , Murphy, M. M, Young, H. M. , Echeverria, D. , & Borson, S. (2011). Does caring for a spouse with dementia promote cognitive decline? A hypothesis and proposed mechanisms. Journal of the American Geriatrics Society, 59, 900-908.

Vitaliano, P. , Zhang, J. , & Scanlan, J. M. (2003). Is caregiving hazardous to one's physical health? A meta-analysis. Psychological Bulletin, 129, 946-972.

Blieszner, R. & Roberto, K. A. (2010). Care partner responses to the onset of mild cognitive impairment. The Gerontologist, 50, 11-22.

Ryan, K. A. , Weldon, A. , Huby, N. M. , Persad, C. , Bhaumik, A. K. , Heidebrink, J. L. , Barbas, N. , Staffend, N. , Franti, L. , & Giordani, B. (2010). Caregiver support services needs for patients with mild cognitive impairment and Alzheimer disease. Alzheimer Disease and Associated Disorders, 24, 171-176.

van Vliet, D. , de Vugt, M. E. , Bakker, C. , Koopmans, R. T. , Pijnenburg, Y. A. , Vernooij-Dassen, M. J. , & Verhey, F. R. (2011). Caregivers' perspectives on the pre-diagnostic period in early onset dementia: A long and winding road. International Psychogeriatrics, 23, 1393-1404.

Joosten-Weyn Banningh, L. W. , Kessels, R. P. , Olde Rikkert, M. G. , Geleijns-Lanting, C. E. , & Kraaimaat, F. W. (2008). A cognitive behavioural group therapy for patients diagnosed with mild cognitive impairment and their signifi cant others: Feasibility and preliminary results. Clinical Rehabilitation, 22, 731-740.

Mittelman, M. S. , Haley, W. E. , Clay, O. J. , & Roth, D. L. (2006). Improving caregiver well-being delays nursing placement of patients with Alzheimer disease. Neurology, 67, 1592-1599.

Chapter 9

Juster, R-P. , McEwen, B. S. , & Lupien, S. J. (2009). Allostatic load biomarkers of chronic stress and impact on health and cognition. Neuroscience and Biobehavioral Reviews, 35, 2-16.

Lupien S. J. , Maheu, F. , Tu, M. , Fiocco, A. , & Schramek, T. E. (2007). The effects of stress and stress hormones on human cognition: Implications for the fi eld of brain and cognition. Brain and Cognition, 65, 209-237.

Huang, C-W, Chun-Chung Lui, C-C, Weng-Neng Changm W-N, Lu, C-H. , Ya-Ling Wangc, Y-L, & Chang, C-C. (2009). Elevated basal cortisol level predicts lower hippocampal volume and cognitive decline in Alzheimer's disease. Journal of Clinical Neuroscience, 16, 1283-1286.

Popp, J. , Schaper, K. , Kölsch, H. , Cvetanovska, G. , Rommel, F. , Klingmüller, D. , Dodel, R. , Wüllner, U. , & Jessen, F. (2009). CSF cortisol in Alzheimer's disease and mild cognitive impairment, Neurobiology of Aging, 30, 498-500.

postolova, L. G. , & Cummings, J. L. (2008). Neuropsychiatric manifestations in mild cognitive impairment: A systematic review of the literature. Dementia and Geriatric Cognitive Disorders, 25, 115-126.

Ramakers, I. H. , Visser, P. J. , Aalten, P. , Kester, A. , Jolles, J. , & Verhey, F. R. (2010). Affective symptoms as predictors of Alzheimer's disease in subjects with mild cognitive impairment: A 10-year follow-up study. Psychological Medicine, 40, 1193-1201.

Pelletier, K. R. (1994). Sound mind, sound body: A new model for lifelong health. Fireside: New York, New York.

Wood, A. M. , & Tarrier, N. (2010). Positive clinical psychology: A new vision and strategy for integrated research and practice. Clinical Psychology Review, 30, 819-829.

Rasmussen, H. N. , Scheier, M. F. , & Greenhouse, J. B. (2009). Optimism and physical health: A meta-analytic review. Annals of Behavioural Medicine, 37, 239-256.

Boyle, P. A, . Buchman, A. S. , Barnes, L. L. , &. Bennett, D. A. (2010). Effect of a purpose in life on risk of incident Alzheimer disease and mild cognitive impairment in community-dwelling older persons. Archives of General Psychiatry, 67, 304-310.

Kramer, A. F. , & Erickson, K. I. (2007). Effects of physical activity on cognition, well-being, and brain: Human interventions. Alzheimer's & Dementia, 3, S45-S51.

Joosten-Weyn Banningh, L. W. , Kessels, R. P. , Olde Rikkert, M. G. , Geleijns-Lanting, C. E. , & Kraaimaat, F. W. (2008). A cognitive behavioural group therapy for patients diagnosed with mild cognitive impairment and their signifi cant others: Feasibility and preliminary results. Clinical Rehabilitation, 22, 731-740.

Frazer, C. J. , Christensen, H. , & Griffi ths, K. M. (2005). Effectiveness of treatments for depression in older people. The Medical Journal of Australia, 182, 627-632.

Troyer, A. K. , Murphy, K. J. , Anderson, N. D. , Craik, F. I. M. , & Moscovitch, M. (2008). Changing everyday memory behaviour in amnestic mild cognitive impairment: A randomised controlled trial. Neuropsychological Rehabilitation, 18, 65-88.

Gates, N. J. , Sachdev, P. S. , Fiatarone Singh, M. A. , & Valenzuela, M. (2011). Cognitive and memory training in adults at risk of dementia: A systematic review. BMC Geriatrics, 11, 55-67.

Cervone, D. (2000). Thinking about self-effi cacy. Behaviour Modifi cation, 24, 30-56.

Werheid, K. , Zeigler, M. , Klapper, A. , & Kühl, K-P. (2010). Awareness of memory failures and motivation for cognitive training in mild cognitive impairment. Dementia & Geriatric Cognitive Disorders, 30, 155-160.

Rollnick, S. , & Miller, W. R. (1995). What is motivational interviewing? Behavioural and Cognitive Psychotherapy, 23, 325-334.

Chapter 10

Wadley, V. G. , Ozioma, O. , Crowe, M. , Vance, D. E. , Elgin, J. M. , Ball, K. K. , & Owsley, C. (2010). Mild cognitive impairment and everyday function: An investigation of driving performance. Journal of Geriatric Psychiatry and Neurology, 22, 87-94.

Frittelli, C. , Borghetti, D. , Giovanni, I. , Bonanni, E. , Maestri, M. , Tognoni, G. , Pasquali, L. , & Iudice, A. (2009). Effects of Alzheimer's disease and mild cognitive impairment on driving ability: A controlled clinical study by simulated driving test. International Journal of Geriatric Psychiatry, 24, 232-238.

Salthouse, T. A. (2004). What and when of cognitive aging. Current Directions in Psychological Science, 13, 140-144.

Chapter 11

Ferland, G. , Greenwood, C. E. , & Shatenstein, B. (2011). Nutrition and dementia: A clinical update. Journal of Current Clinical Care, March/April. Retrieved from http: //www. healthplexus. net/fi les/

content/2011/April/Nutrition. pdf.

Scarmeas, N. , Stern, Y. , Mayeux, R. , Manly, J. J. , Schupf, N. , & Luchsinger, J. A. (2009). Mediterranean diet and mild cognitive impairment. Archives of Neurology, 66, 216-225.

Carlsson, C. M. (2010). Type 2 diabetes mellitus, dyslipidemia, and Alzheimer's disease. Journal of Alzhiemer's disease, 20, 711-722.

Ryan, C. M. , Freed, M. I. , Rood, J. A. , Cobitz, A. R. , Waterhouse, B. R. , & Strachan, M. W. J. (2006). Improving metabolic control leads to better working memory in adults with type 2 diabetes, Diabetes Care, 29, 345-351.

Wärnberg, J. Gomez-Martinez, S. , Romero, J. , Diaz, L. , & Marcos, A. (2009). Nutrition, infl ammation, and cognitive function. Neuroimmunomodulation: Annals of the New York Accademy of Science, 1153, 164-175.

Jia, X. , McNeill, G. , & Avenell, A. (2008). Does taking vitamin, mineral and fatty acid supplements prevent cognitive decline? A systematic review of randomized controlled trials. Journal of Human Nutrition and Dietetics, 21, 317-336.

Ferland, G. , Greenwood, C. E. , & Shatenstein, B. (2011). Nutrition and dementia: A clinical update. Journal of Current Clinical Care, March/April. Retrieved from http: //www. healthplexus. net/fi les/ content/2011/April/Nutrition. pdf.

Scarmeas, N. , Luchsinger, J. A. , Schupf, N. , Brickman, A. M. , Constentino, S. , Tang, M. X. , & Stern, Y. (2009). Physical activity, diet, and risk of Alzheimer's disease. Journal of the American Medical Association, 302, 627-637.

Fiocco, A. J. , Shatenstein, B. , Ferland, G. , Payette, H. , Belleville, S. , Kergoat, M. J. , Morais, J. A. , & Greenwood, C. E. (2012). Sodium intake and physical activity impact cognitive maintenance in older adults: The NuAge study. Neurobiology of Aging, 33, 829.

Dekker, M. J. , Graham, T. E. , Ooi, T. C. , & Robinson, L. E. (2010). Exercise prior to fat ingestion lowers fasting and postprandial VLDL and decreases adipose tissue IL-6 and GIP receptor mRNA in hypertriacylglycerolemic men. Journal of Nutritional Biochemistry, 21, 983-990.

Enig, M. G. (2000). Know your fats: The complete primer for understanding the nutrition of fats, oils and cholesterol. Bethesda Press: Maryland.

Morris, M. C. , Evans, D. A. , Tangney, C. C. , Bienias, J. L. , & Wilson, R. S. (2006). Associations of vegetable and fruit consumption with age-related cognitive change. Neurology, 67, 1370-1376.

Expert Panel. (2001). Third report of the National Cholesterol Education Program. Journal of the American Medical Association, 285, 2486-97.

Chapter 12

Ainsworth, B. E. , Haskell, W. L. , Herrmann, S. D. , Meckes, N. , Bassett Jr. , D. R. , Tudor-Locke, C. , Greer, J. L. , Vezina, J. , Whitt-Glover, M. C. , & Leon, A. S. (2011). 2011 compendium of physical activities: A second update of codes and MET values. Medicine & Science in Sports & Exercise, 43, 1575-1581.

Retrieved November 1, 2011, from http: //www. csep. ca/english/view. asp?x=698

Nichol, K. , Deeny, S. P. , Self, J. , Camaklang, K. , & Cotman, C. W. (2009). Exercise improves cognition and hippocampal plasticity in APOE epsilon4 mice. Alzheimer's Dementia, 5, 287-294.

Colcombe, S. J. , Erickson, K. I. , Raz, N. , Webb, A. G. , Cohen, N. J. , McAuley, E. , & Kramer, A. F. (2003). Aerobic fi tness reduces brain tissue loss in aging humans. Journal of Gerontology: Medical Sciences, 58A, 176-180.

Burns, J. M. , Cronk, B. B. , Anderson, H. S. , Donnelly, J. E. , Thomas, G. P. , Harsha, A. , Brooks, W. M. , & Swerdlow, R. H. (2008). Cardiorespiratory fi tness and brain atrophy in Alzheimer disease. Neurology, 71, 210-216.

Larson, E. B. , Wang, L. , Bowen, J. D. , McCormick, W. C. , Teri, L. , Crane, P. , & Kukull, W. (2006). Exercise is associated with reduced risk for incident dementia among persons 65 years of age and older. Annals of Internal Medicine, 144, 73-81.

Laurin, D. , Verrault, R. , Lindsay, J. , MacPherson, K. , & Rockwood, K. (2001). Physical activity and risk of cognitive impairment and dementia in elderly persons. Archives of Neurology, 58, 498-504.

Andel, R. , Crowe, M. , Pedersen, N. L. , Fratiglioni, L. , Johansson, B. , & Gatz, M. (2008). Physical exercise at midlife and risk of dementia three decades later: A population-based study of Swedish twins. Journal of Gerontology: Medical Sciences, 63A, 62-66.

Middleton, L. E. , Barnes, D. E. , Lui, L. Y. , & Yaffe, K. (2010). Physical activity over the life course and its association with cognitive performance and impairment in old age. Journal of the American Geriatric Socieity, 58, 1322-1326.

Geda, Y. E. , Roberts, R. O. , Knopman, D. S. , Christianson, T. J. , Pankratz, V. S. , Ivnik, R. J. , Boeve, B. F. , Tangalos, E. G. , Petersen, R. C. , & Rocca, W. A. (2010). Physical exercise, aging, and mild cognitive impairment: A population-based study. Archives of Neurology, 67, 80-86.

Colcombe, S. J. , & Kramer, A. F. (2003). Fitness effects on the cognitive function of older adults: A meta-analytic study. Psychological Science, 14, 125-130.

Colcombe, S. J. , Kramer, A. F. , Erickson, K. I. , Scalf, P. , McAuley, E. , Cohen, N. J. , Webb, A. , Jerome, G. J. , Marquez, D. X. , & Elavsky, S. (2004). Cardiovascular fi tness, cortical plasticity, and aging. Proceedings of the National Academy of Sciences, 101, 3316-3321.

Colcombe, S. J. , Erickson, K. I. , Scalf, P. E. , Kim, J. S. , Prakash, R. , McAuley, E. , Elavsky, S. , Marquez, D. X. , Hu, L. , & Kramer, A. F. (2006). Aerobic exercise training increases brain volume in aging humans. Journal of Gerontology: Medical Sciences, 61A, 1166-1170.

Erickson, K. I. , Voss, M. W. , Prakash, R. S. , Basak, C. , Szabo, A. , Chaddock, L. , Kim, J. S. , Heo, S. , Alves, H. , White, S. M. , Wojcicki, T. R. , Mailey, E. , Vieira, V. J. , Martin, S. A. , Pense, B. D. , Woods, J. A. , McAuley, E. , & Kramer, A. F. (2011). Exercise training increases size of hippocampus and improves memory. Proceedings of the National Academy of Sciences, 108, 3017-3022.

McGough, E. L. , Kelly, V. E. , Logsdon, R. G. , McCurry, S. M. , Cochrane, B. B. , Engel, J. M. , & Teri, L. (2011). Associations between physical performance and executive function in older adults with mild cognitive impairment: Gait speed and the timed "up & go" test. Physical Therapy, 91, 1198-1207.

Baker, L. D. , Frank, L. L. , Foster-Schubert, K. , Green, P. S. , Wilkinson, C. W. , McTiernan, A. , Plymate, S. R. , Fishel, M. A. , Watson, G. S. , Cholerton, B. A. , Duncan, G. E. , Mehta, P. D. , & Craft, S. (2010). Effects of aerobic exercise on mild cognitive impairment: A controlled trail. Archives of Neurology, 67, 71-79.

Hillman, C. H. , Erickson, K. I. , & Kramer, A. F. (2008). Be smart, exercise your heart: Exercise effects on brain and cognition. Nature Reviews Neuroscience, 9, 58-65.

Blake, H. , Mo, P. , Malik, S. , & Thomas, S. (2009). How effective are physical activity interventions for alleviating depressive symptoms in older people? A systematic review. Clinical Rehabilitation, 23, 873-887.

Retrieved November 1, 2011 from http: //www. who. int/dietphysicalactivity/factsheet_olderadults/ en/index. html

Liu-Ambrose, T. , Nagamatsu, L. S. , Graf, P. , Beattie, B. L. , Ashe, M. C. , & Handy, T. C. (2010). Resistance training and executive functions: A 12-month randomized controlled trial. Archives of Internal Medicine, 170, 170-178.

Chapter 13

Reviewed in Hertzog, C. , Kramer, A. F. , Wilson, R. S. , & Lindenberger, U. (2009). Enrichment effects on adult cognitive development: Can the functional capacity of older adults be preserved and enhanced? Psychological Science in the Public Interest, 9, 1-65.

Reviewed in Katzman, R. (1993). Education and the prevalence of dementia and Alzheimer's disease. Neurology, 43, 13-20.

Lachman, M. E. , Agrigoroaei, S. , Murphy, C. , & Tun, P. A. (2010). Frequent cognitive activity compensates for education differences in episodic memory. American Journal of Geriatric Psychiatry, 18, 4-10.

Schooler, C. , Mulatu, M. S. , & Oates, G. (1999). The continuing effects of substantively complex work on the intellectual functioning of older workers. Psychology and Aging, 14, 483-506.

Carlson, M. C. , Saczynski, J. S. , Rebok, G. W. , Seeman, T. , Glass, T. A. , McGill, S. , Tielsch, J. , Frick, K. D. , Hill, J. , & Fried, L. P. (2008). Exploring the effects of an "everyday" activity program on executive function and memory in older adults: Experience Corps®. The Gerontologist, 48, 793-801.

Bialystok, E. , Craik, F. I. M. , Klein, R. , & Viswanathan, M. (2004). Bilingualism, aging, and cognitive control: Evidence from the Simon task. Psychology and Aging, 19, 290-303.

Craik, F. I. M. , Bialystok, E. , & Freedman, M. (2010). Delaying the onset of Alzheimer disease: Bilingualism as a form of cognitive reserve. Neurology, 75, 1726-1729.

Ossher, L. , Bialystock, E. , Craik, F. I. M. , Murphy, K. , Troyer, A. K. (2012). The effect of bilingualism on amnestic mild cognitive impairment. Journals of Gerontology: Psychological Sciences.

doi: 10.1093/geronb/gbs038.

Reviewed in Wan, C. , & Schlaug, G. (2010). Music making as a tool for promoting brain plasticity across the life span. The Neuroscientist, 16, 566-577.

Mårtensson, J. , & Låvdén, M. (2011). Do intensive studies of a foreign language improve associative memory performance? Frontiers in Psychology, 2, article 12. doi: 10. 3389/fpsyg. 2011.00012.

Bugos, J. A. , Perlstein, W. M. , McCrae, C. S. , Brophy, T. S. , & Bedenbaugh, P. H. (2007). Individualized piano instruction enhances executive functioning and working memory in older adults. Aging and Mental Health, 11, 464-471.

Noice, H. , Noice, T. , & Staines, G. (2004). A short-term intervention to enhance cognitive and affective functioning in older adults. Journal of Aging and Health, 16, 562-585.

Bugos, J. A. , Perlstein, W. M. , McCrae, C. S. , Brophy, T. S. , & Bedenbaugh, P. H. (2007). Individualized piano instruction enhances executive functioning and working memory in older adults. Aging and Mental Health, 11, 464-471.

Carlson, M. C. , Saczynski, J. S. , Rebok, G. W. , Seeman, T. , Glass, T. A. , McGill, S. , Tielsch, J. , Frick, K. D. , Hill, J. , & Fried, L. P. (2008). Exploring the effects of an "everyday" activity program on executive function and memory in older adults: Experience Corps®. The Gerontologist, 48, 793-801.

Spector, A. , Thorgrimsen, L. , Woods, B. , Royan, L. , Davies, S. , Butterworth, M. , & Orrell, M. (2003). Effi cacy of an evidence-based cognitive stimulation therapy programme for people with dementia. British Journal of Psychiatry, 183, 248-254.

Volkmar, F. R. , & Greenough, W. T. (1972). Rearing complexity affects branching of dendrites in the visual cortex of the rat. Science, 176, 1445-1447.

Shors, T. J. (March, 2009). Saving new brain cells. Scientifi c American, 300, 47-54.

Verghese, J. , Lipton, R. B. , Katz, M. J. , Hall, C. B. , Derby, C. A. , Kuslansky, G. , Ambrose, A. F. , Sliwinski, M. , & Buschke, H. (2003). Leisure activities and the risk of dementia in the elderly. The New England Journal of Medicine, 348, 2508-2516.

Chapter 14

Uchino, B. N. (2006). Social support and health: A review of physiological processes potentially underlying links to disease outcomes. Journal of Behavioural Medicine, 29, 377-387.

Hertzog, C. , Kramer, A. F. , Wilson, R. S. , & Lindenberger, U. (2009). Enrichment effects on adult cognitive development. Psychological Science in the Public Interest, 9, 1-65.

Krueger, K. R. , Wilson, R. S. , Kamenetsky, J. M. , Barnes, L. L. , Bienias, J. L. , & Bennett, D. (2009). Social engagement and cognitive function in old age. Experimental Aging Research, 35, 45-60.

Ybarra, O. , Burnstein, E. , Winkielman, P. , Keller, M. C. , Manis, M. , Chan, E. , & Rodriguez, J. (2008). Mental exercising through simple socializing: Social interaction promotes general cognitive functioning. Personality and Social Psychology Bulletin, 34, 248-259.

Fratiglioni, L. , Paillard-Borg, S. , & Winblad, B. (2004). An active and socially integrated lifestyle in late life might protect against dementia. Lancet Neurology, 3, 343-353.

Bennett, D. A. , Schneider, J. A. , Tang, Y. , Arnold, S. E. , & Wilson, R. S. (2006). The effect of social networks on the relation between Alzheimer's disease pathology and level of cognitive function in old people: A longitudinal cohort study. Lancet Neurology, 5, 406-412.

Chapter 15

Burach, O. R. , & Lachman, M. E. (1996). The effects of list-making on recall in young and elderly adults. Journal of Gerontology, 51B, P226-P233.

Nickerson, R. S. , & Adams, J. J. (1979). Long-term memory for a common object. Cognitive Psychology, 11, 287-307.

Chasteen, A. L. , Park, D. C. , & Schwarz, N. (2001). Implementation intentions and facilitation of prospective memory. Psychological Science, 12, 457-461.

Craik, F. I. M. , & Lockhart, R. S. (1972). Levels of processing: A framework for memory research. Journal of Verbal Learning & Verbal Behavior, 11, 671-684.

Karpicke, J. D. , & Roediger III, H. L. (2008). The critical importance of retrieval for learning. Science, 319, 966-968.

Landauer, T. K. , & Bjork, R. A. (1978). Optimum rehearsal patterns and name learning. In M. M. Gruneberg, P. E. Morris, & R. N. Sykes (Eds.) , Practical aspects of memory (pp. 625-632). London: Academic Press.

Camp, C. J. , Bird, M. J. , & Cherry, K. E. (2000). Retrieval strategies as a rehabilitation aid for cognitive loss in pathological aging. In R. D. Hill, L. Bäckman, & A. Stigsdoter-Neely (Eds.) , Cognitive rehabilitation in old age (pp. 224-248). New York: Oxford.